U0294697

脑瘫针刀微创治疗与康复 第2版

任旭飞　任月林　◎编著

参编人员（以姓氏笔画为序）

于明儒　任　凯　任世光
李　衷　李树勇　李梦林　闫继强
张远景　陈南萍　杭桂德　余敏锋
段为民　徐传生　曹　玉　周学龙
樊玉峰　　　　　　　　韩慧贤

人民卫生出版社

图书在版编目（CIP）数据

脑瘫针刀微创治疗与康复 / 任旭飞,任月林编著
.—2版.—北京:人民卫生出版社,2019
ISBN 978-7-117-28342-7

Ⅰ.①脑…　Ⅱ.①任…②任…　Ⅲ.①脑病—偏瘫—针刀疗法　Ⅳ.①R245.31

中国版本图书馆 CIP 数据核字(2019)第 072147 号

人卫智网	www.ipmph.com	医学教育、学术、考试、健康,购书智慧智能综合服务平台
人卫官网	www.pmph.com	人卫官方资讯发布平台

脑瘫针刀微创治疗与康复
第 2 版

编　　著：任旭飞　任月林
出版发行：人民卫生出版社（中继线 010-59780011）
地　　址：北京市朝阳区潘家园南里 19 号
邮　　编：100021
E - mail：pmph @ pmph.com
购书热线：010-59787592　010-59787584　010-65264830
印　　刷：三河市宏达印刷有限公司（胜利）
经　　销：新华书店
开　　本：787×1092　1/16　印张：17
字　　数：414 千字
版　　次：2013 年 10 月第 1 版　　2019 年 5 月第 2 版
　　　　　2019 年 5 月第 2 版第 1 次印刷（总第 2 次印刷）
标准书号：ISBN 978-7-117-28342-7
定　　价：99.00 元

打击盗版举报电话：010-59787491　E-mail：WQ @ pmph.com
（凡属印装质量问题请与本社市场营销中心联系退换）

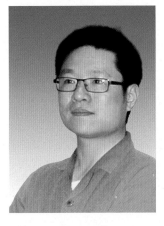

任旭飞

山东临清人，毕业于山东大学临床医学系。现任泰山医学院教学医院山东临清市人民医院康复科主任、副主任医师。兼任中华中医药学会脑瘫针刀微创治疗与康复专家学组秘书长、中华中医药学会针刀医学分会常务委员、中国骨伤微创脑病专业委员会秘书长、山东中医药学会针刀专业委员会副主任委员。

任旭飞出生于医学世家，父亲任月林是著名针刀医学专家，祖父任殿起教授是全国十佳医院院长，是享受国务院特殊津贴的著名外科专家。受家庭熏陶，耳濡目染，从小就树立"大医精诚"的医学情怀。

任旭飞擅长对痉挛性疾病、慢性疼痛性疾病的诊治及在介入导引下经精细解剖定位来完成高难度微创治疗。先后在国家级医学杂志发表论文20余篇。

经过刻苦攻关和临床实践，与其父任月林教授共同首创"针刀微创治疗脑瘫技术"；撰写"针刀神经触激术研究"，于2002年2月由聊城市科学技术委员会进行鉴定，认定该项技术处于国际领先水平；2003年，立项课题"针刀治疗痉挛性脑瘫临床研究"，获得聊城市第六届青年科技进步奖；2005年完成专著《实用针刀医学治疗学》的撰写与校对工作，由人民卫生出版社出版；2009年2月，中华中医药学会主持鉴定，认定该项技术是一项创新性成果，处于国际领先水平；2011年，"针刀微创治疗脑瘫肢体畸形的技术建立及临床应用"荣获2010年度中华中医药学会科学技术奖二等奖；2012年8月，《针刀微创治疗脑瘫肢体畸形的技术建立及临床应用》在《世界中西医结合杂志》上发表。2012年编写全国中医药行业高等教育"十二五"规划教材《针刀刀法手法学》，首次将针刀神经触激术写入全国高等中医药院校教材中，满足了教学需求。2013年10月，汇集两代人近30年临床经验积累的《脑瘫针刀微创治疗与康复》（第1版）一书由人民卫生出版社出版。2015年12月，专著《实用针刀医学治疗学》（第1版）荣获中华中医药学会学术著作奖二等奖。2016年由中华中医药学会授予成立"中国针刀医学名医任旭飞工作室"。2017年2月被聊城市人民政府授予2016年度聊城市有突出贡献的中青年专家荣誉称号；3月被聊城市人民政府授予聊城市百人计划杏林名医类水城领军人才荣誉称号。2018年3月参编国家卫生和计划生育委员会"十三五"规划教材《针刀刀法手法学》，将针刀神经触激术的应用及多种术式写入全国高等中医药院校教材中，进一步满足了临床教学需求。2018年12月完成由中华中医药学会制定并审议通过的中医优势病种诊疗方案和临床路径——"针刀神经触激术为主治疗伤筋病——腕管综合征中医诊疗方案和临床路径"的任务，并作为"39个中医优势病种中医临床路径和中医诊疗方案"之一予以收录、发布（中华中医药学会——中会学术发【2018】209号）。这标志着针刀神经触激术术式将作为国标应用于临床。

作者简介

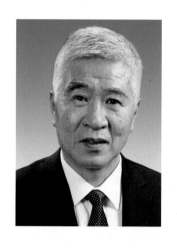

任月林

男，1951年出生于山东省临清市，现任北京和谐康复医院院长、北京任月林脑瘫医学研究院院长、中华中医药学会脑瘫针刀微创治疗与康复专家学组组长、中国脑病微创学术委员会主任委员、中华中医药学会科学技术奖评审专家、世界中医药学会联合会针刀专业委员会副会长。2016年8月，于北京人民大会堂，在世界中医药学会联合会针刀专业委员会2016年会上被授予"针刀元老"称号。曾任泰山医学院教学医院（临清市人民医院）副教授、副主任医师，中医针刀教研室主任，临清市人民医院党委纪检书记、副院长，中华中医药学会针刀专业委员会副主任委员兼秘书长。曾担任全国中医药行业高等教育"十二五"规划教材《针刀刀法手法学》副主编，在国家级医学期刊发表学术论文40余篇。出版专著、合著8部，其中《实用针刀医学治疗学》（第1版）于2005年由人民卫生出版社出版，并于2015年获中华中医药学会学术著作奖二等奖。"针刀治疗骨性关节炎的研究"，2006年获国家科学技术进步奖二等奖。"针刀治疗痉挛型脑瘫临床研究"，在2006年北京香山第272次科学会议上，被与会专家评价为脑瘫治疗的新途径，属"原创性创新成果"。"针刀微创治疗脑瘫技术研究"，2009年2月在中国中医科学院由中华中医药学会组织召开鉴定会，获评"国际领先水平科研成果"，建议作为技术指南发布实施。2011年，"针刀微创治疗脑瘫肢体畸形的技术建立及临床应用"荣获2010年度中华中医药学会科学技术奖二等奖。2012年8月，《针刀微创治疗脑瘫肢体畸形的技术建立及临床应用》在《世界中西医结合杂志》上发表。2013年10月，汇集两代人近30年临床经验积累的《脑瘫针刀微创治疗与康复》（第1版）一书由人民卫生出版社出版。2015年12月，专著《实用针刀医学治疗学》（第1版）荣获中华中医药学会学术著作奖二等奖。

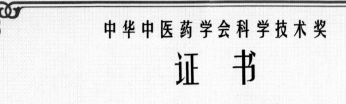

中华中医药学会科学技术奖

证　书

项 目 名 称：　针刀微创治疗脑瘫肢体畸形的技术建
　　　　　　　立及临床应用

奖 励 等 级：　二 等

获 奖 者：　任旭飞

获 奖 年 度：　二〇一〇年

证 书 号：　201002-14 LC-52-R-02

中华中医药学会

二〇一一年一月

中华中医药学会科学技术奖

证　书

项 目 名 称：　针刀微创治疗脑瘫肢体畸形的技术建
　　　　　　　立及临床应用

奖 励 等 级：　二 等

获 奖 者：　任月林

获 奖 年 度：　二〇一〇年

证 书 号：　201002-14 LC-52-R-01

中华中医药学会

二〇一一年一月

中华中医药学会

中会学字[2012] 126 号

关于成立中华中医药学会脑瘫针刀微创
治疗与康复专家学组的批复

中华中医药学会脑瘫针刀微创治疗与康复专家学组筹备组：

为了更好地加强和推广脑瘫针刀微创治疗和康复技术，解除更多脑瘫患儿的痛苦；经研究，决定批准成立"中华中医药学会脑瘫针刀微创治疗与康复专家学组"。专家学组成立后，要按照中华中医药学会相关规定做好学术交流、技术推广与科研协作等有关工作。

附：中华中医药学会脑瘫针刀微创治疗与康复专家学组组织机构及负责人名单

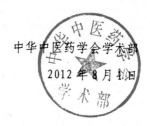

中华中医药学会学术部

2012 年 8 月 1 日

我与任教授相识多年,2004 年就有人给我介绍任月林用小针刀疗法治疗脑瘫,后来还是 2006 年在第 272 次香山科学会议上,系统地听取了"脑瘫针刀微创治疗技术研究"的专题报告。该报告结合现代医学理论,将交叉学科的技术有机结合,融会贯通,设计创造出 3 种技术支撑、49 种术式辨证施术,对中医理论中的"神"进行了深刻的领悟,认为神志障碍和肢体运动障碍的病因病机是"窍闭神匿,神不导气",其治疗符合同病异治、异病同治的醒脑开窍、滋补肝肾,疏通经络为辅的治瘫大法。《脑瘫针刀微创治疗与康复》一书是作者应用小针刀疗法治疗脑瘫的临床体验归纳,依据中医学基础理论,结合脑瘫患者的生理病理及临床特点,首次提出脑瘫发育迟缓、运动障碍是锥体系病变次生"力平衡失调"所致,首次提出中枢神经部分损伤通过外周神经可控性输入的触激,改变中枢神经输出,逆转异常信号的传递,具有突破性的创新性理论,也是对针刀医学理论的丰富和完善。

本书首次提出了抑制痉挛、改善肌张力、矫正畸形的小儿脑瘫治疗原则,分别从神经、肌肉、肢体畸形三方面建立了一套完整的针刀微创治疗脑瘫的技术,并对相应技术的操作过程、注意事项及临床适应证、禁忌证等进行了规范。针刀神经触激术治疗脑瘫这一新的理论、新的观点和新的治疗方法,经多家医疗机构的临床应用证实疗效颇佳,对脑瘫治疗开辟了新的途径,是一项原始创新成果。它必将对中医针灸、针刀医学的发展起到有力的促进作用,为中医治疗脑病,为打造健康中国做出积极的贡献!

是以乐意为《脑瘫针刀微创治疗与康复》(第 2 版)作序。

国医大师、院士 石学敏

2019 年 4 月 27 日

前　言

■ "挑战脑瘫"！1999年3月立项的针刀治疗脑瘫研究至今已20年了；《脑瘫针刀微创治疗与康复》一书出版到现在也已7个年头了。这一项诞生于中国本土的原始创新成果——脑瘫针刀微创技术，其发展不仅取决于操作技术，更重要的是基础理论的研究。

■ 神经触激学说产生于临床实践，然后上升到科学技术理论，理论再指导临床。经过20余年的临床研究，用于康复的徒手神经触激既是诊断手段又是治疗方法。

■ 用科学的力学观、平衡观去创造畸形纠正、功能健全的人体美的特质。看重"功能重建"，替代"替代重建"。

至今，我们已完成针刀治疗脑瘫手术3000余例，突出了"外形改善""功能重建"，由"替代重建"转变为"自然重建"，形成了以"针刀微创与康复"为特色的新兴分支学科。

■ 在神经系统疾病、小儿脑瘫、自闭症、智力障碍、学习障碍、多动症、语言、运动发育迟缓尤其是在"软瘫"的治疗中，我们积累了丰富的临床经验。我们带领围手术康复团队，应用针刀神经触激疗法结合中医康复，对脑病的治疗获得了确切的效果。

■ 针刀微创治疗脑瘫技术逐步成熟，获得业内人士的肯定，且患者及家属笃信针刀微创治疗脑瘫方法，以至这门新兴分支学科形成了可靠的医疗技术及理论支撑。

□ 具备了明晰的学科名称。

□ 拥有了系统的学术理论。

□ 领有、培养、造就了一支道德高尚、学术精干、技术过硬的脑瘫微创治疗与康复专业人才队伍。

■ 脑瘫针刀微创围手术康复治疗技术，用微创与康复最新的、有效的方法解决了脑瘫相关问题的临床实际需要。

■ 康复医学是一门新兴跨学科的学科，而围微创手术康复更是零起步。本书将围手术康复特色技术详细地介绍给读者，更彰显出其重要性和必要性。

■ 徒手神经触激术通过周围组织器官、传入神经、脑中枢、传出神经之间信号的产生、转化、传入、整合、传出过程，达到保持机体平衡，恢复健康的过程。

■ 针刀神经触激术和徒手神经触激术可增加肌力并可巩固长期疗效。

□ 通过激活神经通路，进而激活神经中枢；两者通过不同的方法达到共同的治疗目的。

□ 二者结合应用，对痉挛无力型脑病，临床证明近期和远期疗效显著增加。

□ 对于核心肌肉力量不足引起的症状如疼痛、痉挛、挛缩无力、畸形，是不可替代的方法。

■ 在学科的边沿地带和学科的交叉地带最容易出现新的知识、新的技术。脑瘫针刀微创围手术康复治疗技术的学科融合交叉地带——针刀神经触激与徒手神经触激康复融合，无疑顺应了学科融合的趋势。

□ 神经触激术的量学在于手法，实则泻之、虚则补之。轻触激是兴奋，重触激是抑制。体质较强、痉挛较重采用"实则泻之"之法，比如神经触激术之前踝阵挛及髌阵挛较重，精神、神志较好，可采用重触激抑制痉挛的手法，这就是应用量学后触激痉挛或者阵挛消失或有不同程度的消失效果的治疗机制。

□ 我们掌握的量学标准：下肢不由自主地抬起，触电样感觉；上肢神经的触激直通手指尖有触电样感觉。

□ 对肌无力、肌张力较强、肌力不足要分别采取轻度、重度、中度触激的手法。量学标准就是触激以后针刀下有肌束滑动的感觉，说明才有肌肉的收缩、舒张。肌肉的收缩、舒张过程指征表现分别是：轻微、强烈、一般。

□ 我们遵循的是损减有余、补充不足的自然法则。

■ 中医微创技术神经触激疗法，最具代表性研究成果是"针刀微创治疗脑瘫技术研究"。

□ 作者单位积极响应国家中医药管理局医政司中医医疗技术整理工作，被国家中医药管理局医政司审核后确定为中医医疗技术协作组组长单位并确定任月林为组长。

□ 作者单位被确定为中医医疗技术协作组组长单位后，遴选具备在本单位使用广泛、疗效显著，具备持续开展、推广、提升该技术的能力和基础条件，在行业内有一定影响力的人员。首先按照规定的条件遴选成员单位，提出候选名单，申报至中医医疗技术类别协作组组长并经同意后报中医医疗技术协作组办公室审核，然后中医医疗技术类别协作组组长通知医政司已确定成员单位人员。

■ 作者携中医医疗技术协作组成员单位人员，积极开展工作，充分发扬学术民主，调动各技术协作组成员的积极性，从 2012 年 8 月至 2013 年 7 月，参加国家中医药管理局中医医疗技术协作组工作会议 4 次（北京 3 次，大连 1 次），参加中医医疗技术类别协作组组长工作会议 9 次，完成并做好了协作组各项工作。

□ 对中医医疗技术的政策措施和工作思路进行传达贯彻落实。

□ 提出参与各技术的成员单位和专家名单，提交本类别协作组组长。

□ 参加协调召开各技术协作组工作会议，并做出年度工作计划。

□ 组织起草、修改、完善成员单位起草的中医医疗技术操作方案和技术手册等资料。按时提交本类别《中医医疗技术规范（适宜技术版）》，包括：针刀矫形术（11 页）、针刀（肌肉）刺激术（12～13 页）、针刀（神经）触激术（17～18 页）；常见疾病的治疗，如脑瘫后遗症（63～89 页）。

□ 国家中医药管理局认证的中医微创八大技术（针法），其中的三大技术——"微创触激术、微创刺激术、微创矫形术"，是作者原创技术的贡献，被国家中医药管理局中医医疗技术协作组纳入《中医医疗技术手册（2013 普及版）》并公布作为规范的适宜技术。

■ 北京任月林脑病医学研究院名下成立了脑病针刀任氏神经触激术培训基地，并且成立了神经触激学说学术委员会，覆盖全国 23 个省市，组织开展中医医疗技术临床疗效验证，组织开展中医医疗新技术的开发，进行了广泛的推广应用，证明神经触激学说是一门经得起重复、深受医师欢迎的临床实用技术。

□ 通过北京任月林脑病医学研究院主办、各基地承办，采取公益班、初级班、高级班交替递进晋升的办法，先后举办公益、初级班 66 期共计 5000 余人次，举办高级班 7 期共计 800 余人次。

□ 现在已经和 10 家医院签署脑病技术服务协作协议，小医院治大病，有的住院脑瘫患者达 250 余人，产生了积极的社会效益。

□ 开门收徒，先后收徒 98 人。在北京任月林脑病医学研究院培养下，如今这些学子们的学术水平、技术水平、影响力都有了质的提高，成为各省培训基地的负责人、业务骨干和脑病学科带头人。

■ 在此书即将付梓之际，衷心感谢各位患者及其家属支持、信任、配合、合作。写作过程中，诸多同仁付出的努力在此一并谢过。

■ 各位同仁、读者，本书具有良好的实用性和可操作性，如能看到此书是我们之间的缘分，如果应用该项技术，能够达到重度脑瘫患者便于护理、中度脑瘫患者生活自理、轻度脑瘫患者回归社会，是本书作者最首要之目的，也是最大之夙愿。

由于才疏学浅，敬请同行、读者批评指正。

任旭飞　任月林

2019 年 4 月 3 日于北京

　　脑瘫患儿是易被人们忽视的一个群体。别的孩子能嬉笑玩耍，爬上爬下，脑瘫患儿只能在旁边眼巴巴地看着，因为自己的残缺、笨拙的动作会招来不懂事孩子的嘲笑；好不容易考上大学，毕业了，别人找工作、考公务员、报名参军，脑瘫患儿却受到用人单位的白眼。压抑、自卑、抑郁、不合群，已经融入了他们的性格。从出生的那天起，他们就难以融入主流社会，而被边缘化了。

　　脑瘫患儿几乎是父母心中永久的痛。父母不祈求他们大富大贵，只希望孩子能像正常人一样生活、工作、结婚、生子，可是就连这个简单的愿望，在他们看来都是奢望。为了给孩子治病，父母背井离乡，抛弃工作。好好的一个家，因为脑瘫而变得支离破碎；原先的幸福和睦，因为脑瘫而变得相互指责。每当听到这样的诉说，我们心里就会迸发出呐喊声："挑战脑瘫！"

　　挑战脑瘫！谈何容易，脑瘫针刀微创治疗，专业交叉较多，研究思路欠清，相关参考资料罕见，是我国一门新兴跨学科的学科，同时是相关学者广泛关注的热点、焦点。脑瘫针刀微创技术是利用生物力学理论、方法、技术去研究人体力的平衡机制和功能。生物力学是生命科学与工程科学两者交汇的学术领域，当然在医科和工科的融合协作上还有漫长的路要走。我们深知，脑瘫针刀微创技术的发展不仅取决于操作技术，更重要的是基础理论的研究。他的研究千变万化，但他不能脱胎换骨，盲视操作是其永恒主题特征，亦是其最大特点和优势。

　　"路漫漫其修远兮，吾将上下而求索。"早在 20 世纪 80 年代，任月林便跟随朱汉章老师学习小针刀疗法。1987 年 12 月 31 日晚饭时，任月林曾问朱汉章老师："小针刀能否治疗小儿脑瘫？"朱汉章教授脸色凝重地说："这个任务交给你了，一定要回答清楚这个问题。"带着这个使命，任月林一直在寻找突破口。

　　1992 年 3 月，当任月林用针刀疗法对股骨头坏死伴内收肌挛缩的病人治疗后，其症状明显改善。病人接着问："我女儿是脑瘫，内收肌也很紧，能不能给治治？"任月林想脑瘫两腿紧贴也是由于内收肌群挛缩，异病同治，可以试试。手术结果令我们惊喜，脑瘫女孩的两腿竟然能分开了，大小便后的清洁问题也解决了……日后病人口碑相传，一传十、十传百，于是任月林在取得临床疗效的基础上对治疗机制进行了探讨。

　　时至 2002 年 2 月，在聊城市科学技术委员会主持下，对"针刀神经触激术"进行了科学成果鉴定，12 名与会专家一致认为，此项技术是创新性国际领先水平的科技成果。

　　由于针刀微创治疗脑瘫技术逐渐成熟，治疗方法被脑瘫病人所接受，同时也被专业人士所认可，于是决定将脑瘫治疗一章撰写在《实用针刀医学治疗学》一书中，经过 5 年的笔耕不辍，几易其稿，专著《实用针刀医学治疗学》于 2005 年由人民卫生出版社出版，其中的针刀治疗脑瘫章节，一石激起千层浪，在医学界引起了强烈反响。

2006年中国科学技术协会召开了医学界最高级别会议——第272次香山科学会议,中国中医科学院资深研究员王雪苔教授,中国工程院院士石学敏教授,中国工程院院士、中国工程院院长、中国医学科学院院长刘德培教授,国家中医药管理局副局长李振吉教授,天津医科大学吴咸中院士,北京大学医学部郭应禄院士,中国中医科学院西苑医院翁维良教授,广州中医药大学赖新生教授,协和医科大学整形外科医院李森恺教授,复旦大学丁光宏教授等42位相关学科的专家学者到会。

在会上任月林做了"脑瘫针刀微创治疗技术研究"的专题报告,得到了与会专家的一致肯定,认为脑瘫针刀微创治疗技术是一项原始创新成果。世界针灸学会联合会主席王雪苔说:"我作为一名针灸医学研究者,一向关注针刀医学的研究进展。任月林、任旭飞研究成功的神经触激术通过调动人体自身的防护能力、调整能力和修复能力,显著地提高了对痉挛性疾病及脑瘫的疗效。首创的X射线照射下的金属线十字交叉定位标志法,将影像学方法成功运用于针刀手术,提高了针刀施术的准确性。这些创新,必将对针刀医学今后的发展起到有力的促进作用,同时为治疗脑瘫开辟了新途径。"

2007年6月,为加快该疗法科学化、规范化的进度,中华中医药学会决定成立小儿脑瘫学组,由任月林担任组长。此后经过大量的临床研究,针刀治疗脑瘫技术得以进一步完善。

2009年2月,在中国中医科学院由中华中医药学会主持召开"针刀微创治疗脑瘫技术研究"鉴定会,鉴定意见为:该项研究科学实用,具有推广应用价值,是一项创新性成果。该项目处于国际领先水平。建议"针刀微创治疗脑瘫技术"由相关学术团体进行认定和发布,以作为技术指南予以实施。

2009年3月,北京市科学技术奖励办公室批准登记脑瘫针刀微创治疗技术获"国际领先水平科研成果"。此时,从1999年3月立项脑瘫针刀微创治疗研究到2009年2月,已经整整10年。

这一诞生于中国本土的创新成果,改变了治疗脑瘫的传统思维和方法,实现了脑瘫针刀微创治疗目的,达到了部分替代西医外科手术的愿望,得到了同行业一致好评和病人及家属的欢迎。

脑瘫针刀微创治疗在临床上取得了重大突破,"挑战脑瘫"打响了第一枪。

针刀微创技术经历了漫长的萌芽、起步、成长、成熟过程,这门新兴分支学科具备了明晰的学科名称,系统的学术理论,精干的学术队伍,广大的病人资源,可靠的医疗技术。

为培养和造就一支道德高尚、技术过硬的脑瘫针刀微创治疗与康复专业人才队伍,经中华中医药学会批准,2011年1月在广西北海成立"中华中医药学会脑瘫针刀微创治疗与康复专家委员会筹委会",为脑瘫针刀微创技术的研究发展,提供了良好的学习和交流平台。

回顾其学科发展的历史,这门新兴分支学科的建立,其重要的基本条件是:系统的原始创新的学术理论体系,详细的临床实用技术,长期的临床积累,造就了脑瘫针刀微创治疗与康复技术在国际上独树一帜的独特疗法。

脑瘫针刀微创治疗是"科学＋艺术"的技术,展示出针刀微创矫正人体畸形之美妙。脑瘫畸形性质、程度千差万别,但如何做到恰到好处,我们的原则是形态服从功能,展现人体功能美。用科学的力学观、平衡观去矫正畸形、健全功能、体现人体美的特质。看重"功能重建",替代"替代重建",避免虽有外形支撑,而无功能的累赘肢体、脑瘫肢体"花瓶"。

脑瘫针刀微创治疗技术具备了"人无我有""人有我新""人新我优""人优我廉"的特点,同时具备了有特色、有特长、有优势、有所发明、有所发现、有所前进的原始创新内涵,充分借鉴前人的经验和教训,重于实践,从临床实践入手,勤于积累,由量变到质变,解决了脑瘫病人的实际问题。

"不积跬步,无以至千里;不积小流,无以成江海",脑瘫针刀微创技术,坚持从临床中来到临床中去,着眼需要性,立足实用性,寻找脑瘫针刀微创与围手术康复创新结合之美,填补"边缘地带"的"空白点"。

至今,我们已完成针刀治疗脑瘫手术 1000 余例,当你亲眼目睹针刀微创手术,你会由衷地赞叹中医国粹的博大精深,针刀微创技术的神奇效果!

2011 年 4 月,"针刀微创治疗脑瘫肢体畸形的技术建立及临床应用"荣获 2010 年度中华中医药学会科学技术二等奖,这是对中医针刀治疗脑瘫充分的肯定,是针刀医学首次在本专业内获得的最高奖励,也是脑瘫研究在医学领域内所获得的首次奖励。

当我们看到经治疗后一位位患儿父母脸上挂满惊喜泪水的时候,当我们收到全国各地病人真诚的感谢信的时候,我们知道系统整理脑瘫针刀微创治疗技术,并公布于世的时机到了。

作为第一个"斗胆尝试"吃螃蟹的人,长期在临床一线工作,博览群书已成习惯,滴水穿石,厚积薄发,遂将我们的一些新观念、新方法、新技术整理成册,重点突出临床特点,解决临床问题,开拓临床视野,使读者深入浅出、按图索骥,力求成为实用性很强的工具书。牛顿说过:"如果我比别人看得更远的话,那是因为我站在巨人的肩膀上。"

"实践是检验真理的唯一标准。"脑瘫针刀微创治疗技术采用哲学的思辨方法,进行推理判断、分析比较,对抽象假说进行验证,用临床疗效实事求是地证明其可重复性和可操作性,具有其创新性、科学性、需要性、可行性,符合了秦伯益院士提出的"有人要,没人搞,我能搞"的九字方针。

遵循科学性原则,经得起实践和临床检验,用有效的、最新的微创与康复方法解决了脑瘫相关问题之临床实际需要。

脑瘫针刀微创与康复较西医外科脑瘫手术与传统康复有其独特优势:前者功能好、疗程短、费用省、操作简便、安全可行、术后没有瘢痕,看得见的是疗效,看不见的是伤口。有着单项和多项的优越性。

　　脑瘫针刀微创,不是采用"大刀阔斧"的处理方法,而是精雕细琢,完美修复,重点在功能重建核心上下功夫。

　　2005 年人民卫生出版社出版的《实用针刀医学治疗学》,书中首次提出神经触激术、切割纠畸术、肌肉刺激术 3 种针刀微创治疗技术,在本书中依据这 3 种技术原理将其细化为49 种术式,与传统治疗方法相比,这些术式具有痛苦微小、操作简单、安全可行、美观漂亮、功能恢复快等优点。

　　脑瘫针刀微创治疗技术随着科学技术的进步,基础理论的更新,针刀微创与康复及其他相关学科的渗透,突出了"外形改善""功能重建",由"替代重建"转变为"自然重建",形成了以"针刀微创与康复"为特色的新兴分支学科。

　　康复医学是我国一门新兴跨学科的学科,其发展也不过 20 多年,但内容广,涉及范围广,其著作多引用国外技术,而围微创手术康复更是零起步。本书将围手术康复一章列为重要章节,将围手术康复特色技术,详细地介绍给读者,更显出其重要性和必要性。

　　脑瘫针刀微创治疗技术经过近 30 年的积累,将交叉学科的技术有机结合,融会贯通,设计创造出 1 个理论观念、3 种技术支撑、49 种术式。脑瘫针刀微创治疗技术做到了原始创新,被业内人士称之为:"科学之术、合理之术、可行之术、需要之术。"

　　能让脑瘫病人便于护理、生活自理、回归社会过上正常人的生活,让他们的家庭从沉重的心理包袱、经济负担中解脱出来,是本书最重要之目的,也是最大之夙愿。本书在编写过程中,得到了董福慧教授、郭长青教授及其他诸多同行的帮助,在此一并致谢。

　　由于才疏学浅、时间紧迫,疏漏之处敬请诸位专家指教。

任月林　任旭飞

2013 年 7 月

目　录

视频目录

第一章

绪　言

第一节　任氏脑瘫针刀微创治疗技术的建立

一、技 术 界 定

■ 任氏脑瘫针刀微创治疗技术集任殿起、任月林、任旭飞三代人临床经验和潜心研究，是脑瘫治疗和康复的原始创新技术，2009 年通过了国家技术成果鉴定，并于 2011 年获得了中华中医药学会科学技术二等奖，任月林教授也被国家中医药管理局确认为该技术持有人。

■ 任氏脑瘫针刀微创治疗技术以中医基础理论为指导，充分吸收现代解剖学、生理学、病理学、生物力学、康复医学研究的技术成果，并结合自身长期医疗实践，总结和设计了三大类别脑瘫针刀微创治疗技术——神经触激术、肌肉刺激术和切割纠畸术，并根据脑瘫的病情和肢体变化情况细分了 49 种手术方法，以针刀为主要治疗工具，达到抑制或消除肌肉痉挛、改善肌张力和纠正关节畸形的治疗目的。

二、理 论 创 新

■ 现代医学认为脑瘫是小儿产前、产中或产后，脑组织未发育成熟前，由于宫内感染、缺血缺氧、脑部产伤等多种原因引起的脑实质损害，并根据脑实质受损的区域和临床表现，将脑瘫分为痉挛型、徐动型、僵硬型、震颤型、迟缓型、共济失调型和混合型等不同类型，其中痉挛型为脑瘫的主要类型，约占脑瘫患儿的 60%～70%。依据其证候表现，中医学将脑瘫归属为"五迟""五软""五硬"等范畴。"五迟"是指立迟、行迟、语迟、发迟、齿迟；"五软"是指头项软、口软、手软、足软、肌肉软；"五硬"是指头项硬、手硬、足硬、口硬、肌肉硬等。

■ 任氏脑瘫针刀微创治疗技术的建立是基于任氏家族对脑瘫证候表现的特殊认识。

□ 认为即便是在 CT、MRI、脑电图等检测设备较为普及的今天，我们对脑瘫的治疗仍应遵循中医辨证施治的原则，并不是单纯地去考虑脑瘫患者的脑组织的病损情况，而是根据脑瘫的证候表现进行辨证分析,然后采用针刀微创技术的思路和处理方法。

□　虽然脑瘫患者的证候表现复杂多样,但主要表现为颜面和肢体肌肉力量的改变,其中肌痉挛和肌张力增加是脑瘫患者外在的主要表现形式。由于机体某一肌肉或肌群长期发生痉挛,痉挛肌肉或痉挛肌群与相互拮抗和协调的肌肉、肌群在肢体生长发育和运动中势必产生力量重新整合,其结果是使肢体关节的运动模式和运动轨迹发生改变;长期的肌痉挛也会使穿行于肌肉筋膜间血管神经受到挤压,使相关肌肉或肌群血液循环障碍,肌肉细胞的新陈代谢异常,产生质地和形态方面的变化,进而出现肌肉或韧带的挛缩或僵硬;肌痉挛、肌张力增高和肌肉韧带挛缩僵硬的结果是直接引起关节运动轨迹和运动模式发生改变,进而引起各种关节的畸形,是筋伤骨必动的结果。"有诸内必行诸外",脑瘫其外在主要表现还是肌肉痉挛和肌张力改变所引起的系列力平衡失调问题。

■　对于痉挛,目前比较公认的定义是一种因牵张反射兴奋性增高所致的以速度依赖性肌肉张力增高为特征的运动障碍,且伴有腱反射的亢进。高级神经中枢受损或发育不良,受其制约的低级神经中枢出现功能亢进,表现为肌张力升高、腱反射亢进和病理征。也就是说高级神经中枢受损后,脊髓内发生了变化,即低级神经中枢的功能被释放,兴奋性增高了,脊髓内反射增强了。因此,痉挛并非是一种周围性现象,而是一种源于脊髓的现象。

■　肌张力增高和痉挛都是牵张反射过强的一种表现,其感受器都是肌梭。肌梭是感受机械中牵拉刺激的特殊装置,形态像梭。肌梭的传入纤维有两类:Ⅰ类快传纤维,直径较粗;Ⅱ类慢传纤维,直径较细。

■　痉挛的调控可分如下几个层面。

□　效应器层面　通过对高尔基腱器和肌梭的破坏及延长肌肉或肌腱,使牵张反射减弱,从而降低肌张力;通过药物部分阻断神经递质的释放或竞争神经递质而降低肌张力;通过对肌纤维持续缓慢的牵伸,延长了软组织,减少了对高尔基腱器和肌梭刺激而降低肌张力等。

□　周围神经层面　减少或部分阻断神经的传导,包括传出和传入纤维;减缓神经传导速度等。

□　低级神经中枢层面　抑制脊髓突触间的传导。

□　高级神经中枢层面　提高高级神经中枢对运动的控制和调节;功能重组和代偿机制;全面提高脑的功能。

■　脑瘫患儿常常是痉挛和肌无力并存,随意性运动与非随意性运动并存,代偿性运动与自主运动并存,从而出现异常的姿势和运动模式,其中痉挛是核心问题。因此,治疗手段上要以减轻或消除肌痉挛、改善肌张力以及松解挛缩变性的肌肉、韧带,恢复或改善肢体力平衡为主要目的。任氏脑瘫针刀微创治疗技术也正是围绕这一新理论去构建其相应的治疗方法,并在临床实践中去检验。

三、病例观察与临床研究

■　从 1999 年 7 月至 2008 年 8 月间,任月林、任旭飞采用神经触激术、肌肉刺激术和切割纠畸术脑瘫针刀微创治疗技术,对 110 例脑瘫患者进行治疗(均符合 1988 年全国小儿座谈会诊断分型标准),采取自身前后对照的研究方法对 7 大类 17 个项目进行临床疗效观察。结果发现:脑瘫针刀微创治疗对症状改变最显著的是膝屈曲畸形,它的治愈率达到 92%,同时对马蹄足和足内翻畸形的矫正也达到了 84%。而腕掌屈畸形、腕背伸畸形的治愈率也达到了 80%。相比较效果最差的是膝过伸畸形的矫正，它的治愈率也达到了 47%，而它的有效率则是 79%。更加有意义的是，通过随访发现几乎每个项目的治愈率和好转率均有提高，证明了脑瘫针刀微创治疗效果可靠，而且远期疗效更加显著。虽然国内外无此类治疗的可比性，但是通过其自身治疗前后对比，获得大量临床数据的支持，严格按照国家颁布的疗效标准进行评定，该技术从治疗的设计、建立与规范，特别是临床疗效显著，都证明了原创的脑瘫针刀微创治疗技术的科学性、合理性、创新性，开创了脑瘫针刀微创治疗的先河。

四、脑瘫针刀微创治疗机制

■ 神经触激术

□ 在高级神经中枢层面的主要治疗机制

◇ 营养作用：当肌肉失去神经支配时，肌肉同时也失去神经营养，出现肌肉萎缩。反之，高级神经中枢受损，肌肉主动运动减少，强度降低，高级神经中枢亦出现"失用"而营养不良。实施神经触激术时，强烈的兴奋通过锥体束及其他传导束传递到大脑皮质运动区、感觉运动区、运动记忆区和小脑，使这些区域接受大量信息，迫使相应的区域尤其是受损区域高度运作，促进脑细胞营养物质的生成。此作用我们可称之为周围对中枢的"营养作用"。

◇ 唤醒作用：脊神经触激术超常规、强触激脊神经对脊髓神经亦可造成侵袭作用，所产生的应激反应、生理反射，致使该神经所支配的肌群受到抑制，从而使肌张力降低，有效地抑制了神经对肌肉的传入冲动，消除或减轻了肌痉挛，对肌紧张起到了松弛作用；侵袭时神经可产生逃避反应，神经逃避的反应信号传入大脑，使大脑在习惯性中觉醒，重新对机体组织进行扫描，以便发现非正常生理现象的存在。此作用我们可称之为"应激作用"。

◇ 激活作用：神经触激术的强刺激将信息投射到未损伤的脑细胞，可使部分脑细胞被激活、诱导成为多功能细胞，或者众多的未损伤的脑细胞被诱导和激活，成为新的指挥中心，即功能转移。此作用我们可称之为对中枢的"激活作用"。

◇ 促进作用：神经触激术的强刺激将信息通过传入纤维上传到感觉区、感觉运动区、锥体外系、小脑等区，使各区能同时处理外周传入的信息，使中枢对运动的整合功能（运动的速度、频率、方向、轨迹、力度、肌张力、自动化反应及姿势）增强。此作用我们可称之为对感觉中枢、锥体外系及小脑的"促进作用"。

□ 在脊髓层面的主要治疗机制

◇ 激活兴奋性神经细胞的侧支可以激活抑制性的中间神经元，而后者又可反过来抑制主干神经元（返回抑制）。正向性（前馈）抑制则是主干神经元的侧支激活抑制中间神经元，而这些中间神经元又对其后联的主干神经元产生抑制作用。

◇ 情绪激动时、过分紧张或用力时可出现心跳加速、唾液腺分泌等交感神经兴奋的表现，也可出现肌张力升高，不自主运动等运动系统表现，可见运动神经系统与交感神经系统间存在相互影响的通路。通过对交感神经的触激可调整交感神经的兴奋性，同时可调整运动神经功能，故对改善患者流涎、吞咽困难、言语表达困难及上肢痉挛等症状有明显疗效。对颈交感神经的触激还可以改善颅脑、头面部及上肢的血液循环，对腰交感神经的触激可改善下肢的血液循环，从而产生远期治疗作用。

□ 神经触激术激发了应激反应，唤醒了休眠的脑细胞，改善了中枢的营养，促进了神经环路的再生重组和功能转移及加强突触间的联系，提高了锥体系、锥体外系、感觉系统、小脑的功能整合，最终提高了高级神经中枢对运动的控制和调节，抑制了低级神经中枢的原始功能，从而使肌张力降低，有效地消除或减轻肌痉挛；对交感神经的触激尚可调整自主神经系统的功能。在脊髓层面，神经触激术可以瞬时解除痉挛，而通过高级神经中枢层面则是从根本上减轻或消除痉挛。简而言之，神经触激术利用了人体自我防御功能和自我修复功能的共同作用，通过外周影响中枢，从根本上减轻或消除痉挛。

□ 轴索被髓鞘所包裹，有髓鞘的轴索能迅速传递兴奋刺激。神经触激术实际上是触激髓鞘，所以出现触电样感觉。对髓鞘的触激不易损伤神经，加之神经的逃避反应，神经触激术是安全的。神经触激术对减轻或消除痉挛有即时及远期疗效，但对已形成的挛缩则需要通过切割纠畸术去解决；在实施神经触激术之前需对患者进行肢体形态结构、运动模式、痉挛模式、痉挛肌群、痉挛的程度和性质等多方面的评价和分析，科学的评价和分析及术后专业的康复治疗可增强神经触激术的疗效。

■ 肌肉刺激术

□ 抑制痉挛　针刀对痉挛肌群持续、间断刺激，大脑接收的是异常传递信号（传入），信息反复逆行传导，大脑传出信号受到干预就可能抑制痉挛的肌群。

□ 剥离粘连，解除制动

◇ 针刀剥离肌肉与筋膜、筋膜与筋膜之间的粘连，实质是针刀对肌肉的刺激导致肌肉的收缩，而肌肉收缩时在外观上可以看到整个肌肉或肌纤维的缩短。在整体情况下，骨骼肌是在支配他的躯体传出神经的兴奋冲动的影响下进行收缩的。平时做实验时，往往剥制动物的一根神经，该神经是由许多神经纤维组成的，称复合神经干。将复合神经干置于记录电极上，刺激神经干可以记录到动作电位，称为复合神经干动作电位。随着刺激增强，参与兴奋的纤维越多，动作电位越大。当所有纤维都兴奋后，动作电位达到最大值，肌肉收缩达到了僵硬状态，与停止刺激后的舒张过程共同起到了剥离粘连，解除制动的作用。

◇ 恢复自发性姿势反射：在痉挛肌肉的肌腹部，采用针刀微创对肌肉强刺激，以增加肌肉收缩和舒张的频率，从而抑制异常姿势反射和运动模式，恢复正常的自发性姿势反射，达到消除或减轻痉挛和局部粘连的治疗作用。

■ 切割纠畸术

□ 降低肌张力　针刀微创术对肌腱在四肢关节的附着处进行切割松解，有助于减弱肌肉或肌腱的单元力量，降低肌肉张力，缓解痉挛，防止挛缩和增加关节活动范围，有助于矫正畸形，平衡肌肉力量，使功能相互协调，稳定不能控制的关节。

□ 延长肌腱　针刀微创术对挛缩肌腱进行选择性节段性部分切割，既可以减弱肌肉或者肌腱的单元力量，又可以调整动力力线，配合被动牵拉后的固定有助于延长挛缩的肌腱、稳定和矫正关节畸形。

五、技术特点与治疗理念

■ 整体观念

□ 脑瘫针刀微创治疗技术的具体应用始终贯穿着中医的整体观念。整体就是统一性和完整性。脑瘫针刀微创治疗技术非常重视人体本身的统一性、完整性及其与自然界的相互关系，认为人体是一个有机的整体，构成人体的各个组成部分之间，在结构上是不可分割的,在功能上是相互协调、相互为用的,在病理上是相互影响的。同时也认识到人体的健康与外界环境密切相关,这种局部与整体、功能与结构和内外环境相互协调、相互影响的观念即称之为整体观念。

　　□ 临床中不仅关注患者肢体形态和活动异常的治疗,还要顾及患者的体质状况、心理状况、家庭状况和其他疾病状况的处理,这些也是整体观念的内容。

　　■ 以人为本

　　□ 脑瘫患者的治疗大多要经历漫长的过程,这对患者、家属和医者而言既有技术上的考验,又有毅力和精力上的考验,其中医者的精神状况和服务质量直接关系到患者的持续治疗。脑瘫针刀微创治疗技术要充分发挥患者的主观能动性,充分树立起患者战胜疾病的信心。

　　□ 脑瘫针刀微创治疗既要看到其局部的肢体畸形,又要顾及患者整体的健康情况;既要看到患者的"先天"状况,也要看到患者"后天"的功能;强调"以人为本",将人看做一个有机整体,而不是"目中无人"或"目无全人"。始终是"以人为本",为人体创造一个良好的修复条件,而不破坏它们原来的组织结构,以发挥自身的保护功能和生理反射,达到治疗疾病之目的,这与西医微创手术注重病理改变、采取清除或破坏病变组织有着本质的区别。

　　■ 祛邪而不伤正

　　□ 中医医道强调扶正祛邪。手术作为祛邪的利器,要运用好就必须懂得祛邪不伤正的道理。

　　□ 针刀微创治疗技术是经皮刺入直达需要松解的软组织或关节部位,解除软组织痉挛、挛缩或关节挛缩、僵直、粘连,从而矫正畸形、恢复关节运动或消除局部疾患,属闭合性手术。术后基本上不出血、不损伤神经,是依靠机体的生理反射和自我保护功能发挥作用。

　　□ 使得常规治疗脑瘫的部分开放性手术,变为微创手术,解决了一些开放性手术也难以解决的病症,克服了开放性手术损伤大,并发症,后遗症多的不足。

　　■ 西医外科的微创手术与针刀微创手术

　　□ 西医微创外科手术早在 20 世纪 70 年代就已借助于微电子学、光学的影像技术,实时成像,三维结构重建技术,计算机信息处理。它的内涵是影像直视下的介入,微创外科是外科学者的追求境界,他们最大的困难就是无法克服小切口与显露不充分的矛盾。

　　□ 西医微创外科是以西方形象思维为基础,操作靠的是影像介入或小切口直视下定位以"替代重建"为目的。

　　□ 微创外科手术经历了"小切口""腔镜"等,最终朝着影像下介入治疗运作。手术难免出现病变组织摘除不足或破坏过多,出现"矫正不足"或"矫枉过正"的现象。

　　□ 西医微创手术由大到小,由小到微,但万变不离其宗,其思维模式和针刀医学是完全不同的。

　　□ 知病知不病,称之为"去伪存真"。人们对痉挛功能亢进的"病理"反应,往往视之为消极的病理破坏,视之为治疗的对抗压制对象。当肌肉痉挛完全消除后,肌力不足的情况就充分暴露,对脑瘫患者日后康复更加不利。

　　□ 针刀微创是用"针刀"这种微小创伤的手术器械经皮作用于机体,"不是祛除什么而是改变什么"——目的是调整力的失衡达到新的平衡。这也是针刀微创的内涵或定义。

　　□ 针刀微创治疗脑瘫技术与微创外科手术既不在一个起跑线上,又不是一个运行轨迹,各自按照自己的基础理论运行。

□ 微创外科切口小,损伤小,副作用是管中窥豹只见一斑,而微创针刀盲视难见一斑。

□ 脑瘫针刀微创治疗手术入路靠的是体表定位,靠的是骨骼或肌肉突起的标志,依靠神经受到触激后超限抑制,使积聚的能量得以释放从而抑制痉挛。

□ 轻微触激有激活、调动、调整作用,使不足的能量得到补充,发挥双向调节作用,恢复动、静态力学相对平衡。

□ 对身体存在的痉挛,西医常用直接对抗或补充替代治疗,而我们认为痉挛与某些内源性神经递质(如多巴胺类)不足有关,采用针刀微创治疗对相应部位进行神经触激,受抑制的神经递质得以释放、补偿,痉挛即可消除。这个作用就不是替代疗法的作用,不必用外源性神经递质调整自身的能力,反而机体受刺激后引起内源性神经递质含量增高,即可解除相应的痉挛症状,这种解痉机制就是针刀微创治疗脑瘫的核心原理。

□ 针刀微创治疗建立在东方抽象思维基础之上,崇尚"中庸""和谐"的文化理念,倡导"以人为本""祛邪不伤正"的治疗思想,以"针"的形式刺入肌肤,然后又发挥刀在体内的切割松解作用,以激发人体自身的防御保护能力、调节修复能力以纠正人体的动态平衡失调,以达到"自然重建"为目的。"手术+艺术",展示人体之美妙。

□ 针刀微创治疗脑瘫技术能够矫正畸形,改善机体动、静态平衡,从对抗医学上升为生态医学,从生物学框架解脱上升为人类医学,从疾病医学上升为健康医学。

□ 脑瘫针刀微创治疗技术是以中医的基础理论、思维模式,结合现代医学大体解剖学、断层解剖学、体表解剖学、局部解剖学及影像诊断学、应激医学、正常人体运动学、康复医学、脑电图、心电图、肌电图、超声、核素、实验诊断学、临床诊断学选择适应证及操作技巧达到治疗目的。即便施术在表浅部位发挥刀的切割作用时,同样具有针的改善血运、增加循环代谢,调整动、静态平衡失调之治疗作用。拜因豪尔等早在1970年就指出:医学的发展具有质的飞跃,其主要标志在于调节机制和防卫机制的活动原则有所阐明。

第二节　成果鉴定与技术推广

一、成 果 鉴 定

■ 1999年,采用小针刀疗法治疗脑瘫的项目正式立项。2005年,由任月林、任旭飞所著的《实用针刀医学治疗学》由人民卫生出版社出版,由此进一步加快了小针刀疗法治疗小儿脑瘫的研究步伐,使小针刀治疗小儿脑瘫更加规范。2006年,"小针刀治疗小儿脑瘫的项目研究"在香山科学会议上得到了与会专家、学者的充分认可和高度评价,使这一新技术得以发扬光大。

■ 2007年,针刀微创治疗小儿脑瘫技术在临床上取得了重大突破,为加快该疗法更加科学化、规范化,中华中医药学会针刀医学分会成立了小儿脑瘫学组及"针刀微创治疗脑瘫技术"攻关小组,由任月林担任中华中医药学会针刀医学分会脑瘫学组组长。

■ 自1999年3月立项起,针刀治疗小儿脑瘫整整经过10年的潜心研究,经过大量的病例观察与治疗分析,使针刀微创治疗脑瘫技术进一步完善,更加科学化、规范化。

■ 2009年2月,由中华中医药学会主持,在中国中医科学院召开"脑瘫针刀微创治疗技术研究"鉴定会。鉴定委员会由中国中医科学院、首都医科大学附属医院、北京中医药大学附属医院、中日友好医院、中国康复研究中心、武警医院的有关专家组成。鉴定委员会听取了课题组的工作汇报,审查了相关的技术资料及文件,经过认真评议,一致同意通过鉴定和作出以下鉴定意见:

□ 该项目在多年应用针刀疗法治疗小儿脑瘫的基础上,依据针刀医学理论,结合脑瘫患者的生理病理及临床特点,分别从神经、肌肉、肢体畸形三方面建立了一套完整的脑瘫针刀微创治疗技术,并对相应技术的操作过程、注意事项及临床适应证、禁忌证等进行了规范,具有安全有效、患者易于接受、无副作用、治疗费用低等特点,目前已在国内多家医疗机构应用。

□ 项目研究过程中,首次在针刀医学理论体系中提出以下新理论、新观点和新方法:

◇ 首次提出脑瘫的肢体运动障碍和形态异常是锥体系病变次生"力平衡失调"所致。

◇ 中枢神经部分损伤通过外周神经可控性输入的触激,改变中枢神经输出,逆转异常信号的传递;既是具有突破性的创新性理论,也是对针刀医学理论的丰富和完善。

◇ 在针刀医学理论及创新理论的指导下,分别对改善不同部位神经、肌肉、肢体畸形的手术入路、操作手法及技巧等进行了探索和实践,提出了抑制痉挛、改善肌张力、矫正畸形的小儿脑瘫治疗原则,从而建立并规范了针刀微创治疗脑瘫技术,并经多家医疗机构的临床应用,已证实针刀微创治疗脑瘫技术实用可行。

□ 该项研究科学实用,具有推广应用价值,是一项创新性成果。该项目在国内外同类工作中处于领先地位。

□ 鉴定委员会还对该项目的推广应用提出了以下建议:

◇ 本项目作为针刀医学研究的示范课题,应加大推广力度。

◇ 所建立的脑瘫针刀微创治疗技术应由相关学术团体进行认定和发布,以作为行业标准予以实施。

■ 2011 年 4 月,"脑瘫针刀微创治疗技术"荣获国家级技术成果奖,这是针刀医学首次在本专业内获得的最高奖励,也是对针刀治疗脑瘫的充分肯定,属中国原创技术,目前已纳入国家中医药管理局 A 级管理项目,任月林教授也被确认为该项目的持有人。

二、技 术 推 广

■ 为培养和造就一支道德高尚、技术过硬的脑瘫针刀微创治疗与康复专业人才队伍,经中华中医药学会批准,2011 年 2 月在广西北海召开"中华中医药学会脑瘫针刀微创治疗与康复学术交流会",400 余人参会,为脑瘫针刀微创技术的研究发展提供了良好的学习和交流平台。

第三节 技术学习与应用

一、学 习 要 求

■ **注重临床实践**
□ 单靠实验室培养不出好的医生来,用动物试验则无法进行情感和语言交流,用疾病医学理论模型或直接对抗补充的疗效观,不符合针刀医学研究内涵,用尸体解剖实验研究,因失去生理反射信息反馈也没有实际意义。1997年8月,世界卫生组织(WHO)会同美国国立卫生研究院(NIH)和美国食品药品监督管理局(FDA),共同讨论了对传统医学的研究和评价的方法论,指出:研究者应认识到,脱离传统医学的实践标准和无视传统医学的理论文献,可能会在研究中犯各种错误。因此,对要学习脑瘫针刀微创治疗技术人士而言,一是既要充分领悟该技术的核心理论,又要把握手术技巧和方法,要脚踏实地,不可急于求成,要在实践中去逐渐领悟,注重临床实践。

■ 临证要领

□ 使用脑瘫针刀微创治疗技术要始终贯穿"力学平衡"和"祛邪不伤正"的理念。对痉挛的肌群减张,对无力的肌群进行激活,以达到拮抗肌与痉挛肌相对的平衡状态,力求获得创伤小、术后易恢复等效果。要像雕塑大师完成一件精美的作品,精雕细琢,以求尽善尽美。书法能够表现出作者的性格心情,针刀微创手术疗效反映了术者的精神状态,不仅仅是一门精湛的技术,更是技术与艺术完美的结合,是技术与艺术完美结合的手术新境界。

■ 瞄准一个目标

□ 要瞄准一个目标去不断追求和探索,方可身怀"绝技",永远走在本专业发展的前沿。关键核心技术要有自己得心应手的"绝活",要感到手术过程是一种美的享受,融入手术与艺术结合的意境。

■ 大医精诚

□ 要有"大医精诚"的信仰,保持高度的责任心、清醒的头脑、细致的工作精神,选择合适的手术指征。面对千万个患者的期望与治疗,要治疗一个患者交一个朋友,做一台手术出一个精品,对患者及其家属要有同情之心,对他们的疾患要感同身受。洞察他们内心的愿望和要求,预感自己能够做到什么,要遵循医疗原则,同时尊重患者的选择和要求,"干活要依东"。当功能与形态发生矛盾时,治疗上应追求功能上的改善。相对于传统开放手术而言,针刀微创的理念主要包含精确的诊断、精准的手术、精细的康复。

■ 具备必要的基础知识

□ 脑瘫针刀微创治疗技术是通过对神经的触激、肌肉的刺激和对挛缩肌腱的切割松解达到注重恢复或重建肢体的力学平衡,以及纠正或改善关节的畸形,为了达到这一目的,对于手术者而言,每一针、每一刀必须做到心中明了,目标明确。为此除需充分理解针刀对脑瘫的治疗机制外,还必须具备应激医学、生物力学、局部解剖学、断层解剖学、神经生理学、中医学和康复医学等方面的知识和技能。

二、应 用 范 围

■ 脑瘫针刀微创治疗技术也和其他医疗技术一样有其适用范围。通过大量的临床实践表明,脑瘫针刀微创治疗技术对以下病变有明显的治疗作用。

□ 软组织挛缩　如股内收肌、髂胫束、腓肠肌、跟腱、腓骨长短肌、胫骨后肌、胫骨前肌、跖腱膜、肱二头肌、旋前圆肌、拇内收肌、掌屈肌等肌肉的挛缩。

□ 肌肉痉挛　如踝阵挛、髌阵挛。

□ 关节畸形　如肩、肘、腕、掌的畸形和屈膝,足的内翻、外翻、下垂、凹弓脚趾等畸形。

三、注 意 事 项

■ 术者必须清楚地了解需要松解的组织与周围组织解剖的毗邻关系，以及血管、神经走行，如果没有充分的把握不宜勉强应用此技术，避免误伤重要组织。

■ 术前准确判定需要松解的组织和部位，助手把需要松解的肌腱、筋膜及挛缩的关节拉紧。

■ 对于表浅部位的肌腱或筋膜，术者以手摸清后在此针刀进入，然后将挛缩的肌腱或筋膜用左手推到刀刃上将其切断或挑断。

■ 较深部位的组织，针刀进入组织后先以刀探碰需要松解的组织，确定后以针刀松解之。

■ 针刀软组织松解术的针口不需要缝合，术后用石膏固定于矫形功能位。

（任旭飞　任月林）

视频 1　臂丛神经触激术(杜某)　　视频 2　踝阵挛(肌肉刺激术)　　视频 3　踝阵挛的治疗　　视频 4　踝阵挛(胫神经触激术)

第二章

脑瘫的诊断与鉴别诊断

第一节　概念及诊断

一、概　念

■ 是一种非进行性但永久存在的脑损害,形成以运动障碍和姿势异常为主的综合征,其中最常见的类型是痉挛型脑瘫。脑性瘫痪症状的描述可追溯至公元前,如古希腊雕像和古埃及摆设中就可见痉挛型脑性瘫痪的形象,《新约圣经》和古希腊的圣典中也可找到脑性瘫痪形象的记载。脑性瘫痪一词的使用至今也就百余年历史。1861年英国矫形外科医生威廉·约翰·利特尔(1810—1894)公开发表第1篇有关脑性瘫痪(简称"脑瘫")的论文后,各国相关学科的专家相继对此作了研究。脑性瘫痪这个词是英国医生威廉奥斯勒爵士于1888年在《155例脑瘫病例回顾性报道》中提出的,这些病例绝大部分是痉挛性双下肢瘫。1948年,学者们认为脑性瘫痪意味着脑性神经、肌肉损伤,概括了脑性运动障碍概念,更为符合脑性瘫痪表现。自此以后,世界各国以脑性瘫痪一词来描述脑性瘫痪并延续至今。

■ "三产"

□ 产前→产中→产后(1个月内)的某种因素损害了未成熟的脑组织→造成永久性的异常姿势、发育迟缓→随着患儿的生长发育不断地变化。(具体内容详见本书"附篇"第一节)

二、诊　断

■ 一项病理变化(符合其中一项)

□ 大脑白质发育不良。

□ 脑室周围白质软化。

□ 孔洞脑,多囊脑,全前脑畸形。

□ 脑萎缩。

□ 脑基底核,海马,视丘下核齿状核变性。

□ 小脑蚓部发育不全。

■ 具备两个条件

□ 发育迟缓、运动障碍,主要脑受损后原始反射持续存在和肌张力改变,造成异常姿势和原始运动模式主导其整体运动,妨碍了正常的随意运动。运动能力低于同龄正常儿童,运动自我控制能力差。障碍轻的只是手、脚动作稍显得不灵活或笨拙,严重的则双手不会抓握东西,竖头困难、不会翻身、不会坐起、不会爬、不会站立、不会行走、不会正常地咀嚼和吞咽等。

□ 异常姿势反射　稳定性差,在运动或静止时姿势别扭,左右两侧不对称,双拳紧握,双上肢内旋、外展,双下肢内收、交叉,越紧张越严重。

■ 三个要素

□ 发育时期。

□ 非进行性。

□ 永久性脑瘫。

■ 四种分型

□ 痉挛型。

□ 徐动型。

□ 痉挛＋徐动型。

□ 弛缓型及共济失调型。

■ 6 个月内出现的中枢性瘫。

■ 有智力低下、惊厥、行为异常、感觉障碍及其他异常。

■ 需除外进行性疾病所致的中枢瘫痪及正常儿一过性运动发育落后。

■ 致病因素发生在妊娠时,围生期或新生儿时期。

第二节　脑瘫症状

一、主要症状

■ 由于脑瘫患儿脑的器质性损伤而使其病理性原始反射的存在,严重影响和阻碍了正常运动发育,从而产生了运动障碍和姿势异常。

□ 运动障碍　运动能力低于同龄正常儿童,运动自我控制能力差。

◇ 轻:手、脚动作不灵活或笨拙。

◇ 重:手不会抓握东西,竖头困难,不会翻身、不会坐起、不会爬、不会站立、不会行走、不会正常地咀嚼和吞咽等。

□ 由于运动障碍的限制,发育期生活实践较少,影响了神经、精神发育。

□ 异常姿势。

◇ 在运动或静止时姿势别扭,左右两侧不对称,出现各种姿势异常,稳定性差,双拳紧握,双上肢内旋、外展,双下肢内收、交叉,越紧张越严重。

■ 痉挛型脑瘫

□ 痉挛型脑瘫占脑瘫的 60%～70%。

□ 表现为肌张力增高,常表现为"折刀"式肌张力增高。肢体活动受限。

□ 上肢为屈肌张力增高,即肩关节内收、屈肘、屈腕、拇指内收虎口紧闭、掌指关节背伸、指间关节屈曲,以抓握障碍为主。

■ 手足徐动型约占脑瘫的 20%。

□ 不自主运动在安静时减少,入睡后消失。

□ 咀嚼吞咽动作受影响,表现流涎。

□ 手足徐动型脑瘫智力障碍少见。

□ 单纯手足徐动型脑瘫腱反射不亢进,巴氏征阴性。

二、伴 随 症 状

■ 生长发育、营养较正常儿差,重症更明显。

□ 流涎,吸吮、咀嚼、吞咽困难。

□ 智力低下。

□ 多动,情绪不稳。

□ 孤独倾向。

□ 癫痫。

□ 语言障碍　发音不清,或言语发育迟缓。

□ 听觉障碍　听觉障碍程度从高音到低音障碍不一。

□ 视觉障碍　多见内斜视、外斜视等眼球协调障碍。其次为近视、远视、弱视、震视、上方视、麻痹等障碍。

□ 行为障碍　个性较强,固执任性,情感脆弱,情绪波动,善感易怒,不易合群,注意力涣散,兴奋多动,动作单一,自我强迫。

■ 脑瘫伴有症状

□ 疼痛影响脑瘫患者正常活动,导致核心肌肉萎缩、无力,症状、体征加重。疼痛的缓解有利于患者进行核心肌肉运动锻炼,促进了运动功能改善。

□ 神经触激术治疗痛症 3～5 秒就可见效。神经病变引起症状、体征 3～10 秒见效,治疗效果提高医者的自信心,提高患者的依从性。

□ 脑瘫治疗的疗效往往是体位问题。《黄帝内经》中的"合穴"需要在肘、膝屈曲或伸直的体位下取穴,但这一重要的经验没有引起我们足够的重视。徒手神经触激术也发现体位作为治疗的优势存在,它符合机械性针灸刺激、针刀触激、温度性刺激(艾灸)的治疗原则,同时也符合徒手神经触激、理疗在内的治疗原则。

□ 提高和改善机体的功能是针刀神经触激术和徒手神经触激术的目标。两者互补不是简单的叠加,而是创造出 1+1>2 的效果。

□ 针灸、针刀、徒手神经触激治疗是针对病理机制起作用的,如果病因不除,疼痛还会复发。对核心肌肉弱引起的疼痛、矫形,必须提高、增强核心肌肉的肌力和耐力,才能防止疼痛复发。

□ 神经触激术前必须配合徒手神经触激术,以提高核心肌力量和耐力,且至少需要 2 个月以上的时间才能使肌力明显提高,然后再解决肌张力问题会更好。

　　□ 患者如果肢体有疼痛会妨碍徒手神经触激运动疗法的执行,可用针刀肌肉刺激解除疼痛才能达到预期效果。徒手与机械神经触激结合应用的近期和远期疗效明显提高。

　　□ 值得提出的是,有些康复机构,针对脑瘫患儿的神经功能失调造成的肢体疼痛,在康复时很少注重患儿的疼痛保护姿势体征。有些顽固的疼痛症状其实质是中枢敏化,是脊髓或脊髓上位伤害性感觉神经元对外周刺激过度兴奋或过度反应的状态。治疗应用神经触激术超限抑制手法,沉疴顿愈。

第三节　辅 助 检 查

一、脑电图检查

■ 脑瘫患儿约 80％脑电图异常,偏瘫型的脑电图异常率更高。(脑电图异常不一定都有癫痫发作)

二、脑干听觉诱发电位测定

■ 手足徐动型脑瘫患儿异常率高。有些患儿主要为高音频丧失而保留部分中音频反应。

三、影像学检查

■ 头颅 CT、ECT、MRI 等检查发现脑组织的结构异常。

四、实验室检查

■ 甲状腺功能、免疫功能、弓形虫、巨细胞包涵体、风疹病毒、疱疹病毒等,尿氨基酸筛查实验及血(或头发)微量元素检查。

第四节　鉴 别 诊 断

一、中枢神经系统感染性疾病

■ 以各种病毒、细菌、真菌及寄生虫等致病微生物感染引起的脑炎、脑膜炎(新生儿期除外)、脊髓炎为常见。

■ 这些疾病往往起病急,可有发热及各种神经系统症状,症状呈进行性,进展速度较快,正确诊断、及时治疗后一般无运动障碍。

■ 若治疗不及时,遗有神经系统受损症状时,可依靠询问病史进行鉴别。

二、颅内肿瘤

■ 颅内肿瘤的患儿,其症状呈进行性,并有颅内高压的表现,可做头颅 CT 及 MRI 检查以明确诊断。

三、代谢性疾病

■ 苯丙酸酮尿症

□ 本病是一种较常见的氨基酸代谢病,属于常染色体隐性遗传病。主要由于肝内苯丙氨酸羟化酶(PAH)的缺陷,不能将苯丙氨酸(PA)变为酪氨酸,致使 PA 及其代谢物蓄积体内,引起一系列功能异常。临床主要表现为智力低下、多动、肌痉挛或癫痫发作,病程为进行性,CT 和 MRI 检查可见弥漫性脑皮质萎缩,易与脑瘫混淆。但本病患儿因黑色素合成不足,常见皮肤苍白、头发淡黄等。通过检测患儿血中 PA 水平和酪氨酸的生化定量以确诊。早期给予低苯丙氨酸饮食治疗可使智力发育接近正常。

■ 中枢神经海绵样变性

□ 本病属于常染色体隐性遗传。成纤维细胞内天冬氨酸酰基转移酶缺乏。病理改变主要见于脑白质,其内充满含有液体的囊性空隙,似海绵状。患儿初生时正常,生后 2～4 个月开始出现智力发育迟缓,肌张力低下,头不能竖直,进行性头围增大,以后肌张力逐渐增高,脑脊液正常。本病与脑瘫的鉴别点为呈进行性神经功能衰退、巨头征、视神经萎缩。CT 和 MRI 可见脑白质有囊样改变。生化检查可见尿中 N-乙酰天冬氨酸增多。患儿多在 5 岁内死亡。

■ 异染性脑白质营养不良

□ 本病又名硫酸脑苷酯沉积病,属常染色体隐性遗传性疾病。由于髓磷脂代谢障碍,使大量半乳糖硫酸脑苷酯在中枢神经系统、周围神经和一些脏器内贮积。患儿出生时表现为明显的肌张力低下,随病情的发展逐渐出现四肢痉挛、肌张力增高、惊厥、共济失调、智力进行性减退等。其与脑瘫的鉴别要点在于病情呈进行性发展,检测血清、尿或外周血白细胞中芳香硫酸酶 A 的活性可确诊。

四、神经系统变性疾病

■ 进行性脊髓性肌萎缩

□ 病因　本病是一种常染色体隐性遗传病,是由脊髓前角细胞和脑干运动神经核的退变而引起继发性神经根和肌肉的萎缩。

□ 表现　大多数患儿出生时活动正常,到 3～6 个月或更晚时才出现症状。躯干、肩胛带、骨盆带及下肢均呈对称性无力,以近端较重。仰卧时髋关节外展,膝关节屈曲,如蛙腿姿势,病程呈进行性,肌萎缩明显,最后呈完全弛缓性瘫痪,常因呼吸肌功能不全致反复呼吸道感染而死亡。肌电图可检出肌纤维纤颤电位,肌肉活组织检查显示明显肌萎缩和神经变性。本病一般智力正常,腱反射消失,肌电图和肌肉活组织检查异常可有助于确诊,可与脑瘫相鉴别。

■ 少年型家族性进行性脊肌萎缩症

□ 本病属常染色体隐性或显性遗传,病变仅累及脊髓前角,而不侵及锥体束;多发于儿童和青少年,表现为四肢近端肌萎缩、肌无力,步态不稳似鸭步,渐发展至远端肌肉萎缩,腱反射减弱或消失,但智力正常。肌电图检查可见肌纤颤电位,肌肉活检可见横纹肌纤维萎缩。

五、进行性肌营养不良症

■ 表现

□ 在3～5岁时出现早期症状,动作笨拙、迟缓,或由于脚无法放平而开始踮着脚走路呈鸭状步态,易摔跤。病情逐渐恶化,出现肌肉无力,无法行走,出现挛缩,骨关节的畸形。

■ 特点

□ 腱反射不易引出,没有病理性反射。从地上爬起,需用手撑在大腿上才能站起。

六、小儿麻痹症

■ 病因

□ 本病是由于病毒感染所致,发病人群主要是8～24个月的婴儿,发生瘫痪的肢体多见于下肢,其膝腱反射或其他腱反射皆减弱或消失。

■ 表现

□ 弛缓型瘫痪。

七、先天性肌弛缓型

■ 患儿生后即有明显的肌力低下,肌无力,深反射低下或消失。易并发呼吸道感染。常误诊为肌张力低下型脑瘫。

八、脑　积　水

■ 本病是脑脊液循环障碍导致的脑室系统、蛛网膜下腔脑脊液量增多而常伴颅内压增高的综合征。婴儿因颅缝尚未闭合,头颅常迅速增大。本病的临床特征是头颅异常增大,落日征,破壶音,伴有双下肢运动障碍及智力低下。

九、扭转性肌张力不全

■ 扭转性肌张力不全

□ 本病是一组较常见的锥体外系疾病,其特点是在开始主动运动时,主动肌和拮抗肌同时发生持续性不自主收缩,呈现特殊的扭转姿势或体位。可为常染色体显性或隐性遗传或X-连锁遗传。神经生化检查可见脑的神经递质分布异常。本病为慢性进行性,起病年龄因遗传型而不同,早期症状多以某一局限部位的肌张力不全症状开始。显性型者,早期多表现为中轴肌肉的异常姿势,特别是斜颈,也有的以躯干或骨盆肌的扭曲姿势为主要特征;隐性遗传型者多以一侧下肢的步态异常或手的姿势异常为首发表现,走路时呈内翻足体位,书写困难,最后可进展至全身性肌张力不全。与脑瘫的鉴别点为:本病有家族史,围产期正常,无智力低下,无惊厥发作,无锥体束征,无感觉障碍。

十、遗传性运动障碍疾病

■ 多巴反应性肌张力失常

□ 表现为缓慢起病,四肢发僵,活动困难或伴有肢体震颤,足趾屈曲、足内翻;特点是症状、体征在早晨和午休后明显减轻,疲劳后或晚上加重。四肢肌张力强直性或齿轮样增高,双下肢腱反射活跃至亢进。依据典型临床表现,儿童期或青年发生步态异常伴帕金森病的某些表现,症状呈昼夜波动,小量多巴胺制剂效果非常显著,是关键的治疗性诊断。临床表现典型者诊断不难。小剂量多巴胺制剂有显著、持久的疗效;早期用安坦、金刚烷胺治疗有效。本病应与"帕金森病""痉挛性截瘫""肝豆状核变性""进行性脊髓性肌萎缩""脑性瘫痪"鉴别。

（任旭飞　任月林　周学龙　李　衷　李树勇）

第三章

脑瘫评估

第一节 评估内容

一、病史采集

■ 功能障碍、姿势异常史是重要内容。

□ 通过询问患者家属或参阅既往病历,充分了解发育落后、功能障碍、姿势异常发生时间、发展过程、障碍部位、性质程度及治疗情况。

□ 收集资料进行整理并综合分析,从而确定功能障碍、能力障碍、社会障碍,是直接损害(病损直接导致障碍)、间接损害(多系统继发损害或并发症),还是复合损害(多种原因导致障碍)。

二、姿势评定

■ 侧面观察

□ 注意患者头的位置是否屈曲或倾斜,胸的位置是否压低或升高,腹壁是否凸出,脊柱胸段、腰段曲度是否过大或变直,骨盆是否前、后倾斜或旋转,膝是否过伸或过屈,足跟能否着地等。

■ 后面观察

□ 注意患者解剖标志是否在同一平面,如双侧耳垂、双侧肩部、双侧肩胛骨下角、双侧髂后上棘、双侧臀纹、双侧内外踝,并注意有无膝内外翻、踇外翻、平足等。

三、人体测量

■ 上肢长度测量

□ 患者坐位或站立位,双上肢自然垂于体侧。

□ 整体长度 相对长度为第 7 颈椎棘突至中指尖的距离;绝对长度为肩峰至中指尖的

距离。

□ 上臂长度　相对长度为肩峰至尺骨鹰嘴的距离;绝对长度为肩峰至肱骨外上髁的距离。

□ 前臂长度　相对长度为肱骨内上髁至尺骨茎突的距离;绝对长度为尺骨鹰嘴至尺骨茎突或桡骨头至桡骨茎突的距离。

□ 下肢不等长很常见,受累侧短缩。短缩的程度与神经肌肉受累的严重程度有关。

■ 下肢长度测量

□ 患者仰卧位,下肢伸展,骨盆摆正,髋关节中立位。

□ 整体长度　髂前上棘至内踝尖的距离。正常双侧相差<1cm。

□ 股骨长度　股骨大转子顶点至膝关节外侧平面的距离。

□ 胫骨长度　胫骨平台内侧上缘至内踝尖的距离。

□ 腓骨长度　腓骨头至外踝尖的距离。

■ 肢体周径测量

□ 上臂周径　患者仰卧,上肢伸直放于体侧,绕肱二头肌肌腹或上臂最隆起处为上臂周径。

□ 前臂周径　在前臂最粗处测量。

□ 大腿周径　放松大腿肌肉,从髌骨上缘 10cm 处测量其周径。

□ 小腿周径　仰卧屈膝 90°,双足平放床上,在小腿最粗处测量。

□ 双侧对比测量应在对侧同一位置。

四、定性测评

■ 主要解决"有没有""是不是"某种障碍的问题,并不对患者存在问题的严重程度作出判断。如步态分析中,通过目测法了解患者行走特征,从而判断是偏瘫步态、脑瘫步态等等,大致判断患者是否存在障碍和存在何种障碍。定性测评对仪器、设备、工具、量表、场地要求不严格,可在短时间内对患者的情况作出初步判断,常用于患者初查;属非标准化评估。

五、其他功能评估

■ 脑瘫粗大运动功能评估(GMFM)

□ GMFM 是目前国际上公认的脑瘫粗大运动功能测试工具,适用于运动能力相当于正常 5 岁儿童运动能力以内的脑瘫患儿,能有效反映脑瘫患儿运动功能改变。

■ 脑瘫精细运动功能评估(FMFM)

□ FMFM 是与 GMFM 相对应的关于脑瘫精细运动功能的测试。

■ 脑瘫运动功能分级系统(GMFCS)

□ 各个级别代表了脑瘫患儿能达到的最高活动水平,用于判断脑瘫患儿运动功能障碍程度。

■ 反射评估

□ 通过反射评估判断脑瘫患儿神经功能发育水平。

■ 平衡功能评估

□ 通过评估了解脑瘫患儿坐、跪、站等体位下的平衡能力,是否存在平衡障碍,确定平衡障碍的程度、类型,分析引起平衡障碍的原因。

■ ADL 评估

□ 通过评估了解脑瘫患儿日常生活自理的能力,了解其在家庭生活的状态。

■ 智力评估

□ 了解患儿是否存在智力障碍,以及智障对运动功能、日常生活、言语功能的影响。

■ 言语功能评估

□ 通过言语功能评估判断患儿听说理解能力、言语表达能力的水平,是否存在咀嚼、吞咽功能障碍等。

■ 社会功能评价

□ 主要目的是了解患儿对家庭和社会环境的适应能力,以及上学、参与集体活动社会活动的能力。

第二节　关节活动度评定

一、关节活动度测评目的

■ 确定关节功能状况,发现活动异常的关节及其异常的程度。

■ 明确关节活动异常的病因

□ 神经、肌肉、骨骼损伤或疾病可导致关节活动异常,结合相关功能评估可对导致关节活动异常的原因作出判断,尤其是主动关节活动度和被动关节活动度的不同变化对于判断关节内或关节外疾病有重要鉴别意义。

■ 指导治疗,制订正确的治疗方案,选择正确的治疗方法,尤其对于选择针刀切割松解术、神经触激术具有重要作用。

二、常用测量工具

■ 通用量角器

□ 由一个圆形或半圆形的刻度盘和固定臂、移动臂构成,固定臂与刻度盘相连接,不可移动,移动臂的一端与刻度盘的中心相连接,可以移动。通用量角器主要用来测量关节活动范围。

□ 使用时将量角器的轴心与所测关节的运动轴心对齐,固定臂与关节近端骨的长轴平行,移动臂与关节远端骨的长轴平行并随之移动,移动臂所移动的弧度即为该关节的活动范围。

三、注 意 事 项

■ 关节水肿、疼痛,肌肉痉挛,关节囊周围组织肿胀、疼痛,以及皮肤破损时,不进行关节活动范围评估。

■ 关节急性炎症时,不进行被动关节活动度测量;关节脱位、骨折未愈合时,不进行关节活动范围测量。

■ 正确的体位和固定

□ 测量的起始位记为0°。起始位一般是解剖位。为了防止出现错误的运动姿势和代偿运动，避免运动时相关肢体固定不充分，测量时患者必须保持正确的体位，评估者协助患者固定相关部位。

■ 正确摆放角度尺

□ 角度尺的中心应对准关节运动轴心，固定臂应与构成关节的固定骨长轴相平行，移动臂应与构成关节的移动骨长轴相平行，角度尺摆放的平面应与被测关节的运动面相一致，不影响关节的活动。

■ 暴露测试部位

□ 尽量暴露测试部位，以免服装影响关节活动度检查的准确性。

■ 被动活动度测量时，应用力柔和，速度和缓，对伴有疼痛、痉挛的患者不可做快速的被动运动。

■ 记录、分析测量结果，关节活动度测量的结果应健侧、患侧双侧对比或与参考值对比。

四、测量方法

■ 颈屈曲、伸展

□ 端坐位，角度尺中心置于外耳道中点，固定臂与地面相垂直，移动臂为外耳道和鼻尖连线，测量面为矢状面。参考值：颈屈曲0°～45°，伸展0°～45°。

■ 颈侧屈

□ 端坐位，角度尺中心置于第7颈椎棘突，固定臂沿胸椎棘突与地面相垂直，移动臂为头顶中点和第7颈椎棘突连线。参考值：颈侧屈0°～45°。

■ 颈旋转

□ 端坐位，角度尺中心置于头顶中央，固定臂与两肩峰连线相平行，移动臂为头顶中点和鼻尖连线，颈左右各旋转0°～60°。

■ 躯干屈曲、伸展

□ 坐位，角度尺中心置于第5腰椎棘突，固定臂为通过第5腰椎棘突的垂直线，移动臂平行于第7颈椎棘突和第5腰椎棘突的连线，胸腰椎屈曲或伸展至最大范围。参考值：屈曲0°～80°，伸展0°～30°。

■ 躯干侧屈

□ 立位，固定骨盆。角度尺中心置于第5腰椎棘突，固定臂为通过第5腰椎棘突的垂直线，移动臂为第7颈椎棘突和第5腰椎棘突的连线，躯干侧屈至最大范围。参考值：0°～35°。

■ 肩关节屈曲、伸展

□ 坐位，肩关节无外展、内收、旋转，前臂中立位，手掌面向躯干。角度尺中心置于肩峰，固定臂与腋中线相平行，移动臂与肱骨长轴相平行，屈曲或伸展肩关节至最大范围。参考值：屈曲0°～180°，伸展0°～60°。

■ 肩关节外展、内收

□ 坐位，测量外展活动范围时肩关节外旋，前臂旋后，掌心向前。评估者将角度尺中心置于肩峰，固定臂与躯干纵轴相平行。移动臂与肱骨纵轴相平行，外展肩关节至最大范围。

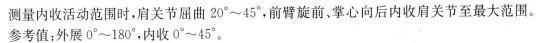

测量内收活动范围时,肩关节屈曲20°～45°,前臂旋前、掌心向后内收肩关节至最大范围。参考值:外展0°～180°,内收0°～45°。

■ 肩关节水平外展,水平内收

□ 坐位,肩关节屈曲90°,评估者将角度尺中心置于肩峰顶部,固定臂垂直于躯干,移动臂为肱骨长轴,肱骨在水平面上向后或向前运动至最大范围。参考值:水平外展0°～90°,水平内收0°～45°。

■ 肩关节内旋、外旋

□ 仰卧位,肩关节外展90°,肘关节屈曲90°,前臂旋前。角度尺中心置于尺骨鹰嘴,固定臂与躯干平行,移动臂为尺骨长轴,内旋或外旋肩关节至最大范围。参考值:内旋0°～70°,外旋0°～90°。

■ 肘关节屈曲、伸展

□ 坐位,上臂紧靠躯干,肘关节伸展,前臂旋后。评估者将角度尺中心置于肱骨外上髁。固定臂与肱骨纵轴相平行,移动臂与桡骨纵轴相平行,屈曲或伸展肘关节至最大范围。参考值:屈曲0°～150°,伸展0°。

■ 前臂旋前、旋后

□ 坐位,上臂紧靠躯干,肘关节屈曲90°,前臂中立位。评估者将角度尺中心置于尺骨茎突外侧,固定臂垂直于地面,移动臂为桡骨茎突和尺骨茎突的连线,前臂旋前或旋后至最大范围。参考值:旋前0°～90°,旋后0°～90°。

■ 腕关节掌屈、背伸

□ 坐位,肩关节适度外展,肘关节屈曲90°,前臂中立位,评估者将角度尺中心置于桡骨茎突,固定臂与桡骨纵轴相平行,移动臂与第2掌骨纵轴相平行,掌屈或背伸腕关节至最大范围。参考值:掌屈0°～80°,背伸0°～70°。

■ 腕关节桡偏、尺偏

□ 坐位,肘关节屈曲90°,前臂旋前。评估者将角度尺中心置于腕关节背侧中点,固定臂为前臂纵轴,移动臂为第3掌骨纵轴,腕关节桡偏或尺偏至最大范围。参考值:桡偏0°～20°,尺偏0°～30°。

■ 拇指掌指关节屈曲

□ 坐位,前臂、手放于桌面,前臂旋后,腕关节中立位。评估者将角度尺中心置于拇指掌指关节桡侧,固定臂为第1掌骨纵轴,移动臂为拇指近节指骨纵轴,屈曲拇指掌指关节至最大范围。参考值:0°～50°。

■ 拇指指间关节屈曲

□ 坐位,前臂、手放于桌面,前臂旋后,腕关节中立位。评估者将角度尺中心置于拇指指间关节桡侧,固定臂为拇指近节指骨纵轴,移动臂为拇指远节指骨纵轴,屈曲拇指指间关节至最大范围。参考值:0°～80°。

■ 手指掌指关节屈曲

□ 坐位,前臂、手放于桌面,前臂、腕关节中立位。评估者将角度尺中心置于相应掌指关节桡侧,固定臂为相应掌骨纵轴,移动臂为近节指纵轴,分别屈曲第2～5掌指关节至最大范围。参考值:0°～90°。

■ 手指近端指间关节屈曲

□ 坐位,前臂、手放于桌面,前臂、腕关节中立位。评估者将角度尺中心置于相应近端指间关节桡侧,固定臂为近节指骨纵轴,移动臂为中节指骨纵轴,分别屈曲第2~5指近端指间关节至最大范围。参考值:0°~100°。

■ 手指远端指间关节屈曲

□ 坐位,前臂、手放于桌面,前臂、腕关节中立位。评估者将角度尺中心置于相应远端指间关节桡侧,固定臂为中节指骨纵轴,移动臂为远节指骨纵轴,分别屈曲第2~5指间关节至最大范围。参考值:0°~90°。

■ 髋关节屈曲

□ 仰卧位,骨盆紧贴床面。评估者将角度尺中心置于股骨大转子,固定臂与躯干腋中线相平行,移动臂为股骨纵轴,屈曲髋关节至最大范围。参考值:0°~120°。

■ 髋关节伸展

□ 俯卧位,骨盆紧贴床面,双足在床沿外。评估者将角度尺中心置于股骨大转子,固定臂与躯干腋中线相平行,移动臂为股骨纵轴,伸展髋关节至最大范围。参考值:0°~30°。

■ 髋关节外展

□ 仰卧位,避免大腿旋转。评估者将角度尺中心置于髂前上棘,固定臂为左右髂前上棘连线,移动臂为股骨纵轴,外展髋关节至最大范围。参考值:0°~45°。

■ 髋关节内收

□ 仰卧位,避免大腿旋转,对侧下肢外展。评估者将角度尺中心置于髂前上棘,固定臂为左右髂前上棘连线,移动臂为股骨纵轴,内收髋关节至最大范围。参考值:0°~30°。

■ 髋关节内旋、外旋

□ 坐位,髋关节屈曲90°,膝关节屈曲90°,两小腿垂于床沿外。评估者将角度尺中心置于髌骨中心,固定臂为通过髌骨中心的垂线,移动臂为胫骨纵轴,内旋或外旋髋关节至最大范围。参考值:内旋0°~45°,外旋0°~45°。

■ 膝关节屈曲、伸展

□ 俯卧位,髋、膝关节伸展。评估者将角度尺中心置于股骨外侧髁,固定臂为股骨纵轴,移动臂为腓骨头和外踝连线,屈曲或伸展膝关节至最大范围。参考值:屈曲0°~150°,伸展0°。

■ 踝关节背屈、跖屈

□ 坐位,踝关节无内、外翻。评估者将角度尺中心置于腓骨纵轴线与第5跖骨延长线的交点处(外踝下约1.5cm处),固定臂为腓骨纵轴,移动臂为第5跖骨长轴,背屈或跖屈踝关节至最大范围。参考值:背屈0°~20°,跖屈0°~50°。

(周学龙　李　衷　陈南萍　段为民)

第三节　肌力评定

一、肌　力

■ 肌力是指肌肉收缩时产生的最大力量。

■ 肌力测试是肌肉功能评定的重要方法,尤其是对骨骼肌系统病损及周围神经病损患者的功能评定十分重要。

二、肌肉的功能

■ 肌肉的运动有赖于骨骼肌肌群中相关肌肉的协调收缩。根据肌肉作用的不同，骨骼肌分为原动肌、拮抗肌、协同肌等。

■ 原动肌

□ 也称主动肌，指在运动的发动和维持中一直起主要作用的肌肉。

■ 拮抗肌

□ 收缩产生的运动方向与原动肌收缩产生的运动方向相反的肌肉为拮抗肌。原动肌收缩时，拮抗肌协调性收缩以保持关节活动的稳定性和动作的精确性。

■ 协同肌

□ 配合原动肌并随原动肌一起收缩的肌肉或肌群为协同肌。根据作用，协同肌可分联合肌、中和肌、固定肌 3 种类型。

□ 联合肌　也称为副动肌，是指与原动肌一起收缩产生与原动肌相同功能的肌肉。

□ 中和肌　中和肌的收缩可消除原动肌收缩时产生的不必要运动。

□ 固定肌　是指固定相关肢体从而更好地发挥原动肌对肢体动力作用的肌肉。

三、肌肉的收缩类型

■ 等长收缩

□ 指肌肉收缩时，肌力明显增加，但肌长度基本无变化，不产生关节运动的肌肉收缩形式。在日常生活和工作中，等长收缩常用于维持特定体位和姿势。

■ 等张收缩

□ 肌肉收缩时，肌力基本不变，但肌长度改变，引起关节运动的收缩。根据肌肉起止部位的方向，可分为向心性收缩和离心性收缩两类。

□ 向心性收缩　肌肉收缩时，肌肉起、止点相互接近，肌肉的长度缩短。

□ 离心性收缩　肌肉收缩时，肌肉起、止点相互远离，肌肉的长度增加。

■ 等速收缩

□ 指肌肉收缩时的运动速度（角速度）保持不变的肌肉收缩形式。等速收缩是通过人为借助训练装置来完成的，不是肌肉的自然收缩形式，而是一种肌力评定和训练的方法。

四、影响肌力的因素

■ 肌肉的生理横截面积

□ 肌力的大小与肌纤维的数量和粗细成正比。肌肉的力量是全体肌纤维收缩力量的总和。肌纤维的数量越多，肌纤维越粗，肌肉的生理横截面积就越大，肌肉收缩产生的力量也越大。

■ 肌纤维的类型

□ 肌肉力量的大小与不同类型的肌纤维在肌肉中所占的比例有关。

□ 按照形态或功能分类，骨骼肌纤维可分为白肌纤维（快肌纤维）、红肌纤维（慢肌纤维）和中间肌纤维。

□ 人体不同部位的骨骼肌中白肌纤维和红肌纤维比例不同。肌肉中白肌纤维所占的比例高,则肌肉收缩时产生的力量大。

■ 运动单位募集程度和神经冲动发放频率

□ 一条运动神经纤维与它所支配的肌纤维构成一个运动单位,是肌肉的最小功能单位。

□ 肌肉开始收缩时,需要募集一定量的运动单位。运动单位募集得越多,肌力就越大。当肌力增大到一定程度时,肌力的增加则通过增加神经中枢发放神经冲动的频率来实现,故神经冲动发放频率越高,肌肉力量越大。

■ 肌肉的初长度

□ 是指肌肉收缩前的长度。肌肉在收缩前处于适宜的长度,收缩时产生的肌力较大。

■ 肌肉收缩的类型

□ 肌肉离心收缩过程中产生的肌力最大,其次为等长收缩,最小的为向心性收缩。故肌肉收缩的类型不同,产生的力量也不同。

■ 关节角度

□ 等长收缩时,关节角度不同,肌肉产生的力量也不同。当关节处于最佳角度时,肌肉产生的收缩力量最大。

五、肌力评定与意义

■ 肌力评定

□ 在特定体位下让患者做标准动作,通过触摸肌腹、观察肌肉对抗肢体自身重力及由检查者用手法施加的阻力,观察患者完成动作的能力,评定患者的肌力。

■ 肌力测评意义

□ 判断肌力有无下降,下降程度、原因,与健康肢体和正常参考值对比。

□ 因肌肉的收缩受神经支配,故肌力测评是中枢神经损伤、脊髓损伤平面、周围神经损伤的判断手段。

□ 指导微创手术治疗及康复训练,根据评估结果制订治疗方案和判断疗效。

(任旭飞　任月林　陈南萍)

第四节　肌张力评定

一、肌　张　力

■ 肌张力肌肉在静止状态下的紧张度,表现为肌肉组织微小而持续的不随意收缩,是维持身体各种姿势的正常活动的基础。根据身体所处的形态将正常肌张力分为静止性肌张力、姿势性肌张力和运动性肌张力。

□ 静止性肌张力　是指肢体静止状态下,表现出来的肌张力特征,可通过触摸肌肉的硬度,观察肌肉外观,感觉被动牵伸运动时肢体活动受限的程度及其阻力来判断。

□ 姿势性肌张力　是在变换各种姿势的过程中,表现出来的肌张力特征,通过观察肢体活动和姿势的调整状态来判断。

□ 运动性肌张力　是在完成动作的过程中,伴随主动运动同步改变的肌张力特征,可通过肌电图检查来判断或通过观察患者主动运动时产生异常运动模式来判断。

二、评定目的

■ 通过肌张力的测评以鉴别中枢神经系统还是周围神经系统的病变以及肌张力异常的分布。

■ 通过肌张力的测评,判断、分析肌张力异常对关节运动、运动模式、肢体发育、平衡及协调功能、姿势、步态的影响。

■ 依据肌张力的表现特点及评定结果确定障碍部位,制订治疗计划,选择治疗方法,预测针刀微创手术疗效。

■ 姿势改变对肌张力的影响

正常人下蹲时,小腿三头肌收缩,足跟稍离地面;肌张力低下时,足底全部着地;肌张力增高时,仅足尖着地。

立位时由后向前推,正常时出现跖屈,躯干前倾,上肢平衡动作,胫骨前肌肌腱凸起,肌张力低时则无上述表现。

头前屈时,上肢屈曲;头背屈时,上肢伸展。这些姿势性肌张力变化,受非对称性与对称性紧张性颈反射的影响,在婴儿出现为正常,6个月以后仍存在则异常。

■ 运动改变对肌张力的影响

主动肌与拮抗肌之间的肌张力变化。痉挛性肌张力增高,有选择性的特殊分布,上肢以内收肌、屈肌及旋前肌明显,下肢以伸肌明显,被动运动的抵抗不均匀,可有"折刀现象"。

三、肌张力异常

■ 神经系统或肌肉本身的损害常使患者肌张力出现异常,根据肌张力异常的表现特点分为肌张力增高、肌张力低下。

■ 婴儿时期的肌张力变化是否正常,是判断小儿中枢神经系统有无损伤的重要指标。脑瘫早期表现就是中枢性协调障碍。

■ 肌张力增高——痉挛

□ 痉挛是上运动神经元病变(锥体系病变)引起脑干和脊髓反射亢进而产生的。

□ 痉挛是因牵张反射兴奋性增高所致,是以速度依赖性肌肉张力增高为特征的运动障碍,且伴随腱反射的亢进,肌肉牵伸速度的增加,痉挛肌的阻力(痉挛的程度)也增高。在快速被动活动痉挛患者的相关肢体时能够明显感受到肌肉的抵抗。

□ 巴宾斯基反射阳性　为痉挛性肌张力过强的特征。

□ 折刀样反射阳性　被动牵伸痉挛肌时,初始产生的较高阻力随之抑制而中断,造成痉挛肢体的阻力突然下降,产生类似折刀样的现象。

□ 阵挛阳性　在持续牵伸痉挛肌时发生,其中踝阵挛最为常见,身体的其他部位也可发生。

□ 去脑强直和去皮质强直阳性　去脑强直表现为持续的收缩,躯干和四肢处于完全伸展的姿势;去皮质强直表现为持续的收缩,躯干和下肢处于伸展姿势,上肢处于屈曲姿势,均由于前脑反射弧的改变所致,是痉挛严重的形式。

■ 肌张力增高——僵硬

□ 僵硬亦称强直,是被动活动患者肢体时,主动肌和拮抗肌阻力同时增加,使身体相应部位活动不便和固定不动的现象。僵硬相对持续,且不依赖牵张刺激的速度、强度。

□ 僵硬表现为铅管样僵硬或齿轮样僵硬。在关节活动范围内存在持续的始终如一的阻力被称为铅管样僵硬(例如,肘关节被动屈曲时或肘关节被动伸展时,起始和终末的抵抗是一样的)。它与弯曲铅管的感觉类似,故称为铅管样僵硬。被动运动时,表现出有阻力和无阻力反复交替出现的情况,被称为齿轮样僵硬,常为锥体外系的损害所致,其中帕金森病僵硬是最常见的病因,表现为齿轮样僵硬或铅管样僵硬。由于僵硬,动作常表现为始动困难、缓慢或无动状态。僵硬最早出现在手腕,其次累及肘关节、肩关节、肢体近端关节。

■ 肌张力增高——亢进

□ 头背屈(过伸展)　在仰卧、俯卧或坐位,都可见头颈明显背屈。

□ 角弓反张　头颈躯干下肢过度背屈,形如弓状。

□ 上肢硬性伸展,手握拳。

□ 上肢内收内旋、向后伸展。

□ 下肢内收内旋、硬性伸展交叉。

□ 足尖姿势(6个月以后)。

□ 两下肢分开角(股角)小于70°。

□ 跪坐、硬性伸腿坐。

□ 坐位后倾　由于下肢硬直及躯干过度伸展,小儿在坐时便向后倾倒。

□ 茶壶状姿势　一侧上肢固定伸展,另一侧固定屈曲,形如茶壶。

■ 肌张力低下

□ 肌张力低下表现

□ 蛙状姿势　下肢重力影响,仰卧位髋关节外展、外旋、屈曲,膝关节亦屈曲,形如蛙的下肢形状。

□ "W"状上肢　由于上肢重力的影响,在仰卧位时,肩关节外展、外旋、屈曲,肘关节屈曲呈"W"状的姿势,为典型的肌张力低下。

□ 折叠样姿势　躯干肌张力低下,坐位时呈上部躯干前折,胸腹部紧贴大腿、折叠在一起的姿势。

□ 外翻扁平足　当取立位时,由于足底肌群、韧带组织的松软,足底形状不成角度,足外缘上浮成为外翻扁平足。痉挛型脑性瘫痪患儿加上小腿三头肌的痉挛,距骨向内侧落下,而伴有外展的扁平足。

□ 倒U形姿势　水平托起时,躯干上凸,头和四肢依重力下垂,形如倒写的U字。多见于无紧张型脑性瘫痪。

□ 躯干上凸姿势　水平托起时,躯干无力上凸,四肢紧张硬直,多见于手足徐动型脑性瘫痪。

□ 头后垂姿势　仰卧位抬起时,头后垂,拉至坐起,不能竖头。

□ 完全性臂丛神经损伤姿势　上肢呈完全性迟缓性麻痹,肌张力低下,肌萎缩、腱反射消失(上干型损伤,上肢近端损害,上臂不能外展外旋,手指功能正常;下干型损伤,呈爪型手,手指功能异常)。

☐ 肌张力低于正常水平,肌张力弛缓,被动运动肢体时抵抗明显减弱,甚至消失。

☐ 肌肉松弛软弱,牵张反射减弱,触诊见肌肤柔软,弹性减小。关节活动范围增大。肢体的整体运动功能受损,伴有肢体肌力减弱或瘫痪,腱反射减弱或消失。

☐ 轻度肌张力低下 主动肌和拮抗肌的同时收缩较弱,将肢体放在可下垂的位置并放下,肢体仅有短暂抗重力的能力,随即落下。

☐ 中、重度肌张力低下 不能完成主动肌和拮抗肌的同时收缩,当肢体放在抗重力体位,肢体迅速落下,不能维持规定体位。

☐ 肌张力低下可由于小脑或上运动神经元损害所致,也可由末梢神经损伤及原发性肌病所致。

☐ 上运动神经元损害所致的肌张力低下可见于脊髓损伤早期、脊髓休克阶段或颅脑外伤,以及脑血管意外早期。

☐ 末梢神经损伤所致的肌张力低下,除了低肌张力表现外,还可伴有肌力减弱,反射减弱和肌肉萎缩等表现。

■ 不同疾病或疾病的不同时期,肌张力的表现各异。举例:脑损伤急性期患者肌张力低下,关节的伸张性增强,被动活动时感觉肌肉松弛,此时,针刀微创手术治疗应以适当的神经触激术提高肌张力为主。在脑损伤时,下肢联带运动达到高峰时,可见上肢屈肌,下肢伸肌的肌张力增高,肌肉僵硬,被动活动感觉阻力增大,此时针刀微创手术治疗应以较强手法的神经触激术为主以降低肌张力。

四、肌张力检查方法

■ 首先观察并触摸受检肌群在放松、静止状况下的肌张力状态,并观察主动活动进行判断。

☐ 肌张力降低(迟缓) 检查者被动活动患者关节时几乎感受不到阻力;患者自己不能抬起肢体,检查者松手时,肢体即向重力方向下落;肌张力显著降低时,肌肉不能保持正常肌的外形与弹性,表现松弛软弱。

☐ 肌张力增高(痉挛) 肌腹丰满、硬度增高;患者在肢体放松的状况下,检查者以不同的速度对患者的关节做被动运动时,感觉有明显阻力,甚至很难进行被动运动;如检查者松手时,肢体被拉向肌张力增高一方;长时间的痉挛可能会引起局部软组织的挛缩,影响肢体运动;痉挛肢体的腱反射常表现为亢进。

■ 手法检查和器械检查

☐ 手法检查可进行定性、半定量评定;器械检查可进行定量评定。结合临床病史,以及视诊、触诊、反射检查、被动运动检查、运动功能等方面,可全面地了解肌张力异常的情况。

■ 肌张力的手法检查

☐ 通过采集患者的发病史,了解肌张力异常发生的频率与程度、受累的肌肉与数目、现在发作的程度与以往的比较情况、引发的原因等。肌张力异常频率的增加可能是情绪激动、寒冷刺激、疼痛尿路结石、便秘、膀胱感染及急腹症或其他疾病导致的早期表现。患者的病史在一定程度上可帮助判断肌张力异常的原因和发展规律。

☐ 视诊检查 是最初的临床检查项目,评定者通过观察患者异常的姿势而作出的初步诊断。如刻板样运动常表明患者有肌张力异常,不自主的被动运动表现,患者有肌张力紊乱;而主动运动的减弱或完全丧失则表明患者有肌张力低下。

□ 触诊检查　在患者完全静止放松相关肢体的情况下,触摸受检肌群,有助于判断肌张力情况。肌张力升高时肌肤丰满,弹性增高,触之坚硬或较硬。肌张力低下时肌肉松弛,肌腹塌陷,弹性减弱,触之较软。

□ 反射检查　腱反射是否正常,有无亢进或减弱现象,如肱二头肌反射、肱三头肌反射等。肌张力增高常伴有腱反射亢进,肌张力低下常伴有腱反射减弱或消失。

□ 被动运动检查　通过评定者的手感觉肌肉的抵抗,从而发现肌肉对牵张刺激的反应,体会患者肢体被动运动过程中的运动范围和对运动的抵抗来判断肌张力情况。检查时要求患者尽量放松,由评定者把持和移动肢体。

□ 评定者被动活动患者肢体时可以很好地改变运动方向和速度而不感到异常阻力,运动范围正常,肢体容易被移动,这是肌张力正常的表现。

□ 评定者被动运动患者肢体时有明显抵抗,感觉关节僵硬,运动范围减小,可判断为肌张力增高。

□ 评定者感到肢体沉重,且运动时没有抵抗,运动范围增大,可判断为肌张力低下。

■ 上肢被动运动检查

□ 肩关节外展　使上肢置于身体侧面,肘关节屈曲 90°。评定者把持患者手腕和肘关节做肩关节外展动作。

□ 肘关节屈伸　仰卧位,上肢伸展置于身体侧面。评定者一手固定患者上臂,另一手握住前臂,做肘关节屈伸动作。

□ 前臂旋前、旋后　屈肘,上肢放置于身体侧面。评定者一手固定患者肘部,另一手握住腕关节,做前臂旋前旋后动作。

□ 腕关节掌屈、背屈　上肢放置于身体侧面,屈肘。评定者一手固定患者前臂,另一手握住其手掌,做腕关节的掌屈、背屈动作。

■ 下肢被动运动检查

□ 髋、膝关节屈伸　仰卧位,下肢呈伸展位。评定者一手握住患者踝关节,另一手放在患者髌骨部,做髋、膝关节屈伸动作。

□ 髋关节内收、外展　仰卧位,下肢伸展。评定者一手握住患者踝关节,另一手放在患者膝部,做髋、膝关节内收、外展动作。

□ 踝关节背屈、跖屈　仰卧位,髋、膝关节屈曲。评定者一手握住患者小腿远段,另一手置于脚掌部,做踝关节背屈、跖屈动作。

■ 躯干被动运动检查

□ 颈屈伸、侧屈、旋转　无枕仰卧位,使颈部探出床面。评定者一手或双手扶持患者头部,做颈部的屈伸、侧屈、旋转动作。

■ 痉挛畸形与相关肌构

□ 脑性瘫痪患儿易发生挛缩的肌群和检查方法

上肢

□ 肱二头肌:患肢外展伸直位,如不能伸直肘关节,检查者在上臂前侧触及挛缩的肱二头肌。

□ 旋前肌:患儿伸肘时,检查者一手托住肘部,一手握住腕部,患儿前臂不能旋后,而在前臂屈侧能触及索条状物,为该肌挛缩。

☐ 腕屈肌群:患儿伸肘时,腕呈屈曲状,向桡侧或向尺侧倾斜,不能背伸腕关节。

☐ 屈指肌:腕关节背伸时,手指不能伸直呈"爪状指"。

☐ 拇内收畸形:拇、示指间距变小,虎口处不能开大,为拇收肌挛缩。

下肢

☐ 髂腰肌:患儿仰卧,如果患侧髋关节强直,腰椎有代偿性前凸。为消除脊柱前凸,将健侧关节尽量屈曲,使大腿靠近腹壁,则患腿自动离开床面。

☐ 股薄肌(内收肌)挛缩(髋关节伸直外展测验):患儿仰卧位,两下肢伸展位,检查者两手握患儿膝部,尽量外展两髋关节,此时髋关节外展受限,大腿内侧出现长条状挛缩肌肉,即为股薄肌或内收肌群挛缩。

☐ 腘肌挛缩测验:患儿仰卧位,两下肢伸直位,检查者一手按在一侧膝关节,另一手抬起对侧小腿,检查该大腿后侧腘肌。

☐ 股直肌牵拉试验:患儿俯卧位,检查者站立于患儿左侧,右下肢伸髋屈膝时,检查者右手握住患儿右踝向上提,左手掌向下按住右臀部,使髋关节后伸,若不能后伸或在大腿前方触及长条索状肌肉,则为股直肌挛缩。

☐ 腓肠肌测验:患儿仰卧,两腿伸直位,检查者立于患侧,一手握住患儿足部,使踝关节尽量背屈(正常为25°),此时不能背伸,在小腿后方能触到痉挛的肌肉为腓肠肌。

☐ 足趾屈肌群挛缩:患儿仰卧,两下肢伸直,足背伸位,如足趾不能伸直呈"爪状趾"为足趾屈肌挛缩。

■ **检查方法**

肌张力异常

肌张力检查方法

☐ 头背角:将仰卧的小儿用双手拉起成坐位,观察头背屈角度。肌张力增强时,头背屈角减小;而肌张力低下时,头背屈角增大。但要注意,进行此项检查时必须结合年龄进行判定。

☐ 手掌屈角:检查者压迫小儿手背,屈曲腕关节,观察小儿小指掌面与前臂的角度,正常小儿为0°～30°。

☐ 腘窝角:小儿仰卧位,骨盆不抬高,一侧下肢伸展,一侧下肢屈曲髋关节并伸展膝关节,观察小腿大腿之间的夹角(腘窝角)。正常时大于90°;如果小于90°,说明肌张力增高;大于130°,说明肌张力降低。

☐ 足背屈角:小儿仰卧,足背屈,观察足背与小腿之间的角度,正常儿40°左右。肌张力增高时,足背屈角增大;肌张力低下时,足背屈角减小。

☐ 股角:又称外展角,指两侧下肢最大外展后的角度。检查者握小儿两侧小腿,使两下肢伸直并外展,测量两侧大腿之间的角度。正常时应大于90°;肌张力增高时,内收肌紧张,股角小于90°;肌张力低下时,股角大于90°。

五、摆动检查

■ 以关节为中心做快速摆动运动,使主动肌和拮抗肌交互快速收缩,观察其摆动幅度的大小,从而评定肌张力。肌张力低下时摆动幅度增大,肌张力增高时摆动幅度减小。

■ 上肢的摆动检查

□ 手的摆动检查　患者肘屈曲,上肢置于身体侧面。评定者一手固定患者上臂,另一手把持患者的前臂,快速摆动前臂,观察手的摆动过程。肌张力低时,腕和手指屈伸过度;肌张力高时,腕关节振幅变小,手指屈伸度变小。

□ 前臂、上臂的摆动检查　患者自然站立,上肢垂于身体侧面。评定者双手分别置于患者双肩,让躯干左右交替旋转,与此对应上肢前后摆动,观察上肢的摆动过程。肌张力低下时上肢处于大幅度摇摆状态,肌张力增高时摆动幅度减小并快速停止。

■ 下肢的摆动检查

□ 坐位,使足离开地面。评定者握住患者的足部,抬起小腿做伸膝动作,然后自然放下使小腿摆动。观察下肢摆动至停止的过程,肌张力低时摆动持续延长,肌张力增高时摆动幅度减小,并快速停止。

六、肌肉僵硬的检查

■ 头下落试验

□ 患者去枕仰卧位。评定者一手支撑患者头部,一手放置在支撑手的下方。支撑头部的手突然撤开,患者头部落下。正常情况下落速度快,检查者下方手有冲击的感觉。僵硬时落下缓慢,手的冲击感轻,重度僵硬时头不能落下。

七、伸展性检查

■ 伸展性检查

□ 是指肌肉缓慢伸展而达到的最大伸展度。评定时需双侧进行对比,如果一侧肢体伸展与另一侧相同部位伸展程度相比出现过伸展,提示肌张力低下。

■ 上肢的伸展性检查

□ 腕关节屈伸　仰卧位,屈肘,前臂垂直于床面。评估者握住患者的手指远端使腕关节和手指同时做屈、伸动作。

□ 肘关节屈伸　仰卧位,上肢置于身体侧面。评定者握住患者的前臂远端做肘关节屈伸动作。

□ 手腕靠近肩　坐位,评定者握住患者手腕做肘关节屈曲、腕关节掌屈动作,并向肩关节靠近。

□ 双肘靠近脊柱　坐位,使患者肩关节外展、外旋,屈肘。评定者握住患者的肘部做扩胸动作,使双肘向脊柱靠近。

□ 上肢绕颈　坐位,评定者一手握住患者的手腕,另一手置于肘关节做上肢内收、前臂绕颈动作,并使肘关节向对侧肩关节靠近。

■ 下肢的伸展性检查

□ 踝关节背屈、跖屈　仰卧位,下肢伸展。评定者握住患者脚掌远端,做踝关节背屈、跖屈动作。

□ 膝关节屈曲　俯卧位,评定者握住患者的足背做膝关节屈曲动作,同时做足跖屈动作。

□ 髋、膝关节同时屈曲　仰卧位,评定者一手握住患者足部,另一个扶住髌骨部做髋、膝关节同时屈曲动作,并使足跟接近臀部。

八、姿势性肌张力检查

■ 变换体位或姿势,根据抵抗情况判断肌张力状况。

■ 正常姿势性肌张力——反应迅速,姿势调整立即完成。

■ 痉挛或僵硬——过度抵抗,姿势调整迟缓。

■ 肌张力低下——关节过伸展。

■ 肌张力紊乱——过度抵抗和抵抗消失交替出现。

九、肌张力的器械检查

■ 生物力学检查

□ 应用仪器设备,根据生物力学原理对肌张力进行检查并获得量化指标的方法,主要应用于痉挛的评定。包括钟摆试验、屈曲维持试验、便携式测力计检查和等速装置检查等方法。可区分偏瘫痉挛和帕金森强直。

■ 电生理检查

□ 根据肌肉的电生理特性,对肌张力进行检查并获取准确的定量指标的方法。用于肌张力增高的检查,包括表面肌电图、H反射、紧张性振动反射、屈肌反射、腰骶激发电位和中枢传导等检测。其中表面肌电图较为常用,可较好地反映痉挛患者的功能障碍情况,用于鉴别挛缩和痉挛。

（李 衷 周学龙 陈南萍 李梦林）

第五节 肌痉挛与异常运动

一、肌 痉 挛

■ 肌痉挛多为中枢神经系统的疾病,临床表现为肌张力增高、肌力减退、主动运动的控制和协调能力的降低或缺失。长时间痉挛,造成肌力和组织张力的异常而变性→挛缩,变形→四肢关节畸形,表现为异常运动模式。

■ 肌痉挛和挛缩常同时存在,常规检查通常难以判断到底有没有挛缩,为了读者方便,本书多描述为"痉挛",但并不排除肌肉存在挛缩。

■ 肌痉挛有其相应的痉挛肌肉参与,并引起相应的异常运动、四肢关节的畸形。

■ 关节周围的主动肌和拮抗肌的张力及其平衡对异常运动、关节畸形有决定性作用。

■ 由于肌痉挛产生的异常运动模式,使本体感觉、前庭觉等感觉的接收和统合发生不足、缺失和障碍,感觉输入异常产生的记忆痕迹使异常运动形成习惯而难以消除。

■ 肌痉挛不仅影响主动肌、拮抗肌,还影响整个肢体、全身,影响平衡、协调等多方面的功能。

二、异 常 运 动

■ 动态异常运动

□ 是肌肉的异常收缩所致。动态致畸多数为痉挛所致,表现为肌张力过高,畸形可在入睡后消失。对于张力过高或痉挛的肌肉可采用针刀神经触激术、肌肉刺激术。

■ 静态异常运动

□ 是软组织的自身张力过高(组织张力包括皮肤、肌肉、肌腱、关节囊、血管、神经等组织),以调整组织自身张力为基础。静态致畸多数为挛缩所致,表现为睡眠后畸形也不消失,治疗采取针刀微创切割矫畸术,切割关节周围缩短、挛缩的软组织。动态肌电图、肌松剂注射、神经阻滞可判断引起异常运动的具体肌肉。

■ 注意事项

□ 要有整体观念,并非肌痉挛都导致关节畸形,有时主动肌对产生关节畸形的作用大于痉挛肌。因此不能仅仅关注痉挛肌,比如:针刀手术时不能只做腓肠肌而不管胫骨前肌。

□ 关节周围的主动肌、拮抗肌力平衡失调对关节有一定致畸作用。

三、上肢痉挛畸形与相关肌肉

■ 肩关节的内收、内旋畸形

□ 胸大肌、背阔肌、大圆肌、肩胛下肌。

■ 前臂旋前畸形

□ 旋前圆肌、旋前方肌。

■ 手内肌痉挛畸形

□ 背侧骨间肌。

■ 拇指向掌心畸形

□ 拇内收肌、大鱼际肌、拇长屈肌。

■ 屈腕畸形

□ 桡侧腕屈长、短肌,指屈肌。

■ 肘屈畸形

□ 肱桡肌、肱二头肌、肱肌。

■ 爪状畸形

□ 指深屈肌、指浅屈肌。

四、下肢痉挛畸形与相关肌肉

■ 马蹄内翻足

□ 腓肠肌内侧、外侧腘绳肌、比目鱼肌、胫骨前肌、胫骨后肌、趾长伸肌、趾长屈肌、腓骨长肌。

■ 伸膝畸形

□ 臀大肌、股直肌、股内外肌、股中间肌、腘绳肌、腓肠肌、髂腰肌。

■ 大腿内收畸形

□ 长收肌、大收肌、股薄肌、耻骨肌、髂腰肌。

■ 屈髋畸形

□ 股直肌、髂腰肌、耻骨肌、长收肌、短收肌。

■ 足外翻畸形

□ 腓骨长短肌、腓肠肌、比目鱼肌、胫骨前肌、趾长屈肌。

■ 屈膝畸形

□ 内侧腘绳肌、外侧腘绳肌、腓肠肌。

■ 趾过伸爪状畸形

□ 趾长伸肌。

■ 趾外翻

□ 收肌、外侧关节囊。

（任旭飞　周学龙　李　衷　杭桂德　于明儒）

第六节　步态分析及步行功能评定

一、步态分析的目的

■ 是明确步态异常的性质、原因、类型的主要判断方法，常用以制订矫治方案，也是脑瘫术前、术后评定治疗效果的重要指标。

二、步态分析的方法

■ 步态异常成因复杂，其临床表现多样化。步态分析的方法分为定性分析和定量分析两大类。

三、正常步态

■ 站立相

髋关节伸展，躯干和骨盆水平侧移，膝关节在足跟开始着地时屈曲，随之伸直，然后在足趾离地前屈曲。

■ 迈步相

在足趾离地时骨盆在水平位向下侧移，髋关节屈曲，迈步腿侧骨盆旋前，膝关节屈曲伴髋关节开始伸展，在足跟着地前伸膝及踝背屈。

四、整体观察

■ 目测患者的行走过程，通过与正常步态的对比并结合病理步态的特点从而作出步态分析的定性结论。

■ 嘱患者以自然和习惯的姿势、速度来回行走数次，医者从前面、后面、侧面反复观察。

■ 全身姿势是否对称。

■ 各时相中双上下肢各关节位置和活动幅度是否正常和适度。

■ 骨盆的运动、重心的转移和上下肢的摆动是否自然和对称。

■ 行走的节律是否均匀，速度是否合适。

■ 快速和慢速行走，上下坡或上下楼梯台阶和绕过障碍行走，并在行走中要求患者进行拐弯、转身和立定，以及坐下、站起，缓慢踏步，单腿站立或闭眼站立。

■ 需要用拐杖、助行器、矫形器的患者，观察持拐、持杖的步态，并尽可能观察徒步行走的步态，以显示辅助器可能掩盖的症状。

五、足、踝关节的定性分析

■ 足前部拍地

可能原因是踝关节背屈肌无力,在足跟着地期无法以足跟着地,而先以足前部拍地,常呈跨槛步态。

■ 跨越步态

是由于胫骨前肌麻痹不能完成踝背屈致足下垂。摆动相尤为明显,通过屈髋、屈膝代偿,形成跨越步。

■ 足趾着地(尖足)

□ 踝跖屈挛缩畸形,踝背屈受限,跖屈肌痉挛导致足跟上提不能接触地面,摆动相以增加髋及膝关节屈曲度来代偿,状如跨槛(尖足跨槛步)。伴膝僵直时呈画圈步态代偿。踝跖屈挛缩形成骨性畸形也称真性马蹄足。

□ 足跟痛,着地期不能以足跟着地,出现尖足。

□ 双下肢不等长,双下肢长度差异超过 4cm,短肢常以足尖着地代偿。

□ 踝背屈肌瘫痪,踝背屈无力而出现尖足。

□ 常与足内翻或外翻同时存在,可导致从足跟到足尖的滚动障碍。

□ 行走时全足掌同时着地:常见原因有踝关节固定挛缩畸形,膝反张或踝背屈肌无力等。

■ 行走时拖步

常见原因有跖屈肌瘫痪,肌力减弱或跟腱手术松解过度,跖屈肌肌力减弱或跟腱断裂。必要时检查股四头肌是否存在痉挛或无力,有否膝关节过伸展,有否髋关节过伸展,有否躯干前倾、后倾。

■ 过度踝背屈

从 10°跖屈位回到中立位速度过快而产生大于正常的背屈。常见于跖屈肌肌力减弱。

■ 爪形趾

足趾屈曲抓住地面。常见原因有足底抓握反射整合不全、阳性支持反应、趾屈肌痉挛,应检查足底抓握反射、阳性支持反应或趾关节活动度。

■ 足趾卷屈

支撑相足趾保持屈曲。常伴有踝跖屈和足内翻。患者主诉穿鞋时足趾尖和跖趾关节背面疼痛,伴有胼胝生成。患者常缩短患肢步幅和支撑相时间。踝关节背屈挛缩畸形时使该畸形加重。检查可见趾长伸肌、趾长屈肌、踇长屈肌挛缩,腓肠肌和比目鱼肌痉挛。

■ 无足跟离地

体重转移(重心自足跟外侧至足前部内侧)不充分。常见原因有踝足机械固定,跖屈肌、内翻肌、趾屈肌瘫痪或被抑制,跖屈肌和背屈肌共同收缩或僵直,足前部疼痛。应检查踝足关节活动度、踝关节周围肌功能和肌张力。

■ 足趾拖地

背屈不充分(并趾伸展)以至于足前部和足趾不能完成足从足跟到足尖的滚动动作。常见原因有背屈肌和趾伸肌肌力下降,跖屈肌痉挛,跖屈肌不能完成延长性收缩,膝或髋关节屈曲不充分。检查髋、膝、踝关节活动度,髋、膝、踝关节周围肌的肌力和肌张力。

■ 足内翻

□ 步行时足触地部位主要是前外侧缘,承重的主要部位是第5跖骨基底部,常合并足下垂和足趾卷屈。

□ 足内翻可导致踝关节失稳,站立相早期和中期由于踝关节背屈障碍,造成站立相末期膝关节过伸,髋关节可发生代偿性屈曲,患肢迈步相地面从足跟到足尖的滚动能力降低,影响全身平衡。

□ 与足内翻相关的肌肉包括胫骨前肌、胫骨后肌、趾长屈肌、腓肠肌、比目鱼肌、趾长伸肌和腓骨长肌。

■ 足外翻

□ 步行时足向外侧倾斜,站立相足内侧触地,可有足趾屈曲畸形,常导致足舟骨部胼胝生成和足内侧(第1跖骨)疼痛,影响站立相负重。

□ 步行时身体重心主要落在踝关节前内侧,踝关节背屈受限,影响胫骨前向移动,增加外翻。

□ 重者可导致两腿长度不等,距下关节疼痛和踝关节不稳。

□ 站立相可有膝关节过伸、足蹬离力量减弱,迈步相踝关节跖屈导致从足跟到足尖的滚动能力障碍(膝和髋关节可产生代偿性屈曲)。

□ 常见腓骨长肌、腓骨短肌、趾长屈肌、腓肠肌、比目鱼肌痉挛,胫骨前肌、胫骨后肌肌力下降。

■ 趾背伸

□ 多见于中枢神经损伤患者,站立相和迈步相时趾均背伸,常伴有足下垂和足内翻。

□ 在站立相早期和中期负重困难,导致受累侧站立相缩短、迈步相延长,从而影响站立末期和迈步前期的蹬地力量。

□ 相关肌肉有腓肠肌、趾长伸肌、趾长屈肌、胫骨前肌、胫骨后肌,该异常多见于双下肢。

□ 腓肠肌群、趾长伸肌痉挛;相应的趾长屈肌缩挛;胫骨前肌和胫骨后肌可能挛缩但也可以痉挛。

六、膝关节的定性分析

■ 膝僵直

□ 腘绳肌和肌四头肌的肌张力均升高而导致膝关节僵直。常见于上运动神经元病变患者,常伴有踝关节跖屈畸形或髋关节屈曲畸形。

□ 迈步初期膝关节屈曲受限,同时髋关节屈曲受限,蹬离时相延迟。

□ 迈步相膝关节屈曲是由髋关节屈曲带动,髋关节屈曲减少将减少膝关节屈曲度,从而减少下肢摆动幅度,结果导致拖足。患者往往在迈步相采用画圈步态,以尽量抬髋或对侧下肢踮足(过早提足跟)来代偿。

□ 相关肌肉包括股直肌、股中间肌、股内肌和股外肌,髂腰肌、臀大肌和腘绳肌。

□ 如果同时存在足内翻,将加重膝关节僵直。

□ 佩戴膝关节矫形器和假肢也导致同样的步态。

■ 膝过伸(膝反张)

□ 膝过伸多见于站立相中、末期,患者躯干前屈使重力落在膝关节中心前方,促使膝关节后伸以保持平衡。

□ 站立相膝过伸:单腿支撑时体重移至支撑腿上方,但胫骨与地面的夹角大于90°。常见原因:股四头肌和比目鱼肌瘫痪或肌力减弱,而致臀大肌收缩造成被动牵拉膝关节向后、股四头肌痉挛、踝关节跖屈畸形。需检查踝、膝关节屈肌肌力和肌张力以及踝关节活动度。

□ 一侧膝伸展无力,可导致对侧代偿性膝过伸,跖屈肌痉挛成挛缩,膝塌陷步态采用膝过伸代偿,站立相伸膝肌痉挛也可导致膝过伸。

■ 膝屈曲

□ 多见于骨性畸形。患者站立相和迈步相都保持屈膝姿势,迈步相末期不能伸膝,致使步幅缩短,而股四头肌必须过度负荷,以稳定膝关节。

□ 腘绳肌痉挛患者站立及步行时常出现膝屈曲。

□ 髌骨支点上移患者,膝伸展至终末端时髌腱杠杆作用减弱,无法完全伸展,导致膝屈曲。

□ 相关肌肉包括股四头肌、腘绳肌、腓肠肌、比目鱼肌。

□ 动力学研究可见伸膝受限伴髋关节屈曲增加。

□ 足跟着地时膝关节过度屈曲:常见原因为膝关节疼痛,对侧下肢短。检查膝屈肌肌张力、膝伸肌肌张力,测量下肢长度,骨盆有否前倾和膝关节有无疼痛。

□ 膝屈曲挛缩30°以上时可出现短腿步态。

七、髋关节的定性分析

■ 髋过屈

□ 主要表现支撑相髋关节屈曲,特别在站立相中后期,如果发生在单侧下肢,则对侧下肢呈现功能性过长,步幅缩短,同时采用抬髋行进或躯干倾斜以代偿迈步相的从足跟到足尖的滚动功能。

□ 髋关节屈曲挛缩时引起代偿性骨盆前倾,腰椎过伸,步幅缩短。

□ 髂腰肌、股直肌、髋内收肌过度活跃,而伸髋肌和棘旁肌减弱。

□ 伸髋肌无力可导致躯干不稳,髋关节后伸困难。伸膝肌无力及踝关节跖屈畸形,可导致伸髋肌过用、疲劳,导致伸髋肌无力。髋关节过屈时,膝关节常发生继发性屈曲畸形,加重步态障碍。

□ 髋关节屈曲及其继发性畸形不仅影响步态,严重时还影响大小便,甚至坐轮椅。

■ 髋内收过度

内收和外展肌群不平衡是主要的原因。迈步相表现髋关节内收,与对侧下肢交叉,步宽及足支撑面缩小,造成平衡困难,影响迈步相从足跟到足尖的滚动功能和肢体向前运动,干扰了穿衣、入厕。相关肌肉包括髋内收肌群、髋外展肌群、髂腰肌、耻骨肌、缝匠肌、内侧腘绳肌和臀大肌。

■ 髋屈曲不足

屈髋肌无力、伸髋肌痉挛或挛缩可造成髋关节屈曲不足,使肢体在迈步相不能有效地抬高,引起足从足跟到足尖的滚动功能障碍。患者可通过髋关节外旋,采用内收肌收缩来代偿。

■ 先天性髋脱位

患者步行时左右摇晃(鸭步)。

■ 髋关节屈曲受限

常见原因:髋屈肌肌力减弱,髋关节活动度受限,臀大肌肌力减弱。检查髋关节屈、伸肌肌力和髋关节活动度。

■ 髋关节伸展受限并髋内旋

常见原因:髋屈肌痉挛、旋内肌痉挛、外旋肌肌力减弱,对侧骨盆过度旋前,需进一步检查髋关节活动度和屈肌张力、内旋肌张力、外旋肌张力。

■ 髋关节外旋,下肢处于外旋位

由于对侧骨盆过度旋后所致。检查双侧髋关节活动度。

■ 髋关节外展,下肢处于外展位

由于臀中肌挛缩或躯干向同侧髋关节倾斜所致。检查臀中肌、躯干肌或髋关节活动度。

■ 下肢外侧环行运动呈画圈步

检查髋、膝、踝关节屈肌肌力,髋、膝、踝关节屈曲活动度,进行伸肌模式的检查。

八、躯干的定性分析

■ 躯干侧屈

常见于大腿内收肌群痉挛,躯干控制能力低下,偏瘫,下肢单肢瘫及双下肢不等长。

□ 大腿内收肌的痉挛抵消了臀中肌的部分力量,使本较弱的臀中肌更加无力,难以从侧方稳定骨盆。步行时,为了避免跌倒,患者常通过躯干侧屈将重心转移至负重侧下肢的方式代偿。

□ 躯干控制能力低下的患者,站立及步行时躯干肌群难以上提和稳定骨盆,亦通过躯干侧屈方式代偿。

□ 偏瘫、下肢单肢瘫的患者因患侧躯干、大腿内收肌痉挛而出现患侧负重相,躯干向患侧侧屈。

□ 双下肢不等长,站立或行走时为了维持平衡可出现躯干侧屈。

■ 躯干后倾

□ 臀大肌无力患者,站立及步行时难以从后方稳定骨盆,若躯干前倾易向前方跌倒,为了维持姿势和平衡,必须将重心控制在髋关节后方而出现躯干后倾。

□ 一些腰部术后,患者相应的腰椎椎板及棘突被切除,站立及步行时常出现腰椎生理弯曲加大,从而导致躯干后倾。

■ 躯干前倾

□ 躯干前群肌肌力、肌张力过高时。

□ 屈髋肌群痉挛、挛缩时,增加了腰椎前凸,骨盆及躯干前倾。

□ 跖屈肌痉挛患者,负重时踝关节难以背屈至功能位,为了使足跟着地,常通过小腿上端后移代偿,迫使膝反张、髋后移,下肢重心后移,上身重心前移致躯干前倾。

□ 跖屈肌痉挛严重患者,无法通过小腿近端后移、膝反张代偿时,下肢呈髋膝屈曲、尖足,躯干后倾。

□ 下肢屈肌痉挛模式患者,下肢各关节屈曲,致躯干、骨盆前倾。

　　□ 股四头肌无力、膝关节控制能力低下等原因导致膝反张致躯干前倾。

　　□ 初学步行的脑瘫患儿,常通过躯干前倾、下肢屈曲的方式降低重心,随时为跌倒做准备。

九、整 体 分 析

　　■ 同是脑瘫患者,即使障碍相近,导致的步态异常也不尽相同。受性别、年龄、身高、体型、习惯等因素影响,步态的个体差异较大。

　　■ 在脑瘫患者中,痉挛常累及多肌群,呈痉挛模式,上肢多见屈肌痉挛模式,下肢多见伸肌痉挛模式。痉挛肌对步态的影响通常涉及多个关节乃至全身。

　　■ 长期姿势不良导致脊柱畸形必然影响步态。

　　■ 骨盆连接躯干和双下肢,骨盆的前倾、后倾、上提、下降及旋转对躯干和下肢姿势造成双向影响。

　　■ 人体整个重心在骨盆,骨盆位置的微小变化均影响整个站立姿势及步态。

　　■ 在平衡功能障碍的情况下,脑瘫患儿常抬高并晃动上肢以保持身体平衡。上肢功能障碍的患儿步行时,上肢不能或难以随步行节奏摆动,从而一定程度上影响力平衡,限制了步速。

　　■ 脑瘫患儿由于运动功能障碍,导致本体觉、前庭觉发育不良或视觉、本体觉、前庭觉、触觉等感觉统合不足、缺失、障碍时,限制了平衡、协调功能、辨距功能、精确动作的发展,继而影响步态。

　　■ 步态不对称:单肢瘫、偏瘫、三肢瘫患者,肢体受累的部位决定了步态的不对称;四肢瘫、双下肢瘫患者,受累部位相同,但双侧肢体形态及功能上存在差异也会出现不对称步态。

　　■ 正常行走时,踝关节背屈发生在步态的中间阶段,以便使小腿三头肌周期性延长,以阻止过度缩短。在步态中胫骨前肌使踝背屈,在足跟抬起时减少跖屈直至足平坦而负重,背屈肌需要的力量比跖屈肌少。

　　■ 在马蹄足中,小腿三头肌的持续痉挛和踝关节背屈的控制不充分,不能保持该肌的延伸性。

　　■ 下肢伸肌痉挛模式时,膝伸肌痉挛/挛缩,下肢相对过长,为防止足趾拖地,可见下肢外展及同侧骨盆上提以代偿。

　　■ 髋内收肌痉挛,步行时两下肢只会靠拢而不会交叉,内收肌痉挛严重时双下肢可出现交叉,但患者通常难以独立步行;剪刀步态最常见于髋内收肌痉挛合并髋内旋肌痉挛时。

十、步态的定量分析

　　■ 医者借助器械或专门设备对步态进行运动学和动力学的分析,为制订治疗计划和评定治疗效果提供较为准确的数据。主要包括步行周期时间与空间测定、肢体关节运动角度的测定。

　　□ 足印法。

　　□ 患者足底涂上墨汁,在步行通道上通过,留下足迹。

　　□ 测量行走距离。

　　□ 测量左右步长;足着地至对侧足着地的距离。

□ 判断步角是否对称。

□ 计算步频（单位时间内行走的步数）。

□ 步行速度（单位时间内行走的距离）。

□ 步宽　也称为支撑基础，指两足跟中心点或重力点之间的水平距离，也可以测量两足内侧像或外侧像之间的最短水平距离。

□ 步幅　足着地至同一足再次着地的距离。

□ 用录像记录足部着地点及足拖拽时留下的痕迹，留存术后及下次评估时作对比分析。

十一、正常步行的时相

■ 步行周期

人行走时，从一侧足跟着地起到该侧足跟再次着地为止所用的时间被称为一个步行周期。

在一个步行同期中，每一侧下肢都要经历一个与地面接触并负重的站立相及离地腾空向前挪移的迈步相。

■ 站立相

□ 正常人的站立相约占整个步行周期的 60％～65％，迈步相占 35％～40％。

□ 单侧下肢站立时称"单支撑期"，双侧下肢同时站立时称为"双支撑期"。

□ 足跟着地　又称首次着地，指足跟接触地面的瞬间，是站立相的起始点。

□ 全足底着地　又称承重反应期，指足跟着地后脚掌随即着地的瞬间，约发生在步行周期的 15％时，是重心由足跟向全足转移的过程。

□ 站立中期　躯干位于支撑腿正上方，大约发生在步行周期的 40％，是步行周期中唯一单腿支撑全身体重的时期。

□ 足跟离地　于站立末期，支撑腿足跟离地的瞬间。

□ 足趾离地　又称摆动前期，支撑腿足跟离地后足趾离地前的时间。

■ 摆动相分期

可分为初、中、末期。

□ 初期　从足趾离地起到大腿向前摆动至身体的正下方，此时该腿膝关节达到最大屈曲。

□ 中期　从膝关节最大屈曲到小腿与地面垂直。

□ 末期　与地面垂直的小腿向前摆动至同侧足跟再次着地之前。

十二、外周神经损伤的病理步态

■ 臀大肌无力步态

□ 为控制躯干的惯性向前运动，出现仰胸凸肚的姿态。伸髋肌软弱，患者常使躯干用力后仰，目的使重力线通过髋关节后方以维持被动伸髋。

□ 臀大肌是主要的伸髋及脊柱稳定肌，在足触地时控制重心向前，肌力下降时其作用改由韧带支持及棘旁肌代偿。

□ 患者表现为站立相早期骨盆旋前，中期腰部前凸，以保持重力线在髋关节之后。

　　□ 腘绳肌可以部分代偿臀大肌，但是在外周神经损伤时，腘绳肌与臀大肌的神经支配往往同时损害。

■ 臀中肌无力步态

　　□ 髋外展肌软弱时不能维持髋的侧向稳定，患者在支撑期使上体向患侧侧弯，使重力线在髋关节外侧通过（依靠内收肌来稳定），同时防止对侧髋部下沉并带动对侧下肢提起及摆动。两侧髋外展肌损害时（鸭步），步行时上体左右摇摆，状如鸭子。

　　□ 患者在站立相早期和中期骨盆向患侧下移超过5°，髋关节向患侧凸，躯干出现代偿性侧弯，以增加骨盆稳定度。因患侧下肢相对过长，故在迈步相膝关节和踝关节屈曲增加，行走时躯干左右摇晃明显。

　　□ 被动伸屈关节时，观察伸展、屈曲角度。肌张力升高时，关节伸屈受限；肌张力低下时，关节伸屈过度。

■ 屈髋肌无力步态

　　屈髋肌是迈步相主要的加速肌，其肌力降低，造成迈步相肢体行进缺乏动力，只有通过躯干在站立相末期向后，迈步相早期通过骨盆突然旋前摆动下肢代偿，患侧步长明显缩短。

■ 股四头肌无力步态

　　□ 在患腿支撑期不能主动维持稳定的伸膝，故患者使身体前倾，让重力线在膝前方通过，从而使膝被动伸直锁定，此时髋微屈可加强臀肌及股后肌群的张力，使股骨远端后移，帮助被动伸膝。在支撑早期利用膝的持续过伸作为一种代偿性稳定机制常导致膝反屈。如同时有伸髋肌无力，则患者常须俯身用手按压大腿使膝伸直。

　　□ 股四头肌是控制膝关节稳定的主要肌肉。在站立相早期，股四头肌无力使膝关节必须处于过伸位，从而保持膝关节稳定。膝关节过伸导致躯干前屈，产生额外的膝关节后向力矩。长期处于此状态将极大地增加膝关节韧带和关节囊负荷，导致损伤和疼痛。

■ 胫骨前肌无力步态

　　患者首次着地时以全脚掌或前脚掌接触地面，在足触地后，由于踝关节不能控制跖屈，故承重反应缩短，迅速进入站立中期。严重时患者在迈步相出现足下垂，导致下肢相对过长，往往以过分屈髋屈膝代偿，形同跨门槛，呈现跨槛步。同时支撑相早期由全脚掌或前脚掌先接触地面。

■ 小腿三头肌无力步态

　　腓肠肌/比目鱼肌无力步态表现为踝关节背屈控制障碍，支撑相末期延长和下肢推进力降低，导致非受累侧骨盆前向运动延迟，步长缩短，同时患侧膝关节屈曲力矩增加，导致膝关节屈曲和膝塌陷步。

十三、中枢神经损伤的病理步态

■ 步态分析

　　步态异常也是小儿脑性瘫痪的另一主要体征，通过对异常步态的分析，可以对诊断和治疗效果进行评估、对比。常见的步态异常有：

　　□ 剪刀步态　两下肢硬直、交叉，步行如剪刀样，两膝相碰，足尖拖地。

　　□ 偏瘫步态　瘫痪侧上肢屈曲、内收、内旋。腕关节屈曲，下肢硬性伸展，骨盆抬高，足尖拖地，画圈迈步。

□ 共济失调步态　小脑损害时为醉酒样，举足缓慢，下肢过度抬高，着地过重，且左右摇摆，闭目时加重。小脑蚓部病变为步态不整，两足分离，前后跌倒。一侧小脑病变向病变侧倾倒。由深感觉障碍引起者为感觉性共济失调，行走时两眼注视地面及足尖，并出现足跟先着地、足尖后着地的脚步声分离现象。

□ 震颤麻痹步态（帕金森步态）　主要表现为头及躯干前屈，重心向前，前臂屈曲，两足擦地，步小缓慢而慌张，呈慌张步态。

□ 摇摆步态（鸭步）　由于骨盆和躯干肌肉无力，脊柱前凸，行走时臀部左右摇摆，多为肌营养不良所致，所以亦称肌营养不良步态。

□ 足下垂步态　高抬腿，足下垂，足趾拖地。多由末梢神经损害，胫骨前肌无力所致。

■ 偏瘫步态（回旋步）

□ 脑卒中所导致的偏瘫，由于下肢痉挛而呈现伸肌协同模式者，通常髋关节保持伸直内旋、膝关节伸直、足内翻、踝跖屈。在整个步行周期中，由于患侧膝关节因僵直限制了膝屈曲且缺乏足跟着地与蹬离动作，而用前足或足外缘着地，导致迈步相步幅减小，患侧踝跖屈、足内翻。

□ 患者为将瘫痪侧下肢向前迈进，迈步相患侧代偿性骨盆上提、髋关节外展外旋，使患侧下肢经外侧画一个半圆弧而将患侧下肢回旋向前迈出，故又称画圈步态。

□ 下肢外旋或内旋，膝不能放松屈曲，为了避免足部拖地，摆动时常使患肢沿弧线经外侧回旋向前，多伴有患足下垂、内翻。上臂常呈屈曲内收，前臂旋前。

□ 严重时在行走时，患侧上肢亦不能前后摆动，且肩内收，肘、腕与指间关节屈曲，前臂旋前，表现为典型的偏瘫步态。

■ 截瘫步态

□ 脊髓损伤平面在第 3 腰椎以下，可以独立步行，由于小腿三头肌和胫骨前肌瘫痪，迈步相会出现明显的足下垂，患者只有增加屈髋跨步来克服足廓清的障碍，形成跨槛步态。

□ 足落地时因缺乏踝关节控制，故稳定性降低，患者通常采用膝过伸的姿势以增加膝关节和踝关节的稳定性。

■ 脑瘫步态

□ 痉挛型脑瘫，常见小腿肌肉痉挛导致足下垂和足外翻或足内翻，髋关节内收肌痉挛导致迈步相膝关节屈曲，足偏向内侧等，行走时双膝内侧常互相摩擦碰撞，足尖着地，步态不稳，呈剪刀步或交叉步，交叉严重可使步行困难。

□ 剪刀步（交叉步）　脑瘫或高位截瘫患者多见。因内收肌痉挛，步行时两髋内收，两膝互相摩擦，步态雀跃不稳。内收肌严重痉挛两腿交叉难分（剪刀样），不能步行。

□ 蹲踞步态　髋、膝、踝严重屈曲挛缩畸形，呈下蹲姿势步行。见于下肢严重屈肌痉挛模式患者；行跟腱延长术时，跟腱被过度延长，小腿三头肌肌纤维极度短缩，收缩空间严重丧失，也可发生蹲踞步态。

□ 共济失调型脑瘫，由于肌肉张力的不稳定，步行时常通过增加足间距、步频以控制躯干的前后稳定性，同时通过上身和上肢摆动的协调保持步行时的平衡。表现为快速而不稳定的步态，类似于醉汉的行走姿势。

■ 小脑共济失调步态

□ 由于小脑功能障碍所致。

□ 行走时不能走直线,而呈曲线或"Z"形前进,且步宽加大,步幅长短不一,双上肢外展以保持身体平衡。

□ 因其步行摇晃不稳,状如醉汉,又称醉汉步态、酩酊步态或蹒跚步态。

十四、骨关节损伤的病理步态

■ 短腿步态(斜肩步)

□ 由于运动损伤、骨关节疾病、先天畸形、截肢、手术等,造成的躯干、骨盆、髋、膝、踝、足部静态畸形和两下肢长度不等所致。

□ 患肢缩短达 2.5cm 以上者,该腿着地时同侧骨盆下降,引起同侧肩倾斜下沉,而对侧摆动腿的髋、膝关节过屈,踝关节背屈加大,出现斜肩步。

□ 缩短超过 4cm,患肢用足尖着地以代偿。

■ 关节挛缩或强直步态

□ 关节强直步态(下肢各关节挛缩强直,步态亦随之改变。关节挛缩于畸形姿位时改变显著)。

□ 髋关节屈曲挛缩,站立时有代偿性腰椎过伸、骨盆前倾、步幅缩短。

□ 膝关节伸直强直者,由于患侧腿变得过长,该腿摆动时髋关节外展及同侧骨盆上提,以避免足部拖地。

□ 踝关节跖屈挛缩和马蹄足畸形患者,行走时患腿足跟始终不能着地,迈步相以髋、膝关节过度屈曲来代偿踝关节背屈障碍,以防止足趾拖地,形成跨栏步态,且患腿站立相因杠杆作用使小腿近端被动后摆,膝关节过伸,久立可引起膝反张畸形。

■ 关节不稳步态

□ 先天性髋关节脱位,站立腰向前凸,行走跛行,蹒跚摇摆如鸭步。

■ 疼痛步态

□ 各种病因引起的腰和下肢疼痛都可出现疼痛步态。特点:步长缩短、步行速度下降、疼痛侧站立相时间缩短,常以手按压疼痛部位。

□ 腰部疼痛者:躯干前屈、步幅变小、步幅减慢,躯干侧屈(一侧痛)。

□ 髋关节疼痛者:正常侧下肢站立相延长,患肢承重时同侧肩下沉,躯干向侧方移动度增大,患肢摆动时采用稍屈曲与外旋位,以避免足跟着地。

□ 膝关节疼痛者,行走时膝稍屈曲,足趾着地。

十五、注意事项

■ 目测观察时,不仅要观察患侧,亦要观察对侧。

■ 评估时受试者衣着尽量要少,充分暴露下肢,以便准确观察步态特征。

■ 目测观察属定性分析,具有一定的局限性,必要时进一步采用定量分析。

(任月林　段为民　李　衷　周学龙　陈南萍　张远景)

第四章

脑瘫针刀微创治疗技术

第一节 针刀神经触激术

一、产生背景

■ 针刀神经触激术于1988年始于腰椎间盘突出症的治疗,至1991年其论文在《中国骨伤》第6期发表(是针刀神经触激术最早涉及腰椎病在国家级杂志发表的文章)。

■ 当时对腰椎间盘突出症的治疗只是在椎管外切割松解软组织粘连及对神经干、丛触激。但是在长期临床中发现重症腰椎间盘突出症患者治疗离神经根越近触激量越大,疗效越好,效果越明显。设想针刀若能在神经根处给予触激,它的生理反射、应激反应会最强。在这种假想的促动下,先在尸体上反复模拟,熟练掌握解剖关系,后在CT下定位,寻求达神经根处的安全入路。

■ 脊神经:每对脊神经连于一个脊髓节段,由前根和后根组成。前根连于脊髓前外侧沟,由运动性神经根丝构成;后根连于脊髓后外侧沟,由感觉性神经根丝构成;前根和后根在椎间孔处合为一条脊神经。脊神经都经椎间孔穿出椎管或骶管。

■ 不同部位的脊神经前、后根在椎管内的走行方向和走行距离有明显差别。颈神经根最短,行程近于水平;胸神经根较长,斜向外下走行;腰神经根最长,几乎垂直下行,在无脊髓的椎管内形成了马尾。由脊神经前、后根组成的脊神经干均在椎间孔处穿出椎管,因此该部位的损伤和病变都可累及脊神经,导致感觉和功能障碍。

□ 脊神经实际含有4种纤维成分。

□ 躯体感觉纤维 来自脊神经节中的假单极神经元,其中枢突构成脊神经后根进入脊髓,周围突则组成脊神经分布于皮肤、骨骼肌、肌腱和关节等身体部位,将皮肤浅感觉(痛、温觉和触觉)以及肌、腱和关节的深感觉(运动觉和位置觉)信号传入中枢。

□ 内脏感觉纤维 来自脊神经节内的假单极神经元,其中枢突组成后根进入脊髓,周围突则分布于内脏、心血管和腺体的感受器,将这些结构的感觉冲动传入中枢。

□ 躯体运动纤维 由位于脊髓灰质前角的运动神经元的轴突所构成,分布于躯干和肢体的骨骼肌,支配其随意运动。

□ 内脏运动纤维 发自胸髓12个节段和腰髓1～3节段的中间外侧核(交感神经中枢)以及骶髓2～4节段的骶副交感核。该处神经元的轴突分布于内脏、心血管和腺体的效应器,支配心肌和平滑肌的运动,控制腺体的分泌活动。

□ 脊神经在走行和分布上具有一些共同的形态学特点:

□ 较大的神经干多与血管伴行于同一个结缔组织筋膜鞘内,构成血管神经束。

□ 较大的神经干一般都分为皮支、肌支和关节支。皮支从深面穿过深筋膜浅出于皮下,常与浅静脉伴行分布,主要含躯体感觉纤维和内脏运动纤维。

■ 经过300例病人的临床观察,效果是确切的,接着发明了体表定位架,解决了体表定位问题,可相对准确地到达所触激的脊神经部位,同时对交感神经、神经干、神经丛的定位问题亦迎刃而解,从而使神经触激学说及具体操作方法逐步得以完善。

■ 概括为"经验＋直觉＋实践检验",无数次的临床实践中突然领悟到了触激的脊神经产生应激反应的经验,然后再在临床中验证了这个道理。

二、"应激医学"理论是针刀神经触激术的理论基础

■ 现代医学均以减少或消除应激反应而达到治疗目的,而针刀神经触激术有"制造""利用"和"消除"应激反应的多重作用。

■ 针刀神经触激术是通过针刀对机体的侵入,先是制造应激,而后是利用"反应"达到治疗目的。

■ 针刀在神经周围进行强烈触激,即起到超限抑制作用,达到了减轻或消除痉挛的目的。

■ 应激的解剖基础

□ 针刀神经触激产生的应激通过躯体神经感受器通路经脊髓或脑干感觉神经元抵达中枢神经系统。

□ 躯体感觉信号被机械感受器识别,经由脊髓和颅内感觉神经传导。

■ 应激反应

□ 应激定义:当内环境稳定受到威胁时,机体对应激源产生特异性和(或)非特异性反应,使机体维持在新稳态。

□ 应激反应是一种非特异的、相当泛化的反应,从基因到整体水平都会出现相应的变化。

□ 应激反应中的通路,主要是交感激活,造成机体应激的全部提高。

□ 对大多数的应激反应,在撤除应激源后,机体可很快趋于平静,恢复自稳状态。

□ "应激反应"是生命为了生存和发展所必需的,是防御保护性的,以对抗各种强烈刺激的损伤性作用。它是机体适应、保护机制的重要组成部分。

■ 应激源

□ 凡能引起应激反应的各种因素都可称为"应激源"。针刀经皮刺入人体即是微创手术的"应激源",或称"机械性应激源"。

□ 躯体神经感受器对这一"机械性应激源"进行应对,感觉信号经脊髓或脑干感觉神经元抵达中枢神经系统。

□ 针刀神经触激术就是利用这种物理性的触激,产生应激的逃避反应、超限抑制,神经根与周围组织的粘连得以相应松解(局部)。同时伴随应激反应(全身),内源性解痉物质多巴胺、镇痛物质内啡肽等物质分泌增多,受刺激的周围组织循环加强,更有利于解痉、神经根水肿及无菌炎症的消退,达到治疗目的。

■ 针刀神经触激术对肌痉挛、肌紧张的作用认识

□ 目前认为针刀神经触激术能减轻或解除肌肉痉挛是通过针刀触激神经而诱发动作电位,使神经传导速度增加,其去极化会沿着脊髓和感受末梢两方向传导,冲动上行兴奋大脑皮质产生下行调控,通过脊髓前角释放抑制性冲动抑制 γ-运动神经元的兴奋,从而起到抑制神经对肌肉的传入冲动而减轻或消除肌痉挛,达到治疗目的。

三、应激医学的国内研究

■ 李晓泓认为应激属于防御性反应,是机体组织在漫长的进化过程中不断与环境因素作用而获得的内在抗损伤能力。适度的应激可调动机体的潜能,启动机体内源性保护机制。

□ 应激最主要的意义是调动人类的潜能以抗损伤,原则上讲应激对机体是有利的。只有当应激不当时才可能对机体产生不利的影响。

□ 比如应激源过于强烈持久,虽然机体对各种反应仍具有某些防御适应意义,但更为突出的反应则表现为组织损伤和机体功能代谢障碍等对机体不利的方面。可见,应激可对机体产生有利(良性)和不利(恶性)的影响。关键是这种应激对机体而言是否适度,即在产生某些防御适应作用的同时是否会造成组织损伤或机体功能代谢的障碍。

□ 第二军医大学于 2005 年成立"应激医学研究室",同时开设"应激医学"本科生选修课,2006 年开设研究生课程,并于 2007 年列为正式课程。到目前为止,国内尚无系统利用应激去达到治疗目的的文献。

四、"触激"的内涵

■ 触

《说文解字》:"触,抵也。"到达。

□ 两物相遇、相接,如接触。

□ 接触并触动,如触动神经。

□ 触发　碰动而引发起来,如触发灵感。

□ 触电　动物的身体和电流相接触。

□ 触机便发　旧唐书《韦思谦传》:"吾狂鄙之性,假以雄权触机便发……""机",弓弩上的发箭器,经触动箭便射出。后指人胸中怒火焚烧只要遇到机会便会发作。

■ 激

□《说文解字》:"水碍衺疾波也。"意为急流撞击岩石而迸溅。

□ 激发　原意指刺激使其奋发,现指使分子、原子等由能量较低的状态变为能量较高的状态。

□ 激动　情感冲动。

□ 激扬 激励使其振作起来。

■ "触激" 碰到或接近时所产生的反应。

■ 针刀神经触激术

指针刀碰到或接近神经时所产生的应激反应。

■ "针刀神经触激术"一词，于1991年首次提出至2002年通过鉴定，从此开创了一个新的针刀医学思维模式，也深化了针刀医学的基础理论研究。神经触激术已由早期的脊神经触激术发展至现在的交感神经、神经干(丛)触激术。详见2005年人民卫生出版社出版的《实用针刀医学治疗学》。但近期发现有学者将"针刀神经触激术"笔误或传误为"针刀神经触及术"或"针刀神经触击术"。

□ "及" 《说文解字》："逮也。"有赶上、到达、到位之意。

□ "击" 《说文解字》："支也。"两物相撞谓之"击"。

□ 用"及"和"击"字，均不能充分体现"激"的内涵。

第二节 针刀肌肉刺激术

一、刺激肌肉机制

■ 刺激

凡能引起机体的活动状态发生变化的任何环境变化因子都称做刺激。

■ 反应

由刺激引起的机体活动状态的改变都称为反应。

■ 刺激引起反应的条件，即强度和时间。

□ 刺激要引起组织、细胞产生兴奋，必须要达到足够的强度。

□ 刺激作用时间 指某一强度的刺激作用于机体所持续的时间。任何强度的刺激，只有持续相应的时间才有效。持续时间越长，刺激效应越显著。（这也是治疗中施术部位留针刀机制）

□ 给肌肉连续的刺激，肌肉的收缩情况将随刺激的频率而有所不同。

□ 每一个新的刺激到来时由前一次刺激引起的单收缩过程（包括舒张期）已经结束，于是每次刺激都引起一次独立的单收缩。

■ 不完全强直收缩

当刺激频率增加到某一限度时，后来的刺激有可能在前一次收缩的舒张期结束前即到达肌肉，于是肌肉在自身尚处于一定程度的缩短或张力存在的基础上进行新的收缩，发生了所谓收缩过程的复合，这样连续进行下去，肌肉就表现为不完全强直收缩。

■ 完全强直收缩

其特点是每次新的收缩都出现在前次收缩的舒张期过程中，如果刺激频率继续增加，那么肌肉就有可能在前一次收缩的收缩期结束以前或在收缩期的顶点开始新的收缩，于是各次收缩的张力或长度变化可以融合而叠加起来，产生完全强直收缩。

二、肌肉刺激术治疗作用

■ 对痉挛的肌肉施行肌肉刺激术，改善肌力平衡、减轻肌肉的痉挛，对肌紧张起到松弛作用。

■ 加快局部血液循环，加强代谢产物的释放与分解，对肌原纤维的损伤起到修复作用。

■ 抑制痉挛

□ 适当强刺激，增加了肌肉的收缩和舒张的频率，抑制了异常姿势反射和运动模式，产生和利用正常的自发性姿势反射，平衡反射，调节肌张力，阻滞异常信号的传入和强化正常信号的传入，以消除或减轻痉挛。

□ 针刀不间断刺激，大脑接收的是异常传递信号（传入），信息反复逆行传导，大脑传出信号受到干预就可能抑制痉挛的肌群。

□ 抑制痉挛的决定因素　刺激频率要快并要反复多次，加重刺激量，刺激所造成的创伤，减少了肌肉单元的力量。

■ 剥离粘连

□ 针刀剥离肌肉与筋膜之间的粘连，实质是针刀对肌肉的刺激产生了肌肉的收缩/舒张，这个过程起到了剥离粘连的作用，达到治疗目的。（肌肉收缩时在外观上可以看到整个肌肉或肌纤维的缩短）

□ 肌肉与筋膜之间的粘连，是在肌肉的收缩与舒张过程中自行剥离，针刀不可能在盲视下对肌肉与筋膜之间的粘连进行剥离（即使在影像下也无法分辨软组织的粘连）。临床中对疼痛或制动的部位，通过体表定位分清病变肌群，进行针刀肌肉刺激解除制动，缓解疼痛，软组织粘连得以剥离，生物力学得以改变，是肌肉收缩与舒张的过程中自行剥离而不是针刀的盲视剥离。

■ 提高肌张力

对肌肉轻刺激，可提高肌张力，抑制不自主动作。

第三节　针刀肌腱韧带切割纠畸术

一、切割纠畸术机制

■ "切割"不等于切断。"切割"是对挛缩的肌腱和韧带进行选择性部分切割，其内涵是保存一定的肌腱单元；目的是减弱肌腱单元的力量，通过术后固定达到肌腱延长的作用。

■ 通过切割松解挛缩的肌腱和韧带，降低了肌肉张力，缓解了痉挛，防止了挛缩和增加了关节活动范围。

■ 针刀微创术对肌腱的切割松解有助于功能相互协调、平衡肌肉力量、矫正畸形、稳定不能控制的关节。

二、切割纠畸术作用

■ 针刀微创术矫正或部分矫正动力性畸形，矫正足跖屈畸形（延长跟腱，据症切断部分跟腱,保留适当张力,为保持断离跟腱的间距,在足背屈10°的位置和足跟轻度外翻位或足跟内翻位,用石膏托固定以达延长跟腱的目的)。

■ 适用于膝屈曲畸形、髋内收畸形、髋屈曲挛缩畸形、腕和手指的屈曲挛缩畸形。

■ 降低肌肉张力,缓解痉挛,防止挛缩和增加关节活动范围。

■ 促进痉挛肌和拮抗肌平衡,起到了矫形外科的作用,达到了矫正畸形之目的。

(任月林　任旭飞)

第五章

脑瘫针刀微创治疗技术的应用原则

第一节　治疗时机及治疗适宜

一、治疗时机

■ 早发现

□ 从脑和神经系统的发育特点看,发现越早,脑和神经系统的可塑性越大、治疗效果越佳。研究表明:新生儿脑重在 340～400g 之间,出生后 6 个月达 800g;小儿出生后 3 岁以内是大脑发育最快和可塑性最好的时期,此期脑和神经系统的发育达 60%,如果此期能够早期发现和诊断脑瘫,并注重加强患儿在神经精神方面的积极训练,对于脑瘫患儿日后神经精神功能的开发和康复具有极其重要的意义;性格及思维能力的形成主要在学龄前,特别是教育心理的康复越早越有利于患儿全面成长。

□ 6 岁前脑和神经系统的发育达 90%。特别是 8 岁以后的儿童,大脑发育已趋完好,与成人几无区别,如果脑瘫患儿到此时才开始正规的治疗和康复训练,那么疗效就差。

□ 痉挛的肌肉与骨骼在儿童发育期未能同步成长,故畸形可进行性发展。经验提示,肌腱与软组织针刀神经触激术可在 4 岁左右进行。

□ 脑瘫患儿 3 岁前且没有康复治疗观察,原则不考虑针刀神经触激术纠畸。因大部分患儿经过规范康复训练,可获得较好的疗效。

□ 经过规范康复训练效果不明显或已经发生关节挛缩,则应尽早进行针刀神经触激术纠畸。

■ 早治疗

可避免因不良姿势形成肢体畸形而造成的终生残疾。脑瘫患儿如不在早期接受治疗,长期异常姿势反射的影响使他们形成了难以纠正的异常运动模式,最后导致肌腱挛缩和骨关节的畸形,使治疗难度加大。

■ 早期施行针刀微创手术治疗

当发现其运动功能障碍,不良的运动姿势和习惯,随着儿童的生长会导致肌腱挛缩和骨关节的畸形,增加治疗的难度,因此宜早发现、早治疗、早期施行微创矫形手术。

■ 早期施行针刀微创手术治疗的认识

正常情况下,小儿从出生到 4 岁肌肉生长最快,这时期肌肉长度增加 1 倍,从 4 岁到骨骼成熟其长度再增加 1 倍。当骨骼生长时肌肉的长度跟不上骨骼的长度时,于是畸形就形成了。14 岁以下儿童骨骼、肌肉发育较快,因此在实施针刀微创肌腱延长手术后,必须坚持功能锻炼和康复训练、穿支具鞋或支具保护。脑瘫与其他骨科疾患有很大不同,针刀微创手术后的结局也有很大差异。为防止术后复发,提高治疗效果,手术后必须进行康复训练和配用支具。

■ 儿童在生长发育中,其运动功能障碍、不良的运动姿势和习惯、异常的步态,随着儿童的生长会逐渐加重,年龄的增长会增加治疗的难度,所以应尽早实施针刀微创手术干预,辅以术后康复训练并应用支具,保证了手术效果,控制了术后畸形复发,争取了患儿运动功能的最佳恢复时机。

二、治 疗 适 宜

■ 痉挛型脑瘫最适宜针刀微创手术。

□ 痉挛:痉挛是椎体系上运动神经元(大脑皮质运动区、脑室周围白质、中脑或脑桥,以及皮质脊髓束)损伤后脊髓失去上级运动中枢的抑制后牵张反射兴奋性增强的表现。

□ 痉挛→痉挛状态持续存在可造成肌肉→僵硬→挛缩→影响肌肉发育→造成肌肉发育落后于骨骼发育→造成肢体活动功能受限→继发骨骼肌肉畸形→肌肉痉挛,骨受浸染→筋伤骨必动。

□ 痉挛→肌肉生长受限→肌肉、肌腱短缩→静态性挛缩。

□ 长期痉挛状态→肌肉发生继发性改变→筋膜增厚和肌肉纤维脂肪化→肌肉弹性下降→肌肉挛缩→出现静态性挛缩→改变作用于骨骼的肌肉力量→骨骼生长受限,出现成角、关节屈曲挛缩和旋转畸形→护理困难,日常生活质量低下。

■ 脑瘫患者及家人有治疗欲望,并能在针刀微创手术后配合康复治疗。

□ 肌张力异常增高已经产生肢体危害。

□ 痉挛影响肢体运动、生活自理和康复训练。

□ 解除或缓解痉挛、肢体僵硬,改善功能有利于康复训练。

□ 7 岁以上患者因肌力不平衡引起关节挛缩畸形、肢体旋转畸形。

□ 针刀神经触激术的整体效应,术后除四肢关节功能改善还有其他方面如斜视、流涎、言语不清等也有不同程度好转。

□ 痉挛的组织已经形成挛缩、关节畸形,影响康复训练,行针刀神经触激术治疗后不是终极目标,术后坚持围手术康复训练十分必要。

□ 痉挛、手足徐动的缓解,畸形的纠正,提高了生活质量,为康复训练创造了条件、是巩固术后疗效的坚强保障。

■ 经过西医手术治疗或其他各种治疗方法以及正规康复训练后,仍然存在着运动障碍和难以矫正的肢体畸形者。

第二节　术前准备及要求

一、术前准备

■ 判断畸形

□ 性质。

□ 部位。

□ 程度。

□ 畸形与其他关节之间的关系。

■ 明确矫形目的

■ 明确治疗目标

■ 明确治疗方法

□ 针刀微创手术方法选择。

□ 固定方法选择。

□ 治疗周期可能出现的并发症。

□ 明确同期手术或是分期手术，这次手术与下次手术各要解决什么问题。

■ 常规消毒

□ 根据外科手术无菌操作原则对环境进行常规消毒，对施术部位进行备皮和消毒。

□ 局部铺无菌洞巾，施术者戴无菌手套、口罩、帽子，使用无菌器械。

□ 按事先设计的手术方案对神经、肌肉、韧带、关节周围进行相应的触激、刺激、切割松解。

■ 术前医家、病家都应有充分准备

□ 对手术期望值过高的病人家属，要充分交代目前针刀微创手术的技术能力及预期的效果。

□ 医家不要随意扩大适应证范围，在形态与功能发生矛盾时，矫正畸形应该以追求功能恢复为目的。

□ 大龄脑瘫畸形病人因长期的外观畸形及功能障碍，对患者生活、学习、社交等一系列基本的需求产生了很大的负面影响，产生了不同程度的心理障碍，医家要整体考虑这些因素的存在。

二、术前要求

■ 接诊时应把病人精神状况、心理因素、社会背景、医疗需求了解清楚，并向病人及家属充分告知。

□ 不能勉强，更不能图侥幸成功心理，针刀微创手术缺乏成熟的参考资料，且大多都是疑难、罕见、复杂的病例，手术难度较大，应充分熟悉病情，实事求是地依据自己的技术能力制订正确的手术方案。

□ 矫正局部畸形可能会使痉挛肌的力量下降，在拮抗肌肌力原本存在不足的情况下，可导致相应肢体的肌张力减弱，随着功能锻炼，力的平衡和力量会逐渐恢复。

　　□ 大龄马蹄内翻足患者,畸形肢体已相对适应于目前状态下的运动,针刀微创手术矫正畸形后,新步态的建立需要很长的适应过程,这就是针刀微创手术后配合康复训练的必要性所在,也是必须向患者告知的内容。

　　□ 对有适应证的脑瘫患者,也要考虑患者的实际情况、个体差异、社会背景、经济状况、病人需求等,这些因素均可影响针刀微创治疗的效果。

　　□ 脑瘫与其他骨科疾患有很大不同,针刀微创手术后的结局也有很大差异,为提高治疗效果,告知手术后必须进行康复训练和配用支具。

　　□ 对肢体畸形治疗要尊重患者的要求,能否达到病人的要求,要预见其可能性,并告知病人及其家属,取得病人的理解并积极配合,共同达到预期的治疗效果。

　　□ 对复杂的畸形,医生要全面而细致地拟订治疗方案,并选择最佳的手术时机,术后安排合理的康复计划。

　　□ 医家要熟悉和掌握畸形的形成机制,一种畸形与另一种畸形之间的因果关系,制订最佳的针刀微创手术方案。

　　□ 实施针刀微创手术的医生整体素质要强,精美的手术技巧、内功大都表现在手术之外。

　　□ 癫痫是脑瘫常见伴随症状,术前、术后癫痫症状控制非常重要。

　　□ 有些癫痫患者需要长期服药,药物副作用有出血时间增加和血小板减少。术前出血时间、血常规、血小板功能检查很重要。

第三节　术前麻醉

一、目　的

■ 确定针刀微创手术精确定点位置

　　□ 在神经肌肉连接点用 1% 普鲁卡因溶液封闭,可以阻滞神经的 γ 传导作用而不影响神经的 α 传导作用,使肌肉的痉挛减轻。如痉挛不减轻说明定点不正确。

　　□ 有研究表明:α 运动神经元接受来自皮肤、肌肉和关节等外周传入的信息,也接受从脑干到大脑皮质等主位中枢传入的信息,产生一定的反射传出冲动。因此,α 运动神经元是躯干骨骼肌运动反射的最后通路;γ 运动神经元的胞体分散在 α 运动神经元之间,其胞体较 α 运动神经元为小。γ 运动神经元的轴突也经前根离开脊髓,支配骨骼肌的梭内肌纤维。据观察,前根中神经纤维的 1/3 来自 γ 运动神经元。γ 运动神经元的兴奋性较高,常以较高频率持续放电。在安静和麻醉的运动中都观察到,即使 α 运动神经元无放电,一些 γ 运动神经元仍持续放电。γ 运动神经元和 α 运动神经元一样,末梢也是释放乙酰胆碱作为递质的。在一般情况下,当 α 运动神经元活动增加时,γ 运动神经元也相应增加,从而调节着肌梭对牵拉刺激的敏感性。

■ 减缓疼痛

　　□ 在神经肌肉连接点做局部麻醉可以减缓疼痛。

　　□ 又可以保持肌张力,提示手术中切割的程度,避免过度切割。

二、不可全麻下施术

■ 针刀微创术属盲视手术，是术者手感与患者感受互动配合的过程，不可采取全麻下针刀微创盲视手术。

■ 在全麻下丧失了相应的应激反应，难免出现误伤神经、血管；矫枉过正或不及。

第四节　术后处理

一、针孔处理

■ 术后针孔处压迫止血。

■ 针孔周围清洁后敷料包扎固定。

二、制动要求

■ 针刀微创手术后辨证制动

根据病人的年龄、手术部位、畸形的程度确定制动的方法和时间。

□ 要求以最大限度地减少因制动而继发的骨质疏松、关节僵硬、软组织受力不均而出现的循环不畅、神经挤压、压疮等并发症。

□ 根据辨证选材，突显个性化特点，选择适宜的制动材料。

三、术后康复

■ 要求针刀微创手术医生，在全面熟悉病情的基础上，应用丰富的针刀微创手术知识，从生物力学的角度，根据畸形的发生机制，设计合理的围手术康复流程。

（任旭飞　任月林）

第六章

脑瘫针刀微创治疗技术的操作规范

第一节 颈 区

一、颈交感神经触激术术式1

■ 体位

俯卧位,双手放置前额处,颈部前屈,下颌尽量贴近胸壁。

■ 定位

依据 X 线平片标志线定位、测量、体表定位。在枕骨隆突下,$C_2 \sim C_3$ 棘突正中线旁开约 2.5cm 处定点。（图 6-1-1～图 6-1-3）

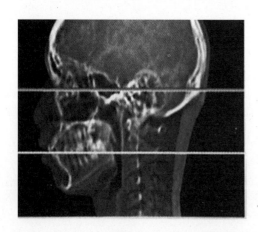

图 6-1-1

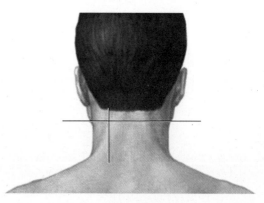

图 6-1-2

■ 施术方法

左手拇指按压在定位处,深部有骨质感觉,固定按压防止皮肤滑动、错位。右手持针刀紧贴左手示指在甲前垂直进针刀,深达 3cm 左右可触及 C_2 横突骨质。针刀在横突骨面上划向其末端再进针刀 0.5～1.0cm,摆动针刀体出现酸麻胀或放射感至耳后退出针刀至皮外,压迫 2～3 分钟,创可贴外敷。观察3～5分钟,病人无不适反应,即可进行对侧刺激。

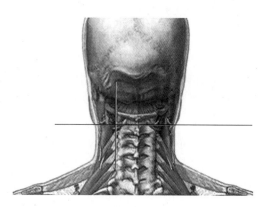

图 6-1-3

■ 术后处理

术后平枕仰卧休息 3 天。

■ 注意事项

准确定位,严格按照规范操作。

■ 适应证

脑瘫、智力障碍。

■ 禁忌证

颈部有占位性病变,局部感染或皮肤破损,全身感染未控制,有明显出血倾向者。

二、颈交感神经触激术术式 2

■ 体位

仰卧位,保持肩部与枕部在同一高度。口微张开,下颌稍收,使颈前肌放松。

■ 定点

平甲状软骨外缘,紧贴颈总动脉搏动处外侧。

■ 体表定位

垂直口角与平行下颌重叠点(图 6-1-4)。

■ 解剖定位

平甲状软骨外缘(图 6-1-5)。

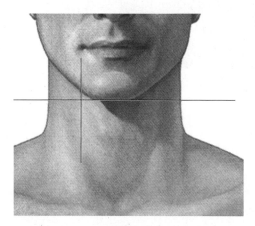

图 6-1-4

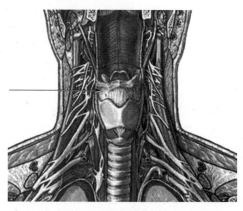

图 6-1-5

■ 施术方法

用 4 号针刀,在定点处用左手示指指腹扣住颈动脉搏动处,指尖部下压使颈前组织变薄。右手持针刀紧贴左手拇指指甲处,即颈总动脉鞘外侧,垂直刺入穿过皮下组织及颈阔肌,到达 C4 横突骨面(到位后针刀可随颈动脉的搏动而摆动)(图 6-1-6)。固定针刀深度,纵向、横向摆动加强触激。(图 6-1-7～图 6-1-9)

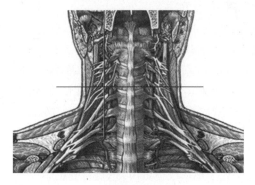

图 6-1-6

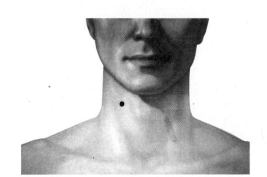

图 6-1-7

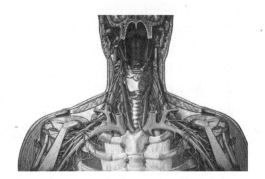

图 6-1-8

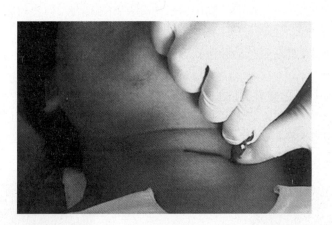

图 6-1-9

■ 术后处理

术后平枕仰卧休息 3 天。

■ 注意事项

准确定位,严格按照规范操作。

■ 适应证

脑瘫语言不清、斜视或上肢痉挛。

■ 禁忌证

颈部有占位性病变、局部感染或皮肤破损、全身感染未控制、有明显出血倾向者。

■ 提示：脑瘫约有 20% 是手足徐动型的。多有胆红素脑病病史。当新生儿黄疸出现高胆红素血症时，胆红素通过血-脑屏障，损害中枢神经系统，形成胆红素脑病，出现手足徐动症等锥体外系受损症状。脑基底区损伤引起运动障碍、功能失调，产生不随意、不自主运动。面部肌肉受累时，出现怪脸、流涎、言语困难，可因肌张力高，容易误诊为痉挛型脑瘫。通过反复快速地被动牵伸和屈曲关节可将其肌张力消除，而痉挛型脑瘫患者肌张力并不随之降低。

三、颈交感神经触激术术式 3

■ 颈部有两个交感神经干，位于脊柱两侧、颈椎前外方和颈动脉鞘后方。颈总动脉交感神经丛主要由颈中神经节发出，交感神经纤维通常位于颈动脉的外膜层，颈内动脉丛主要来自颈上神经节，围绕着颈内动脉。

■ 颈交感神经触激术机制：颈交感神经轻触激（交感神经结合中医属阳，轻触激有兴奋作用，有激发阳气、扶阳作用）可改善脑部的微循环（脑血流量增加）。

■ 早在 1664 年托马斯观察到了脑血管壁上有神经纤维存在。近年来有研究表明，动脉血管外层与中层之间有 α_1 受体，其分布在紧靠交感神经末梢的平滑肌细胞膜上，直接受交感神经支配。

■ 交感神经轻触激可使血管扩张改善局部血液循环，已被广泛应用于治疗血管性疾病。一些研究表明，增加交感神经的触激量（重触激抑制）可以减少动脉的扩张。

■ 研究表明，通过切除股动脉及颈总动脉的交感神经（切除股动脉及颈总动脉的交感神经雷同于神经触激的超限抑制），可以使动脉的弹性模数显著减少，说明交感神经系统对动脉的扩张存在一个明显的紧张限制，这种限制不仅在弹性血管上得到证实，在肌肉型血管上甚至更多。

■ 触激颈内动脉交感神经可以影响动脉的自动调节，增加脑血流量。

■ 临床实践证实，行股动脉交感神经触激术在股动脉血管旁重触激达超限抑制，反复纵向摆动针刀后，患者大喊施术侧特别冰凉，而在施术侧触摸发现下肢体表温度明显低于对侧。方法异、结果同，惬意殊途同归。

■ 体位

仰卧位，保持枕和背在同一高度。或将薄枕置于双肩下，使头尽量后仰，以充分暴露颈部，面向上方，颏部抬向前，口微张以减小颈前肌张力。

■ 定位

在环状软骨水平，旁开约 1.5cm 与胸锁关节上 2.5cm 两线重叠点（图 6-1-10，图 6-1-11）。

■ 施术方法

左手示指触及 C_7 横突（依靠 X 线平片标志线，体表定位），下压时将胸锁乳突肌、颈总动脉、颈内动脉推向外侧与气管、食管分开。在动脉搏动的内侧以右手垂直进针刀，深达左手按压下的横突，约 2.5～3.0cm，微动针刀体，但不能离开骨面滑动。

■ 术后处理

术后平枕仰卧休息 3 天。

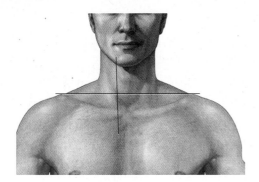

图 6-1-10

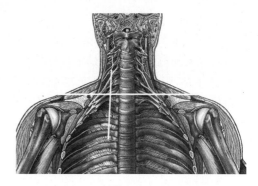

图 6-1-11

■ 注意事项

准确定位,严格按照规范操作。

■ 适应证

徐动型、痉挛型脑瘫。

■ 禁忌证

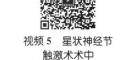

视频 5　星状神经节
触激术术中

颈部有占位性病变,局部感染或皮肤破损,全身感染未控制,有明显出血倾向者。

第二节　躯 干 区

一、脊神经触激术

■ 体位

俯卧位。

■ 定点

金属标志物定点,拍腰椎金属标志物正位 X 线平片。在腰椎正位 X 线平片上等比例测量带有标志线的后正中线至椎板外切迹的横向距离;横标志线距进针刀点的纵向距离,根据在 X 线平片上测量的数据在第 2 腰椎下体表定点。(图 6-2-1～图 6-2-5)

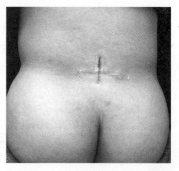

图 6-2-1

■ 施术方法

在定点处针刀垂直皮肤刺入,触及脊神经后患者治疗侧下肢可产生不自主颤动,即刻退出针刀至皮外,压迫针孔 1～3 分钟。观察无渗血、无脑脊液外溢,外敷创可贴。

■ 术后处理

术后低枕平卧休息 3 天。

■ 注意事项

术后必须仰卧位低枕 6 小时。如出现低颅压症则按照低颅压症处理原则进行积极治疗。

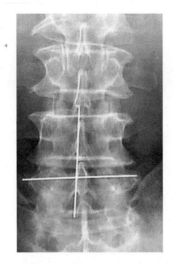

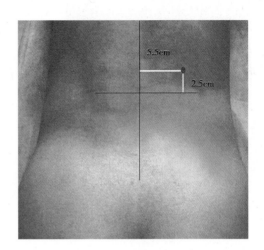

图 6-2-2　　　　　　　　　　　　　图 6-2-3

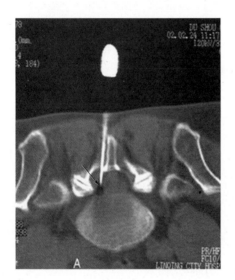

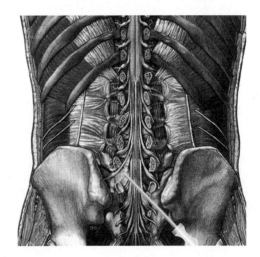

图 6-2-4　　　　　　　　　　　　　图 6-2-5

■ 适应证

混合型脑瘫重症。

■ 禁忌证

局部感染或皮肤破损,全身感染未控制,有明显出血倾向者。

二、腰大肌肌间沟神经触激术

■ 体位

俯卧位。

■ 定位

两髂嵴连线与背正中线交点下 3cm,外 4～5cm 处;或采用 X 线平片标志物体表定位
(图 6-2-6,图 6-2-7)。

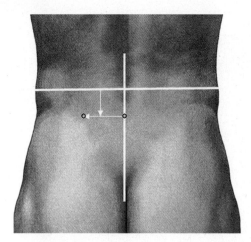
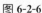

图 6-2-6

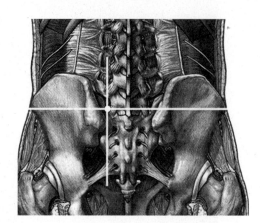

图 6-2-7

■ 施术方法

用 3 号针刀,经定点处垂直皮肤刺入,深达 L_5 横突骨面,然后稍退针刀向尾侧倾斜,使针刀滑过 L_5 横突上缘有明显落空感时说明针刀已进入腰大肌间隙。固定针刀深度进行纵向、横向摆动针刀以加强触激,以患者最大耐受为度。

■ 术后处理

平卧休息 3 天。

■ 注意事项

勿伤及血管和神经,操作熟练,手法轻柔。

■ 适应证

痉挛性脑瘫、下肢无力、膝反张、SPR 术后遗症。

■ 禁忌证

局部感染或皮肤破损,全身感染未控制,有明显出血倾向者。

三、腰大肌滑囊刺激切割松解术

■ 体位

仰卧位。

■ 定点

股动脉搏动外侧下方 5cm(图 6-2-8)。

■ 施术方法

用 2 号针刀,在定点处向内上方倾斜 45°角刺入,深达股骨颈。针刀刺入在缝匠肌内侧紧贴股神经,故在针刀刺入时,可触及股神经而出现放射性酸麻,此时应微调进针刀方向,达股骨颈后行切割松解(图 6-2-9)。

■ 术后处理

平卧休息 3 天。

■ 注意事项

勿伤及血管和神经,操作熟练,手法轻柔。

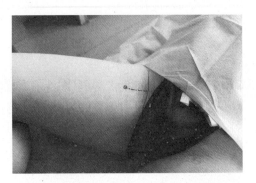

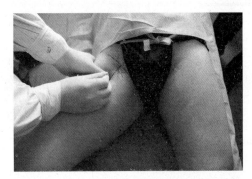

图 6-2-8　　　　　　　　　　　　图 6-2-9

■ 适应证

混合型脑瘫。

■ 禁忌证

局部感染或皮肤破损,全身感染未控制,有明显出血倾向者。

第三节　上　肢　区

一、臂丛神经触激术

臂丛神经触激术分为 5 种术式,其注意事项、适应证、禁忌证相同。

■ 喙突下臂丛神经触激术

□ 体位　仰卧位,头偏向对侧,患侧肢外展 45°。

□ 定位　锁骨中、外 1/3 交点下方 1.5～2.0cm 深按可触及喙突尖端(图 6-3-1)。

□ 施术方法　在定点处针刀垂直皮肤刺入,然后稍向外侧倾斜,突破胸大肌、胸小肌两次阻力感消失后可产生反射,固定针刀深度,纵向横向摆动针刀,以加强触激(图6-3-2)。

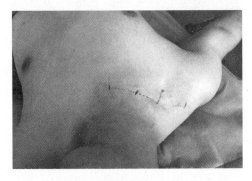

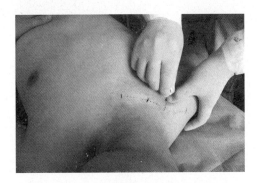

图 6-3-1　　　　　　　　　　　　图 6-3-2

□ 术后处理　平卧休息 3 天。

□ 注意事项　针刀不可向内侧偏斜,以免损伤胸膜。

□ 适应证　脑瘫上肢痉挛为主。

□ 禁忌证　局部感染或皮肤破损、全身感染未控制、有明显出血倾向者。

■ 锁骨上臂丛神经触激术

□ 体位　仰卧位，头偏向对侧，尽量将锁骨和肩部压低，手臂尽量下垂。

□ 定点　在锁骨中点上约1.5cm处，在肌间沟最低处，动脉搏动的外侧（图6-3-3）。

□ 施术方法　针刀垂直皮肤刺入约3cm，待产生反射后，固定针刀深度或针刀深达第1肋骨面后再摆动针刀加强触激。注意进针不可过深，以免损伤胸膜及肺尖（图6-3-4）。

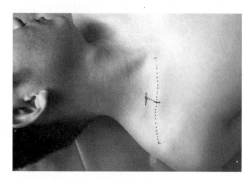

图 6-3-3

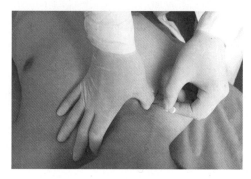

图 6-3-4

■ 锁骨下臂丛神经触激术

□ 体位　患者仰卧，头偏向对侧，患臂外展90°并旋后。

□ 定点　锁骨中点下2.5cm处为进针刀点（图6-3-5）。

□ 施术方法　皮肤常规消毒，左手拇指于定点处下压、紧抠皮肤，右手紧贴左手拇指指甲于皮肤呈45°向外、下、后刺入达第2肋骨上缘，稍退针刀待患臂肘下出现酸胀、麻木感后固定针刀深度小幅度纵向、横向摆动针刀，加强触激，以患者耐受为度（图6-3-6）。

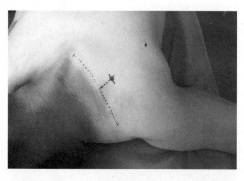

图 6-3-5

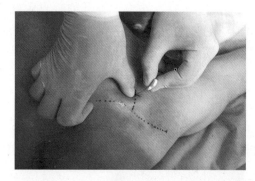

图 6-3-6

■ 斜角肌间沟臂丛神经触激手术入路

□ 体位　患者去枕平卧，头偏向对侧，上肢紧贴身体旁，手尽量下垂，显露患侧颈部。

□ 定位　首先确定肌间沟。在胸锁乳突肌锁骨头的后缘为前斜角肌，其后为中斜角肌，两者之间为斜角肌间隙，用示指沿肌间隙向下触摸，在锁骨上窝触到锁骨下动脉搏动后用力按压，患者出现手臂酸胀、麻木感，即为肌间沟；从环状软骨向后做一水平线与肌间沟的交点为进针刀点。或定位肌间沟后在锁骨上1.5～2.5cm相当于C_7水平定为进针刀点（图6-3-7）。

　　□ 施术方法　颈部皮肤常规消毒，左手拇指在进针刀点用力下压（将锁骨下动脉置于拇指后）至骨面，右手持 4 号针刀紧贴左拇指指甲，垂直刺入达颈椎横突，进针刀深度 1.5～2.0cm。进针刀方向应与横突上沟的底面垂直，刀口线应与血管走行平行，向尾侧、后侧和内侧 45°，患者出现手臂酸胀、麻木感后，固定针刀深度，摆动针刀加强触激，以患者耐受为度（图 6-3-8）。

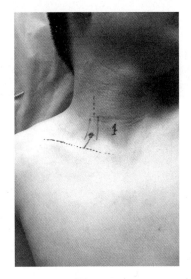

图 6-3-7

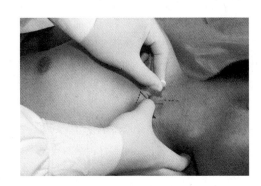

图 6-3-8

■ 腋路臂丛神经触激手术入路

　　□ 体位　仰卧位，头偏向对侧，患侧上肢外展 90°，肘屈曲，前臂外旋，手臂贴床枕于头下。

　　□ 定点　先在腋横纹处触摸到腋动脉搏动最强点作标记，其两侧作为进针刀点（图 6-3-9）。

　　□ 施术方法　在动脉搏动最强点外侧（或内侧），垂直刺入皮肤进针刀，突破腋动脉鞘时，可有一落空感，并可见针刀随动脉搏动而摆动，固定针刀深度小幅度摆动针刀体，以加强触激。注意一定要按照加压分离法进针刀，以免损伤腋动脉。术后按压针孔 3～5 分钟（图 6-3-10）。

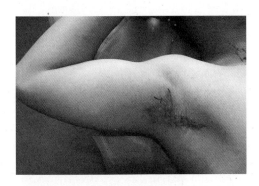

图 6-3-9

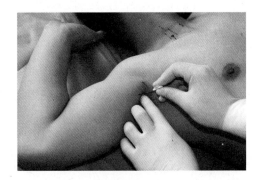

图 6-3-10

二、肘部尺神经触激术

■ 体位

患者仰卧,肘关节屈曲 90°。

■ 定位

肱骨内上髁与尺骨鹰嘴之间的尺神经沟为进针刀点(图 6-3-11)。

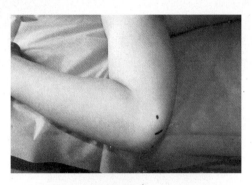

图 6-3-11

■ 施术方法

左手拇指在定点处用力下压分离神经及血管置拇指下,右手持 4 号针刀垂直皮肤刺入尺神经沟内,刀口线应与神经、血管走行平行,进针刀深度在 1.5~2.0cm,出现向手掌尺侧放射的酸、麻、胀感后小幅度纵向、横向摆动针刀加强触激,以患者耐受为度。

■ 术后处理

平卧休息 3 天。

■ 注意事项

勿伤及血管和神经,操作熟练,手法轻柔。

■ 适应证

脑瘫、肘部畸形。

■ 禁忌证

局部感染或皮肤破损,全身感染未控制,有明显出血倾向者。

三、肘部桡神经触激术

■ 定位

肱骨内、外上髁的连线与肱二头肌肌腱外侧缘交点外侧 1cm 为进针刀点(图 6-3-12)。

■ 施术方法

左手拇指在定点部位用力下压以分离神经及血管置拇指后,右手持 4 号针刀紧贴左拇指指甲垂直刺入,刀口线应与血管走行平行,进针刀深度达骨面,出现拇指或示指背面的酸、麻、胀感后小幅度纵向、横向摆动针刀加强触激,以患者耐受为度。

■ 术后处理

平卧休息 3 天。

■ 注意事项

勿伤及血管和神经,操作熟练,手法轻柔。

■ 适应证

脑瘫、肘部畸形。

■ 禁忌证

局部感染或皮肤破损,全身感染未控制,有明显出

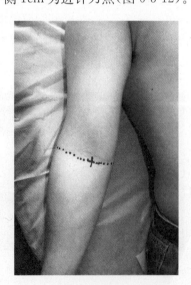

图 6-3-12

血倾向者。

四、前臂正中神经触激术

■ 体位

仰卧位。

■ 定位

肘屈曲、旋后,腕部放松,旋前圆肌处肱动脉内侧为进针刀点。

■ 施术方法

用 3 号针刀在肘横纹处肱动脉内侧向内向头侧刺入达骨面,出现酸、胀后纵、横向摆动针刀加强触激。

■ 术后处理

平卧休息 3 天。

■ 注意事项

勿伤及肱动脉。

■ 适应证

脑瘫、前臂旋前畸形。

■ 禁忌证

局部感染或皮肤破损,全身感染未控制,有明显出血倾向者。

五、腕部正中神经触激术

■ 体位

患者仰卧,前臂外展,掌心向上。

■ 定点

在桡骨茎突水平,腕横纹附近桡侧腕屈肌与掌长肌之间定为进针刀点。

■ 施术方法

左手拇指在定点部位用力下压以分离神经及血管置拇指后,右手持 4 号针刀紧贴左拇指指甲垂直刺入,刀口线应与血管走行平行,进针刀深度 1.5～2.0cm,出现向手掌桡侧放射的酸、麻、胀感后小幅度纵向、横向摆动针刀加强触激,以患者耐受为度。

■ 术后处理

平卧休息 3 天。

■ 注意事项

勿伤及血管和神经,操作熟练,手法轻柔。

■ 适应证

脑瘫、腕部畸形。

■ 禁忌证

局部感染或皮肤破损,全身感染未控制,有明显出血倾向者。

六、上臂桡神经触激术

■ 体位

患者坐位,施术侧手臂自然下垂。

■ 定位

在上臂中、下 1/3 交界处的外侧面,一般距肱骨外上髁 8～9cm 定为进针刀点。

■ 施术方法

左手拇指在定点部位用力下压以分离神经及血管置拇指后,右手持 4 号针刀紧贴左拇指指甲垂直刺入,刀口线应与血管走行平行,进针刀深度达肱骨,出现拇指或示指背面的酸、麻、胀感后小幅度纵向、横向摆动针刀加强触激,以患者耐受为度。

■ 术后处理

平卧休息 3 天。

■ 注意事项

勿伤及血管和神经,操作熟练,手法轻柔。

■ 适应证

脑瘫、肘部畸形。

■ 禁忌证

局部感染或皮肤破损,全身感染未控制,有明显出血倾向者。

七、腕部桡神经触激术

■ 体位

手置于不旋转的中间位,拇指外展,显露鼻烟窝。

■ 定位

在拇长伸肌和拇短伸肌之间定位进针刀点(图 6-3-13)。

■ 施术方法

左手拇指在定点部位用力下压以分离神经及血管置拇指后,右手持 4 号针刀紧贴左拇指指甲垂直刺入,刀口线与血管走行平行,进针刀深度达桡骨茎突,出现拇指或示指背面的酸、麻、胀感后小幅度纵向、横向摆动针刀加强触激,以患者耐受为度。

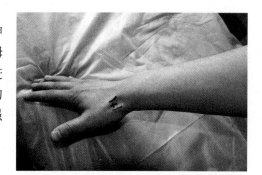

图 6-3-13

■ 术后处理

平卧休息 3 天。

■ 注意事项

勿伤及血管和神经,操作熟练,手法轻柔。

■ 适应证

痉挛型、徐动型脑瘫。

■ 禁忌证

局部感染或皮肤破损,全身感染未控制,有明显出血倾向者。

八、肩锁关节刺激术

■ 体位

仰卧位前臂中立位转向背后。

■ 定位

①肩峰最高处向内 2.5cm 定为进针刀点；②肩峰中点下 2.5cm 处为进针刀点。

■ 施术方法

左手拇指在定点处用力下压抵骨面，右手持 4 号针刀紧贴左拇指指甲，垂直皮肤进针刀，一并切开挛缩的关节囊达关节腔行关节腔内刺激并小幅度摆动针刀加强刺激，以患者耐受为度。

■ 术后处理

平卧休息 3 天。

■ 注意事项

针刀不可向内侧偏斜，以免损伤胸膜。

■ 适应证

脑瘫肩关节痉挛或挛缩。

■ 禁忌证

局部感染或皮肤破损，全身感染未控制，有明显出血倾向者。

九、肱骨外上髁松解术

■ 体位

仰卧位。

■ 定位

屈肘，腕部放松，前臂中立位，肱骨外上髁压痛点处。

■ 施术方法

用 4 号针刀垂直刺入达骨面，在骨膜与肌腱附着处切割、松解。

■ 术后处理

平卧休息 3 天。

■ 注意事项

勿伤及血管和神经，操作熟练，手法轻柔。

■ 适应证

痉挛性脑瘫肘关节屈曲畸形。

■ 禁忌证

局部感染或皮肤破损，全身感染未控制，有明显出血倾向者。

十、肘关节松解术

■ 体位

仰卧位。

■ 定位

屈肘，前臂呈中立位并确认桡骨头，以桡骨头上方为进针刀点。

■ 施术方法

左手拇指在定点处用力下压抵骨面，右手持 4 号针刀紧贴左拇指指甲垂直皮肤刺入，在肱骨与桡骨之间切割、松解关节囊。

■ 术后处理

平卧休息 3 天。

■ 注意事项

操作轻柔。

■ 适应证

脑瘫肘关节强直症。

■ 禁忌证

局部感染或皮肤破损,全身感染未控制,有明显出血倾向者。

十一、旋前圆肌起点松解术

■ 体位

仰卧位。

■ 定点

肱骨内上髁。

■ 施术方法

用 4 号针刀在肱骨内上髁处切断旋前圆肌的起点(图 6-3-14,图 6-3-15)。如肘关节持续屈曲可切割松解挛缩的肱肌筋膜,术毕退出针刀压迫止血。然后用管型石膏托维持前臂旋后、腕关节和手中立位,时间 3 周。去除石膏后换背伸位手夹板固定 3 个月。

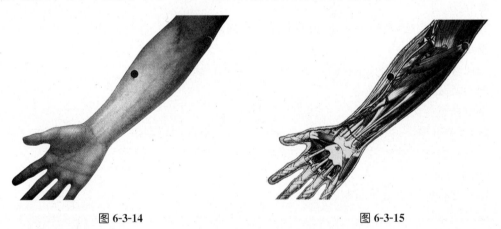

图 6-3-14　　　　　　　　　　　　　图 6-3-15

■ 术后处理

平卧休息 3 天。

■ 注意事项

注意保护正中神经。操作熟练,手法轻柔。

■ 适应证

痉挛性脑瘫前臂旋前畸形。

■ 禁忌证

局部感染或皮肤破损,全身感染未控制,有明显出血倾向者。

十二、旋前圆肌止点切割松解术

■ 体位

仰卧位。

■ 定点

桡骨外侧面中部旋前圆肌止点。

■ 施术方法

用 4 号针刀,在定点处刺入切割剥离旋前圆肌的止点(图 6-3-14,图 6-3-15)。切割松解旋前圆肌肌腱,退出针刀压迫止血。术后用管型石膏维持肘关节屈曲 45°、前臂旋后 60°,时间 4 周,拆除石膏后夜间使用旋后位夹板 5 个月。

■ 术后处理

平卧休息 3 天。

■ 注意事项

勿伤及血管和神经,操作熟练,手法轻柔。

■ 适应证

痉挛性脑瘫前臂旋前挛缩。

■ 禁忌证

局部感染或皮肤破损,全身感染未控制,明显出血倾向者。

十三、桡肱滑囊松解术

■ 体位

仰卧位。

■ 定位

伸肘,旋后,腕部放松,肱动脉外侧为进针刀点。

■ 施术方法

用 3 号针刀在肘横纹处肱动脉外侧向内向头侧刺入达骨面,出现酸、胀后纵、横向摆动针刀加强刺激。

■ 术后处理

平卧休息 3 天。

■ 注意事项

勿伤及血管和神经,操作熟练,手法轻柔。

■ 适应证

痉挛性脑瘫前臂旋前挛缩。

■ 禁忌证

局部感染或皮肤破损,全身感染未控制,有明显出血倾向者。

十四、腕管切割松解术

■ 体位

仰卧位,臂内旋,肘微屈、腕关节放置在软枕上。

■ 定点

让患者用力握拳抗阻力屈腕,在掌侧呈现 3 条纵行隆起,其中间为掌长肌腱,桡侧为桡侧腕屈肌腱,尺侧为尺侧腕屈肌腱。

共 4 点:

第 1 点:尺侧腕屈肌腱内侧缘,腕横纹远侧。

第 2 点:沿尺侧腕屈肌腱内侧缘第 1 点处向远端移 2.5cm。

第 3 点:桡侧腕屈肌腱内侧缘,腕横纹远侧。

第 4 点:沿桡侧腕屈肌腱内侧缘第 3 点处向远侧移 2.5cm。

■ 施术方法

在上 4 点平行肌腱走向,分别刺入达皮下,切剥腕屈肌腱、腕横韧带。

■ 术后处理

平卧休息 3 天。

■ 注意事项

操作熟练,手法轻柔。进针刀必须沿左拇指或示指按压处加压分离后刺入,以免损伤动脉和神经。

■ 适应证

脑瘫屈肌腱功能障碍,腕关节僵硬。

■ 禁忌证

局部感染或皮肤破损,全身感染未控制,明显出血倾向者。

十五、尺侧腕屈肌腱切割松解术

属前臂浅层肌,起自前臂深筋膜,止于豌豆骨,有屈腕、内收腕的作用。

■ 体位

仰卧位。

■ 定点

豌豆骨。

■ 施术方法

用 4 号针刀在定点刺入,切割尺侧腕屈肌及其肌腱,感觉针刀下松动同时紧张力解除,退出针刀压迫止血。

■ 术后处理

平卧休息 3 天。

■ 注意事项

勿伤及血管和神经,操作熟练,手法轻柔。

■ 适应证

痉挛性脑瘫手指或腕关节不能伸展。

■ 禁忌证

局部感染或皮肤破损,全身感染未控制,有明显出血倾向者。

十六、桡侧腕屈肌腱切割松解术

■ 体位

仰卧位,臂内旋,手掌垫高使肘微屈。

■ 定点

桡骨茎突近端内侧。

■ 施术方法

用 4 号针刀,在定点处垂直刺入,切割挛缩或紧张的桡侧腕屈肌腱,并向近侧沿纵轴切割直至张力解除,退出针刀压迫止血。然后用掌侧短臂夹板保持腕关节中立位时间 4 周,拆除夹板后做腕关节功能训练。

■ 术后处理

平卧休息 3 天。

■ 注意事项

勿伤及血管和神经,操作熟练,手法轻柔。

■ 适应证

痉挛性脑瘫腕关节和手指屈曲畸形。

■ 禁忌证

局部感染或皮肤破损,全身感染未控制,有明显出血倾向者。

十七、桡骨茎突腱鞘内切割、松解术

■ 体位

仰卧位。

■ 定位

臂内旋,手腕尺侧垫高使肌腱松弛,以桡骨茎突为进针刀点。

■ 施术方法

用 4 号针刀呈 45°刺入达腱鞘内切割、松解增厚或狭窄的腱鞘。

■ 术后处理

平卧休息 3 天。

■ 注意事项

勿伤及血管和神经,操作熟练,手法轻柔。

■ 适应证

痉挛性脑瘫爪形手畸形。

■ 禁忌证

局部感染或皮肤破损,全身感染未控制,有明显出血倾向者。

十八、拇长屈肌腱鞘内切割、松解术

■ 体位

仰卧位。

■ 定位

臂内旋,手背垫高,拇指掌指关节处为进针刀点(图6-3-16,图6-3-17)。

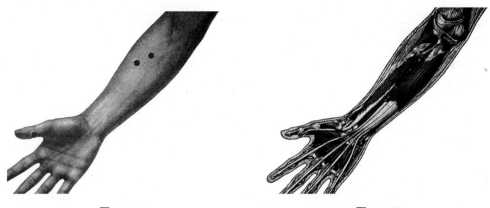

图6-3-16　　　　　　　　　　　　　　　图6-3-17

■ 施术方法
用4号针刀呈45°刺入达腱鞘内切割、松解增厚或狭窄的腱鞘。
■ 注意事项
手法轻柔。
■ 适应证
痉挛性脑瘫拇指掌心畸形。
■ 禁忌证
局部感染或皮肤破损,全身感染未控制,有明显出血倾向者。

十九、拇指伸肌腱鞘内切割术

■ 体位
仰卧位或者坐位。
■ 定位
拇指远节指骨底。
■ 施术方法
用4号针刀呈45°刺入拇指伸肌腱鞘内切割,手下有松动感时出刀。如患儿超过5岁,增加内收拇指屈肌切割松解术。
■ 术后处理
平卧休息3天。
■ 注意事项
熟悉解剖部位,掌握适度原则。
■ 适应证
脑瘫拇指内收畸形。
■ 禁忌证
局部感染或皮肤破损,全身感染未控制,有明显出血倾向。

第四节　下　肢　区

一、腹股沟血管旁腰丛神经触激术

■ **体位**

仰卧位。

■ **定点**

腹股沟韧带下方股动脉外侧 1cm 处定针刀点（图 6-4-1）。

■ **施术方法**

用 2 号针刀在定点处向头侧倾斜，沿股动脉搏动处外侧并与股动脉平行，针刀与皮肤呈 30°刺入，穿透筋膜鞘的突破感后，探索进针刀至出现酸、麻、胀感，固定针刀深度并纵、横向摆动针刀加强触激，出现异感后退出针刀至皮外，创可贴外敷（图 6-4-2）。

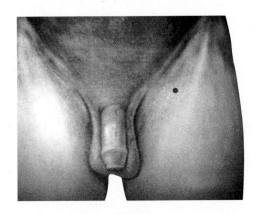

图 6-4-1

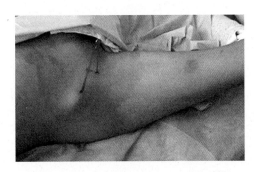

图 6-4-2

■ **术后处理**

平卧休息 3 天。

■ **注意事项**

勿伤及血管和神经，操作熟练，手法轻柔。

■ **适应证**

痉挛性脑瘫。

■ **禁忌证**

局部感染或皮肤破损，全身感染未控制，有明显出血倾向者。

二、坐骨神经触激术

■ **坐骨神经触激术术式 1**

□ **体位**　健侧卧位。健侧腿伸直，患肢向前屈曲至脚跟能放置在健侧膝部。

□ **定位**　髂后上嵴与大转子连线中点向下 3cm 为进针刀点。

□ 施术方法　用1号或2号针刀在定点处垂直刺入达坐骨切迹,出现酸、麻、胀放射感后固定针刀深度并纵、横向摆动针刀加强触激。

■ 坐骨神经触激术术式2

□ 体位　仰卧位。大腿伸直。

□ 定位　股骨大转子最突出处下3cm为进针刀点。

□ 方法　用2号针刀在定点处垂直皮肤刺入深达股骨后外侧缘,然后向后调整进针刀方向,继续深入至出现酸、麻、胀放射感后固定针刀深度并纵、横向摆动针刀加强触激。

■ 坐骨神经触激术术式3

□ 体位　俯卧位。

□ 定位　腘窝上7cm股二头肌内侧缘处为进针刀点。

□ 方法　用2号针刀垂直皮肤刺入,深度达骨面出现酸、麻、胀放射感后固定针刀深度并纵、横向摆动针刀加强触激。

■ 术后处理

平卧休息3天。

■ 注意事项

勿伤及血管和神经,操作熟练,手法轻柔。

■ 适应证

痉挛性脑瘫。

■ 禁忌证

局部感染或皮肤破损,全身感染未控制,有明显出血倾向者。

三、股神经触激术

■ 体位

仰卧位。

■ 定点

髂前上嵴与耻骨结节连线中点下1cm。

■ 施术方法

左手拇指在定点处下压,右手持3号针刀沿左拇指指甲垂直刺入,刀口线与股动脉平行,当穿透阔筋膜和髂腰筋膜时有两次落空感,当出现酸麻胀并沿股神经分布区域传导(膝关节及小腿内侧)后固定针刀深度,横向摆动针刀以加强触激,以病人最大耐受为度。

■ 术后处理

平卧休息3天。

■ 注意事项

勿伤及血管和神经,操作熟练,手法轻柔。

■ 适应证

痉挛性脑瘫内收肌痉挛、挛缩。

■ 禁忌证

局部感染或皮肤破损,全身感染未控制,有明显出血倾向者。

四、闭孔神经触激术

■ 体位

仰卧位,大腿稍外展。

■ 定点

耻骨结节内、下各 1~2cm。

■ 施术方法

3 号针刀,定点处向内侧刺入达耻骨支,调整进针刀方向,向头侧约 45°角进针刀达闭孔管上部骨质,然后再向外后调整方向,刺入闭孔管约 2~3cm,待产生反射后,固定针刀深度进行纵向、横向摆动针刀以加强触激。

■ 术后处理

平卧休息 3 天。

■ 注意事项

勿伤及血管和神经,操作熟练,手法轻柔。

■ 适应证

痉挛性脑瘫,内收肌痉挛或挛缩。

■ 禁忌证

局部感染或皮肤破损,全身感染未控制,有明显出血倾向者。

五、腓总神经触激术

■ 腘窝内针刀触激术

□ 体位　俯卧位。

□ 定点　腘窝上方,股二头肌后内缘的内侧为进针刀点。

□ 施术方法　用 3 号针刀垂直皮肤刺入,深度至出现放射样异感,固定针刀深度进行纵向、横向摆动针刀以加强触激。

■ 腓骨头处针刀触激术

□ 体位　仰卧位。

□ 定点　腓骨头下方凹陷部(腓骨头下方 1.0~1.5cm)。

□ 施术方法　左手拇指指腹触压该神经,用 4 号针刀从定点处沿左拇指指甲刺入,出现放射样异感进行纵向、横向摆动针刀以加强触激。

■ 术后处理

平卧休息 3 天。

■ 注意事项

勿伤及血管和神经,操作熟练,手法轻柔。

■ 适应证

痉挛性脑瘫,足畸形。

■ 禁忌证

局部感染或皮肤破损,全身感染未控制,有明显出血倾向者。

六、梨状肌刺激切割松解术

■ 体位

健侧卧位,下肢伸直,患肢屈曲。

■ 定点

大转子上缘与髂后上嵴连线中点。

■ 施术方法

用 2 号或 1 号针刀,在梨状肌下缘坐骨神经处触激松解,出现异常感觉后,固定针刀深度,摆动针刀加强触激。

■ 术后处理

平卧休息 3 天。

■ 注意事项

勿伤及血管和神经,操作熟练,手法轻柔。

■ 适应证

痉挛性脑瘫。

■ 禁忌证

局部感染或皮肤破损,全身感染未控制,有明显出血倾向者。

七、大粗隆滑囊刺激松解术

■ 体位

健侧卧位。

■ 定点

大粗隆中点。

■ 施术方法

用 3 号针刀,在定点处垂直皮肤刺入深达大粗隆,至刀下松动感,摆动针刀加强刺激,术毕退出针刀,压迫止血。

■ 术后处理

平卧休息 3 天。

■ 注意事项

勿伤及血管和神经,操作熟练,手法轻柔。

■ 适应证

痉挛性脑瘫。

■ 禁忌证

局部感染或皮肤破损,全身感染未控制,有明显出血倾向者。

八、股内收肌肌腱切割松解术

■ 体位

仰卧位,患肢外展、外旋。

■ 定点

耻骨联合外 3～4cm 耻骨上方。

■ 施术方法

用 3 号针刀，垂直皮肤刺入，深达骨面刺激切割，针刀有松动感，退出针刀，压迫止血。

■ 注意事项

勿伤及血管和神经，操作熟练，手法轻柔。

■ 术后处理

平卧休息 3 天。

■ 适应证

脑瘫内收肌挛缩畸形。

■ 禁忌证

局部感染或皮肤破损，全身感染未控制，明显出血倾向者。

■ 单纯长收肌肌腱起点切割术

□ 体位　仰卧位，患肢屈髋屈膝，助力外展。

□ 定位　长收肌肌腱表面（耻骨起点）。

□ 施术方法　据病情选择性切断部分长收肌肌腱。

□ 术后处理　平卧休息 3 天。

□ 注意事项　勿伤及血管和神经，操作熟练，手法轻柔。

□ 适应证　脑瘫股内收肌挛缩（剪刀步）畸形。

□ 禁忌证　局部感染或皮肤破损，全身感染未控制，有明显出血倾向者。

■ 单纯大收肌起点切割松解术

□ 体位　仰卧位，患肢屈髋屈膝，助力外展。

□ 定位　大收肌起点，坐骨结节（图 6-4-3～图 6-4-5）。

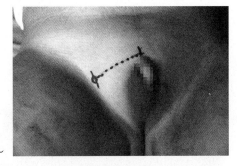

图 6-4-3

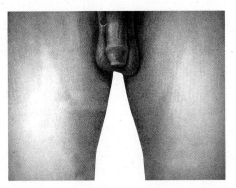

图 6-4-4

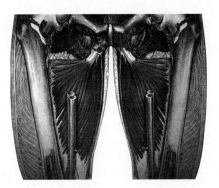

图 6-4-5

□ 施术方法　坐骨结节附着点切割松解。

■ 单纯大收肌止点切割松解术

□ 大收肌止点在股骨粗线和内上髁的收肌结节。作用：内收、外旋髋关节。

□ 定点　内上髁收肌结节（图6-4-6）。

□ 施术方法　针刀在收肌结节处切割松解（图6-4-7）。

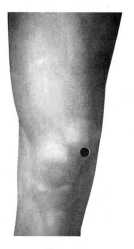

图 6-4-6

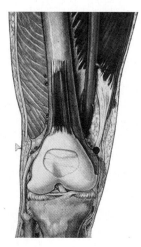

图 6-4-7

■ 单纯股薄肌近侧切割松解术

□ 股薄肌近端，体表定位（图6-4-8）。

□ 施术方法　针刀到达股薄肌近端起点切割松解（图6-4-9）。

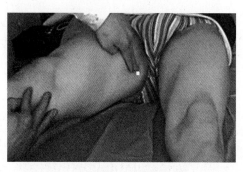

图 6-4-8

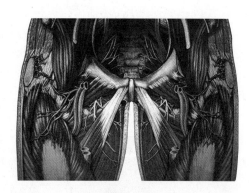

图 6-4-9

■ 单纯股薄肌远端切割松解术

□ 骨性标志为胫骨近端内侧缘半腱肌上方和缝匠肌下方为该肌腱。

□ 体表定位（图6-4-10）。

□ 定位　胫骨近端内侧缘（图6-4-11）。

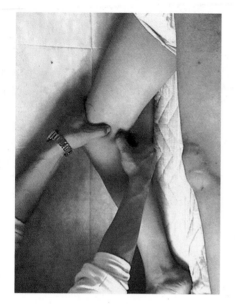

图 6-4-10

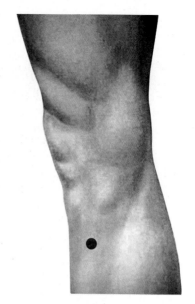

图 6-4-11

□ 施术方法　针刀到达股薄肌远端止点(图 6-4-12)。

■ 长收肌切割松解术

屈髋、屈膝,下肢外展对抗大腿内收,在大腿内侧可触及该肌收缩。

□ 长收肌起点　耻骨支、坐骨支前面;止点:股骨粗线。

□ 体表定位方法(图 6-4-13)。

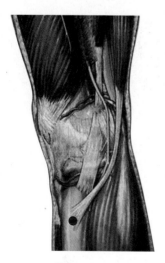

图 6-4-12

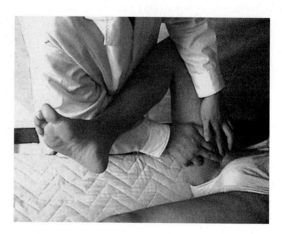

图 6-4-13

□ 定点　耻骨支、股骨粗线(图 6-4-14)。

□ 施术方法　针刀在耻骨支及股骨粗线处切割(图 6-4-15)。

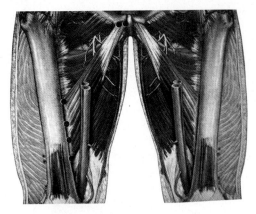

图 6-4-14

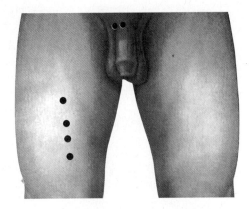

图 6-4-15

九、缝匠肌近端切割松解术

■ 定点　髂前上棘(图 6-4-16)。
■ 施术方法　在髂前上棘处切割、松解挛缩的缝匠肌起点(图 6-4-17)。
■ 适应证　髋屈曲挛缩畸形。

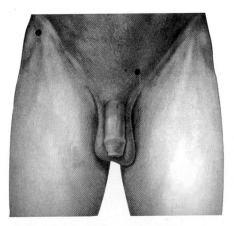

图 6-4-16

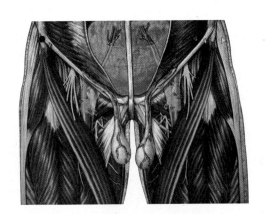

图 6-4-17

十、缝匠肌远端切割松解术

■ 定点　膝关节稍屈,髋稍外旋,在膝关节内侧面上可见该肌腱。
■ 缝匠肌止点　胫骨近端内侧面。
■ 体表定位(图 6-4-18)。
■ 定点　胫骨近端内侧面(图 6-4-19)。
■ 施术方法　针刀在定点处切割松解(图 6-4-20)。

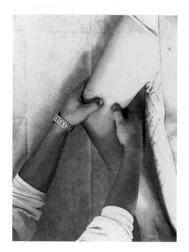
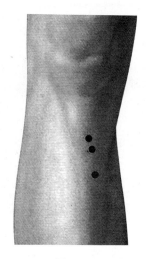
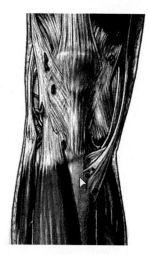

图 6-4-18　　　　　　　图 6-4-19　　　　　　　图 6-4-20

十一、股四头肌切割松解术

■ 体位　仰卧位,患膝关节伸展。

■ 定位　髂前上棘向下到股四头肌止点髌腱处。

■ 施术方法　分别对股四头肌起点及止点处进行切割松解。

■ 术后处理　平卧休息3天。

■ 注意事项　勿伤及血管和神经,操作熟练,手法轻柔。

■ 适应证　脑瘫膝关节伸直位畸形(膝关节伸直挛缩,屈曲困难)。

■ 股直肌起点切割松解术

□ 体位　仰卧位,略垫高臀部。

□ 体表定位　髂前下棘(图6-4-21)。

□ 定点　髂前下棘(图6-4-22)。

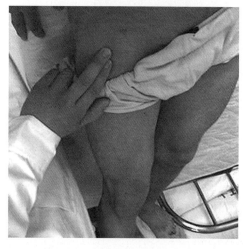
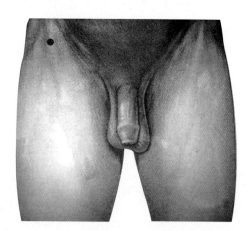

图 6-4-21　　　　　　　　　　　　图 6-4-22

□ 施术方法　确定股直肌头后在髂前下棘处切割松解(图 6-4-23)。

□ 术后处理　平卧休息 3 天。

□ 注意事项　勿伤及血管和神经,操作熟练,手法轻柔。

□ 适应证　脑瘫髋屈曲畸形。

□ 禁忌证　局部感染或皮肤破损,全身感染未控制,有明显出血倾向者。

■ 股直肌止点切割松解术

□ 股直肌、股内侧肌、股外侧肌、股中间肌,4 头向下合并成一总腱,附着于髌骨,并越过髌骨形成髌韧带止于胫骨粗隆。

□ 定点　胫骨粗隆(图 6-4-24)。

□ 施术方法　针刀在胫骨粗隆处切割松解(图 6-4-25)。

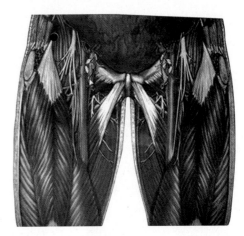

图 6-4-23

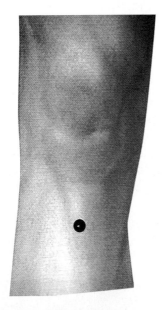

图 6-4-24

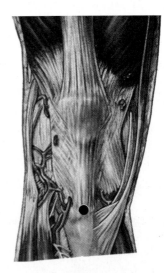

图 6-4-25

□ 注意事项

勿伤及血管和神经,操作熟练,手法轻柔。

□ 适应证

脑瘫股内收肌挛缩(剪刀步)畸形。

□ 禁忌证

局部感染或皮肤破损,全身感染未控制,有明显出血倾向者。

十二、腘绳肌肌腱切割、松解、延长术

■ 体位

俯卧位,患膝关节前垫枕。

■ 定位

坐骨结节处,腓骨头处(图 6-4-26～图 6-4-28)。

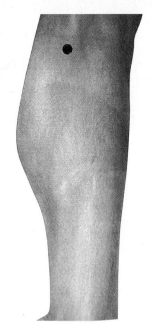

图 6-4-26

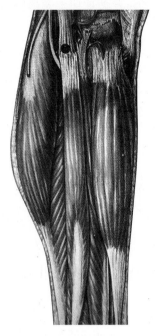

图 6-4-27

■ 施术方法

按住膝关节让病人尽力屈小腿,找到腘绳肌肌腱,分别对腘绳肌肌腱起止点切割、松解、延长,并对膝后侧关节囊切割松解。

■ 术后处理

平卧休息 3 天。

■ 注意事项

勿伤及血管和神经,操作熟练,手法轻柔。

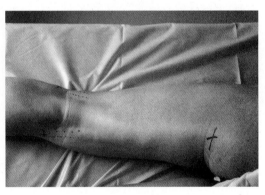

图 6-4-28

■ 适应证

脑瘫膝关节屈曲畸形。

■ 禁忌证

局部感染或皮肤破损,全身感染未控制,有明显出血倾向者。

十三、腘肌切割术

■ 体位

俯卧位。

■ 定点　腘窝底压痛或肿胀处(图 6-4-29)。

■ 施术方法

用 3 号针刀与腘窝中线呈 45°角刺入，切开滑囊 2～3 刀，并据证切割剥离腘肌，术毕退出针刀，压迫止血。

■ 术后处理

平卧休息 3 天。

■ 注意事项

勿伤及血管和神经，操作熟练，手法轻柔。

■ 适应证

痉挛性脑瘫，膝关节屈曲畸形。

■ 禁忌证

■ 局部感染或皮肤破损，全身感染未控制，有明显出血倾向者。

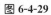

图 6-4-29

十四、膝关节腔松解术、减压术

■ 体位

仰卧位，膝下垫一圆枕使膝关节放松。

■ 定点

髌韧带的内或外侧，或双侧(图 6-4-30)。

■ 施术方法

用 3 号针刀，沿髌骨和股骨髁进针刀达关节腔松解(亦可在股后腘窝中点上刺入松解)。

■ 术后处理

平卧休息 3 天。

■ 注意事项

勿伤及血管和神经，操作熟练，手法轻柔。

■ 适应证

脑瘫膝关节畸形。

■ 禁忌证

局部感染或皮肤破损，全身感染未控制，有明显出血倾向者。

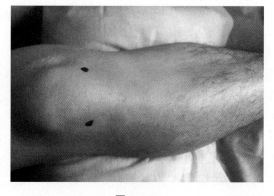

图 6-4-30

十五、踝关节切割松解术

■ 体位

仰卧位，患足中立位。

■ 定点

距骨上方的胫腓关节三角形切迹处。

■ 施术方法

在定位处针刀垂直刺入，穿过皮下组织进关节腔，关节松动后，退出针刀，压迫止血。

■ 术后处理

平卧休息 3 天。

■ 注意事项

勿伤及血管和神经,操作熟练,手法轻柔。

■ 适应证

脑瘫踝关节畸形。

■ 禁忌证

局部感染或皮肤破损,全身感染未控制,有明显出血倾向者。

十六、踝关节周围切割松解术

■ 体位

仰卧位,髋外旋位。

■ 定点

内踝下缘与跟骨内侧前缘,内踝后缘与跟骨内侧后缘各定 1 点。

■ 施术方法

用 4 号针刀切割剥离内踝下缘和后缘处分裂韧带,感觉针刀下松动即可。接着在跟骨前后缘切割松解胫骨后肌、趾长屈肌肌腱。术毕退出针刀,压迫止血。

■ 术后处理

平卧休息 3 天。

■ 注意事项

勿伤及血管和神经,操作熟练,手法轻柔。

■ 适应证

痉挛性脑瘫,踝关节畸形。

■ 禁忌证

局部感染或皮肤破损,全身感染未控制,有明显出血倾向者。

十七、跟腱切割延长术 1

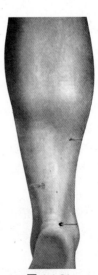

■ 体位

俯卧位,踝关节被动背屈。

■ 定位　跟腱处(图 6-4-31,图 6-4-32)。

■ 施术方法

踝前部搁在小枕垫上,方便手术时能背伸足部。在跟腱上做 3 个切口——远端内侧切口、近端内侧切口、两内侧切口之间外侧切口,上切口在腓肠肌参加到跟腱中去的边缘部位做选择性横行切断(不是在腓肠肌起点部位切断);中切口在跟腱(内翻在内侧、外翻在外侧)边缘选择性横行切断,下切口在跟腱远端止于跟腱附着于跟骨结节处,被延长之跟腱不缝合,手术结束(图 6-4-33)。

■ 术后处理

图 6-4-31

术后休息 12 小时后,在不用暴力的情况下用轻柔手法,使踝关节背屈至功能位,在膝伸直和踝在 90°位,上好管型石膏。对大龄儿童石膏从大腿根一直到趾尖,固定 4～6 周拆除石膏,穿矫正鞋下地活动,进行康复训练。

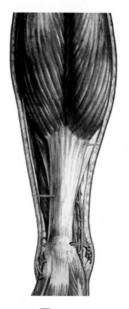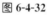

图 6-4-32

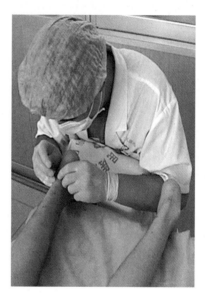

图 6-4-33

■ 注意事项

勿伤及血管和神经,操作熟练,手法轻柔。

■ 适应证

脑瘫尖足畸形。

■ 禁忌证

局部感染或皮肤破损,全身感染未控制,有明显出血倾向者。

十八、跟腱切割延长术 2

■ 体位

俯卧位,踝关节被动背屈。

■ 定位

跟骨结节下 1.5cm,踝后关节囊。

■ 施术方法

横行切开,并将其内、外侧前方的三角韧带后部的胫跟韧带和跟腓韧带的后部切断。强屈踝关节,同时下压跟骨结节使后关节囊充分分离,切割踝后、跟距关节囊(图 6-4-34,图 6-4-35)。

■ 术后处理

在不用暴力的情况下用轻柔手法,使膝伸直和踝关节背屈至功能位,上管型石膏固定,4～6 周拆除石膏,穿矫正鞋下地活动,进行康复训练。

■ 注意事项

勿伤及血管和神经,操作熟练,手法轻柔。

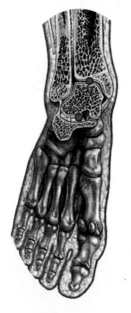

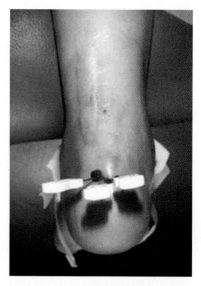

图 6-4-34　　　　　　　　　　　图 6-4-35

■ 适应证

严重尖足畸形。

■ 禁忌证

局部感染或皮肤破损,全身感染未控制,有明显出血倾向者。

十九、胫骨后肌肌腱切割延长术

■ 体位

仰卧位,足末端轻度外展。

■ 定位

内侧踝关节正后方(图 6-4-36)。

■ 施术方法

以 4 号针刀在定位处向远端纵行切割剥离 3～5cm,深达肌腱鞘,切割肌腱外侧 1/2,退出针刀,压迫止血。

■ 术后处理

平卧休息 3 天。

■ 注意事项

勿伤及血管和神经,操作熟练,手法轻柔。

■ 适应证

脑瘫马蹄内翻足畸形。

■ 禁忌证

■ 局部感染或皮肤破损,全身感染未控制,有明显出血倾向者。

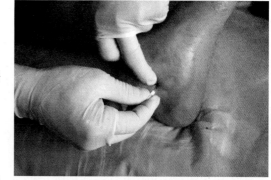

图 6-4-36

二十、腓骨长短肌切割延长术

■ **体位**

仰卧位。

■ **定位**

外踝后上方,外踝下缘(图 6-4-37)。

■ **施术方法**

用 4 号针刀在外踝后上方刺入,达腓骨短肌、肌腱交界处,切断部分腓骨短肌肌腱;在外踝下缘刺入触及腓骨韧带的 V 形分叉处,用 4 号针刀与外踝成 30°角刺入,针刀下的阻力感为肌腱,行切割松解,术毕退出针刀,压迫止血(图 6-4-38,图 6-4-39)。

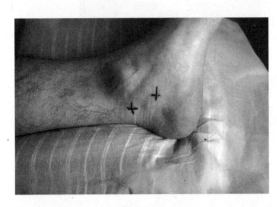

图 6-4-37

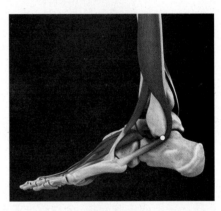

图 6-4-38

■ **术后处理**

平卧休息 3 天。

■ **注意事项**

勿伤及血管和神经,操作熟练,手法轻柔。

■ **适应证**

脑瘫马蹄外翻足畸形。

■ **禁忌证**

局部感染或皮肤破损,全身感染未控制,有明显出血倾向者。

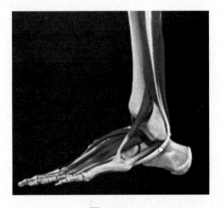

图 6-4-39

二十一、跗收肌切割松解术

■ **体位**

俯卧位,下肢伸直,足踝部略垫高。

■ **定点**

第 1 跗趾关节近节趾骨基底外侧缘(图 6-4-40)。

■ 体表定位

采取体表金属X线定位法(图6-4-41)。

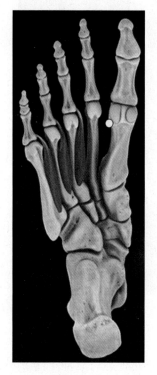 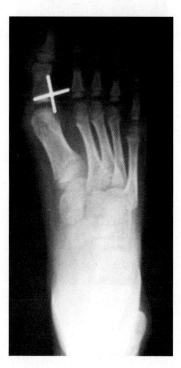

图 6-4-40　　　　　　　　　　　图 6-4-41

□ 方法　在第1跖趾关节背侧贴置金属标志物后拍摄足趾前后位X线片,然后根据金属标志物按同比例确定第1跖趾关节近节趾骨基底外侧缘的体表位置。

□ 图解　测量X线片上金属标志线至趾骨基底外侧缘的距离,依据测量数据,在皮肤所留印迹标志线上进行等同数据体表定位。

□ 应用解剖　姆收肌的斜头起于第2~4跖骨底,腓骨长肌肌腱纤维鞘;横头起于第3~5趾的跖趾足底韧带及其间的跖深横韧带,横头与斜头的肌束一起止于跖关节外侧的籽骨(图6-4-42,图6-4-43)。

■ 施术方法

在跖趾关节内侧缘和收肌的体表定点分别局部麻醉,用4号针刀先松解跖趾关节内侧关节囊,再于收肌体表定点处垂直刺入穿过皮下组织,横向切割松解;姆收肌横头与斜头,以趾内外摆动有松弛感为度,出针后局部敷料包扎。

■ 术后处理

趾功能位固定。

■ 注意事项

准确定位,严格按照规范操作。

■ 适应证

姆外翻畸形。

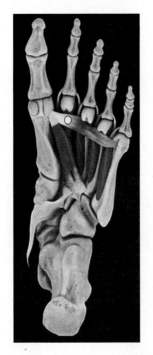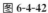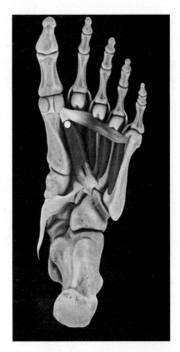

图 6-4-42　　　　　　　　　　　　　　　　　图 6-4-43

■ 关键是病因治疗

□ 脑瘫患者的足外翻多伴踇外翻,治疗首先纠正足外翻畸形,再纠正踇外翻。

□ 类风湿关节炎　关节破坏形成向外半脱位。呈踇外翻畸形。

□ 穿尖头高跟鞋　足趾被挤进狭小三角形区域,踇趾被迫外翻,跖趾关节和远端趾间关节过度伸直。

■ 正常人踇趾也有小于 25°外翻。踇趾长轴与第 1 跖骨长轴形成夹角,外形测量均在 25°之内。踇外翻超过 25°且挤压第 2 趾,第 1 跖骨头内侧髁有踇囊炎并有疼痛,可以诊断踇外翻并进行治疗。

■ 围手术康复训练:在踇趾两侧第 1 趾上套橡皮带做左右相反牵引动作,每天 2 次,每次 5～10 分钟,效果很好。

■ 禁忌证

局部有皮损或有炎症性疾病者。

（任月林　任旭飞）

第七章

脑瘫针刀微创治疗技术的临床应用

第一节 足踝部畸形

一、跗过伸爪状跗畸形

■ 致畸原因

跗长伸肌痉挛、张力过高。

■ 临床表现

跗持续过伸,其他趾呈展开状,检查时巴宾斯基征阳性者,常见这种表现。穿鞋行走足趾前端和第 1 跖骨头疼痛(图 7-1-1)。

■ 治疗方法

跗长伸肌松解术。

■ 重要提示

跗长屈肌(拮抗肌)如伴发痉挛,出现跗屈曲畸形。针刀首先对痉挛肌、跗长伸肌松解后,再做伴发痉挛的跗长屈肌松解。

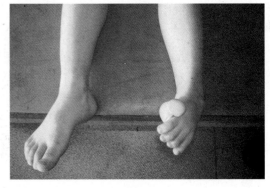

图 7-1-1

二、仰趾足畸形

■ 致畸原因

□ 外科手术时跟腱实施延长过度,或同时做了胫神经切断术后所致。

□ 减少了对抗伸踝肌痉挛的力量而发生仰趾足畸形。

■ 临床表现

站立或行走时,只能用足跟着地,足的前部抬高,跖趾关节极度过伸,趾间关节屈曲,第

1 跖骨头下沉,踝关节始终固定于背屈位,此种足部姿势即为仰趾足(图 7-1-2)。

■ 治疗

胫骨前肌、胫骨后肌、腓肠肌刺激松解术(见第六章第四节)。

三、足外翻畸形

■ 致畸原因

长伸肌与内收肌的痉挛所致,常继发于尖足外翻、跟骨外翻或胫骨向外扭转。足旋前时,趾被动外展,形成外翻,是严重足外翻畸形的合并症。

■ 临床表现

俗称"大脚骨",是一种常见的趾向足的外侧过度倾斜的现象;第 1 趾骨内收的前足畸形,经常伴有其余足趾的畸形。站立察看趾有否向第 2 趾倾斜,多于 15°即指外翻(图 7-1-3)。

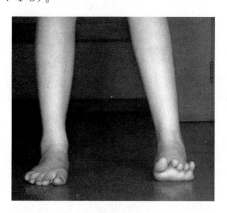

图 7-1-2

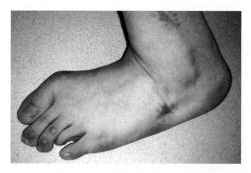

图 7-1-3

■ 治疗

首先矫正尖足外翻、跟骨外翻或胫骨向外扭转。在跖趾关节处,先切割松解蹬收肌,再松解外侧关节囊(见第六章第四节)。

■ 重要提示

定位准确,术后制动。

四、扁平外翻足

■ 致畸原因

☐ 双足长期负重站立,体重增加,长途跋涉过度疲劳,维持足弓肌肉、韧带、关节囊及腱膜等软组织逐渐衰弱,足弓逐渐低平。

☐ 缺乏锻炼,肌萎缩,张力减弱,负重时足弓下陷。

☐ 先天致病因素。

◇ 足副舟骨、足舟骨结节过大,胫骨后肌附着处软弱。

◇ 第 2 跖骨较短,其他跖骨承受重力过多,促使足弓扁平。

◇ 足跗骨间软骨性或纤维性联合,常见有跟距、跟骨及跗骨间等联合均可导致平足症。

■ 临床表现(图 7-1-4)

□ 硬性 足底扁平外翻,无弹性,跟骨外偏,足弓消失,多合并外翻。

□ 软性 足内侧三角韧带松弛,足自胫骨下方正常位向外旋转,造成下肢力线不在第1、2跖骨间而向内侧偏移。甚者仅用第1跖骨内侧和足舟骨负重,内踝突出明显,跟骨和跟腱的轴线向外翻转,跟骨结节上移。

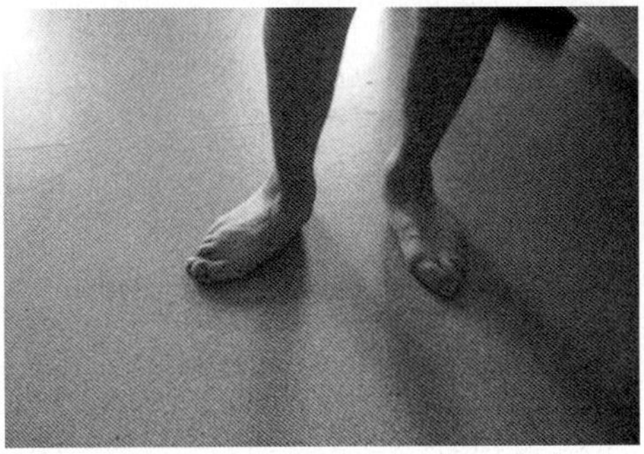

■ 治疗

□ 硬性 腓骨长、短肌切割松解术,跟腱切割松解延长术。

图 7-1-4

□ 软性 跟腱切割松解延长术,跟距关节囊切割松解术。

■ 重要提示

□ 硬性 针刀术后短腿石膏固定,石膏固定时将足弓塑出;石膏去除后穿足弓支具鞋,围手术康复足的内在肌肉。

□ 软性 针刀术后短腿石膏固定,石膏固定足中立位或矫形需要位;石膏去除后,穿内偏高支具鞋。

五、尖足畸形

■ 致畸原因

□ 小腿三头肌的痉挛或挛缩。

□ 小腿三头肌由腓肠肌和比目鱼肌合成,两肌腱组成跟腱止于跟骨。早期原因是小腿三头肌的痉挛,患者睡眠时痉挛解除,尖足畸形可随之消失。病变继续发展,当小腿三头肌发生挛缩时,则睡眠时尖足畸形也不消失。

□ 屈膝畸形可并发尖足,因屈膝畸形发生后,患肢站立时为增加膝关节的稳定性,必须取马蹄位,腓肠肌强力收缩,久之导致跟腱挛缩。

□ 尖足也可并发屈膝畸形。

□ 髋内旋、内收及屈膝的双肢瘫病人,胫骨可向外侧扭转,从而导致尖足外翻畸形。

□ 小腿三头肌痉挛,则出现尖足外翻畸形,足跟抬高,足外展或在中跗关节外翻。

□ 偏瘫患者通常有股内旋,但在步态的站立相时,膝关节通常呈伸直位,引起足内旋而呈内翻位。

■ 临床表现(图 7-1-5)

□ 跟腱痉挛性尖足 跟腱并无挛缩,患儿紧张或行走出现尖足畸形,静止站立时足跟可落地,腓肠肌痉挛,伸膝时尖足出现或明显加重,屈膝时尖足减轻或消失,多见于学龄前儿童。

□ 跟腱挛缩性尖足 小腿三头肌在痉挛的基础上发生挛缩,静止状态尖足畸形也不能消失,多见于少年或成年患者。

■ 治疗

□ 腓肠肌肌肉刺激术。

□ 跟腱针刀切割松解术。

□ 胫神经触激术。

■ 重要提示

□ 尖足、足下垂与下垂足

◇ 尖足畸形是跟腱重度挛缩，足、趾背屈，5 个跖骨头负重，其足趾不是下垂而是背屈。

◇ 足下垂，一般是指伸踝、伸趾肌全瘫而发生踝、足、趾下垂。

◇ 下垂足由腓总神经损伤麻痹所致。足下垂、下垂足的跟、趾腱多没有明显的挛缩。尖足才是针刀微创治疗的适宜症。

□ 在尖足畸形的基础上常并发尖足内翻、尖足外翻、尖足高弓足畸形。

□ 畸形的早期是痉挛性的，但会继发肌肉、肌腱、韧带与关节囊的挛缩，导致骨关节的畸形改变。

□ 早期软组织痉挛需要实施肌肉刺激术，以解痉为目的，对挛缩以切割纠畸为目的，而骨骼畸形则需要通过关节囊减压后手法调整关节力线，然后石膏固定矫正，但是必须兼顾肌肉肌腱的力量平衡。

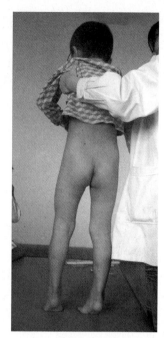

图 7-1-5

□ 踝阵挛　检查踝阵挛是腓肠肌还是比目鱼肌引起的，将膝关节屈曲，踝阵挛消失，为腓肠肌所致，否则为比目鱼肌引起。治疗可行胫神经触激术及腓肠肌、比目鱼肌肌肉刺激术（可有效矫正痉挛性马蹄畸形，还可以减轻踝阵挛，对行走亦有帮助）。

□ 膝关节伸直时有尖足，而在屈膝 90°时尖足可以矫正的原因是由于腓肠肌挛缩，可行腓肠肌肌肉刺激术、胫神经触激术治疗。

□ 屈膝或伸膝时尖足均不能矫正说明尖足的原因在于腓肠肌及比目鱼肌均发生挛缩，需做跟腱、小腿三头肌切割松解术和胫神经触激术。

六、足 内 翻

■ 致畸原因

多半是由于胫骨后肌与腓骨肌的肌力平衡失调，胫骨后肌挛缩、趾屈肌和趾外展肌的痉挛所致。

■ 痉挛型马蹄内翻足是脑瘫患儿一种常见的足部畸形。

■ 临床常见组合畸形表现：足下垂、后足内翻、前足跖屈、内收畸形。

■ 畸形的原因多为胫骨后肌、小腿三头肌早期痉挛、后期挛缩。也有由于胫骨前肌肌力过强，常合并前足内收，易导致足前外侧着地，移动功能障碍。

■ 18 个月以前畸形多是动力性，18 个月以后固定挛缩与骨骼畸形逐渐增多。

■ 临床表现（图 7-1-6）

□ 步行时足触地部位主要是足前外侧缘，特别是第 5 跖骨基底部，常有承重部位疼痛，导致踝关节不稳，进而影响全身平衡。常合并尖足和足趾屈曲。

□ 尖足伴足内翻，患侧足踝呈马蹄样内翻，并且可同时存在足趾屈曲和过伸痉挛。

■ 治疗

□ 针刀肌肉刺激术、切割纠畸术。

□ 痉挛肌、胫骨前肌、胫骨后肌、趾长屈肌、内侧和外侧腓肠肌肌肉刺激术。

□ 跟腱切割纠畸术。

□ 胫骨前、后肌肌腱切割纠畸术。

■ 重要提示

□ 早期做外科肌腱转移术要谨慎。（小腿外侧肌群瘫痪所致的跖屈内翻足，可通过胫骨前肌肌腱转移来矫正畸形，但为了减弱小腿后侧肌群的肌力，增加背屈的肌力，常同时做胫骨后肌转移术）。年龄小的患者外科肌腱转移术术后畸形易复发，同时有矫枉过正的瑕疵。

□ 通过针刀闭孔神经触激术改善内收肌挛缩效果昭彰。

□ 利多卡因局部胫神经阻滞试验　可区分造成尖足内翻足的肌是胫骨前肌还是胫骨后肌，如阻滞胫神经后尖足内翻畸形的状况好转，是胫骨后肌的痉挛或挛缩。

□ 痉挛性足内翻多伴有尖足畸形，而尖足内翻足的患儿足趾着地时，由于胫骨后肌的过度活动，内翻加重。

□ 痉挛性尖足内翻，胫骨后肌的内翻肌异常、外翻肌肌力减弱，多是致畸的主要原因。

□ 小腿三头肌痉挛或挛缩均可明显加重足内翻功能障碍。

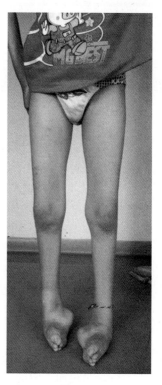

图 7-1-6

七、足外翻畸形

■ 致畸原因

□ 腓骨肌挛缩、胫骨后肌无力或小腿三头肌挛缩，组合原因形成。

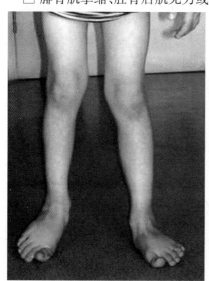

图 7-1-7

□ 外翻足经常掩盖了马蹄足的症状（图 7-1-7），通过评估检查后足内翻、背屈踝关节来确定有无跟腱挛缩同时存在。

□ 跟距关节挛缩或挛缩的腓骨肌和软弱的胫骨肌，是足外翻形成的主要原因。

□ 单纯足外翻畸形　跟腱并无挛缩，部分患者甚至表现为跟腱松弛。

□ 尖足外翻足畸形　在跟腱挛缩的基础上伴有足外翻畸形。

■ 临床表现（图 7-1-7）

□ 尖足伴足外翻。

□ 足和踝关节的外翻，伴有足趾的屈曲痉挛、膝关节的外翻畸形。患侧站立相负重异常，影响站立平衡，足后部着地，使膝关节被迫呈外翻代偿姿势，步行周期中站立相足内侧负重可有局部疼痛和损伤,跖屈痉挛可影响摆动足的跨距和跨越障碍。

□ 尖足外翻畸形者,站立时双膝关节几乎都有一定的屈曲位,并无尖足的表现,但在膝关节伸直时,前足明显背屈、外展,跟腱有明显挛缩畸形。

■ 治疗

□ 痉挛肌　腓骨长短肌、腓肠肌和比目鱼肌。

□ 肌力减弱　轻度刺激胫骨前、后肌和趾长屈肌。

□ 切割纠畸术。

□ 腓骨长、短肌肌腱切割松解术。

■ 重要提示

□ 术前判定有无合并股内收、内旋畸形,有无尖足畸形。

□ 如存在足外翻与尖足畸形应同时施术。

□ 单纯性尖足足跟着地有两种代偿方式。

◇ 一是通过膝、髋的屈曲。

◇ 二是膝、髋反张代偿。

□ 尖足外翻畸形的程度在足负重位看似较轻,站立时足跟似能落地,这是通过前足外展背伸代偿,如将前足放置于中立位,跟腱挛缩性尖足畸形即可显现。

□ 行走时足向外侧倾斜,站立时足内侧触地,可有足趾屈曲畸形。常导致足舟骨部位胼胝生成和足内侧(第 1 跖骨)疼痛,明显影响负重。行走时身体重心落在踝前内侧,加重踝背屈受限,增加外翻。后期导致两腿不等长,跟距关节疼痛,踝关节不稳,继发膝关节过伸或膝、髋屈曲。

八、严重跖屈畸形

■ 难以矫正的尖足并内、外翻畸形,摄足部 X 线片,了解骨关节变形情况,未有骨性畸形者,考虑针刀微创治疗。

■ 治疗

□ 针刀微创踝后关节囊切开术　顺胫骨后面向下触摸,同时将足伸、屈,即可确定胫距关节的后关节囊,将其横行切开,必要时选择性切断后距腓韧带。

□ 大龄儿童常有跟距关节后关节囊挛缩,可一并横行切开,必要时将其内、外侧前方的三角韧带切割松解,然后强屈踝关节,同时下压跟骨结节使后关节囊充分分开,以矫正跖屈畸形。

□ 内翻畸形　针刀切割松解分裂韧带,三角韧带的胫跟、胫舟韧带,距跟骨间韧带,胫骨后肌肌腱。

□ 内收畸形　切割松解距舟韧带、舟楔韧带。

□ 挛缩肌肉的拮抗肌力弱者,应施行挛缩肌腱刺激松解术。

九、尖足外翻伴屈膝、股内收畸形

■ 致畸原因

多见于 SPR 术后,腰及下肢无力。

■ 临床表现

行走不稳,尖足外翻,跖关节负重,屈膝、双膝相贴,股内收紧张。

■ 治疗

□ 针刀闭孔神经触激术。

□ 腓肠肌腱膜肌肉刺激松解,矫正尖足畸形。

□ 股薄肌切割松解术　膝关节伸直,髋关节外展、外旋位,绷紧股薄肌肌腱,皮下切断,减轻股内收、内旋畸形。

□ 内收肌切割松解术　股内收肌肌腱挛缩轻者,皮下切断内收长肌和内收大肌的起点。

□ 双下肢屈曲畸形严重者　先俯卧位切割松解挛缩的腘绳肌,缓解屈膝畸形,再仰卧位双髋关节外展切割松解股内收肌。术后要求内收肌支具支撑外展位固定4～6周。

■ 重要提示

首先实施针刀腓骨长、短肌肌腱切割松解术。

十、高弓足畸形

■ 致畸原因

遗传性痉挛性截瘫多见,其他如脊柱裂、脊髓发育不良、腓骨肌萎缩、脊髓性肌萎缩、脊髓脊膜膨出。高弓足多源于神经肌肉疾病,也见于医源性跟腱延长术后。

■ 临床表现:足纵弓异常凸起,前足下垂,跟骨背伸接近垂直位,跖趾关节过伸和趾间关节过屈引起爪状趾,足底内在肌、跖筋膜挛缩。

■ 治疗

□ 跖筋膜切割松解术。

□ 跟骨附着点处切割松解术。

□ 站立与行走时踝关节背屈、足跟着地承重,对腓肠肌、比目鱼肌瘫痪肌,行肌肉刺激术兴奋手法。

□ 对胫骨前肌、趾长伸肌行肌肉刺激术抑制手法,达小腿前后肌力平衡。

□ 脑瘫患儿,手术延长跟腱过度造成踝部背伸与跖屈肌力失衡。

□ 柔软性跟行足行胫神经触激术、肌肉刺激术兴奋手法。

□ 僵硬性跟行足行切割松解术、腓神经和胫神经触激术。

第二节　膝部畸形

一、小腿外旋畸形

■ 致畸原因

膝关节内、外旋转肌力失衡,股二头肌肌力大于内侧半膜肌、半腱肌肌力,髂胫束挛缩,下肢不正常负重应力,造成小腿外旋畸形。

■ 临床表现

正常的下肢力线是在髂前上棘,经髌骨中点,至第1、2趾中间,三点在一条直线上;三点不在一条直线上,如落在足纵轴线的内侧说明小腿外旋畸形。

■ 治疗

□ 髂胫束切割松解术。

□ 股二头肌切割松解术。

■ 重要提示

针刀微创手术的目的是平衡小腿内外旋转的肌力,故不可过度切割,以免造成新的不平衡。

二、屈膝畸形

■ 致畸原因

□ 常见畸形有屈曲畸形、膝反屈和下肢旋转畸形。

□ 腘绳肌痉挛和挛缩是屈膝步态的主要原因。

□ 股四头肌和小腿三头肌的肌力减弱也参与膝关节过度屈曲。

□ 膝关节屈曲畸形在临床上有原发性、继发性、功能性之分。

□ 原发性多起因于腘绳肌痉挛和挛缩,并可伴有股四头肌的力量减退,膝关节后关节囊的挛缩。

□ 膝关节屈、伸肌之间肌力不平衡。

□ 膝关节屈侧软组织挛缩。

□ 髌韧带拉长且松弛。

□ 继发性多继发于马蹄足畸形和屈髋畸形之后以代偿髋及足的功能障碍。

□ 脑瘫患者常发生功能性的膝关节屈曲畸形,这是由于患者站立及步行功能不良,为降低身体重心,求得平衡,在站立及步行时而屈曲膝关节。

□ 腘绳肌长时间痉挛→导致挛缩→形成屈膝畸形。

□ 痉挛肌　内侧腘绳肌、外侧腘绳肌、股四头肌、(伴随痉挛)腓肠肌。

□ 髂胫束挛缩　髂胫束挛缩患者多合并髋关节屈曲、外展畸形。

■ 临床表现(图 7-2-1)

□ 肌张力高、肌力差,可见双下肢屈膝挛缩,行走时呈蹲状步态。

□ 屈膝挛缩可见股四头肌和髌韧带被牵拉延长,髌骨高位,可有髌前疼痛。

□ 重症屈膝挛缩,髌韧带可产生异位骨化,形成新的髌骨。

□ 步幅因为膝关节活动度降低而缩短(人的赤脚长约是身高的 1/7,步幅=身高的 0.45 倍),需要股四头肌对抗屈膝畸形进行性加重及增加迈步的力量。

□ 屈膝挛缩腘窝角检查(腘窝角太小提示肌张力高,太大提示肌张力低,都是下肢运动发育异常表现)。

□ 膝关节处于最大伸直位,测量下肢与床面之间的

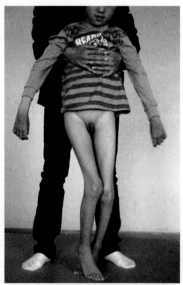

图 7-2-1

夹角。抬高低于 20°出现大腿后侧非反射痛,提示膝关节挛缩或痉挛。

□ 腘绳肌跨髋关节和膝关节。在髋部腘绳肌是伸髋关节,在膝部是屈膝关节。行走时腘绳肌的内侧也产生动态的髋内旋。

◇ 步行周期的站立相、摆动相,膝关节均处于屈曲状态。

◇ 并可导致代偿性的同侧髋关节屈曲,对侧髋、膝关节的屈曲,出现蹲踞步态。

■ 治疗

□ 腘绳肌切割松解延长术。

□ 髌韧带止端松解术。

□ 髌支持带切割松解术。

□ 膝后侧关节囊切割松解术。

□ 腘绳肌跨髋关节和膝关节。在髋部腘绳肌是伸髋关节,在膝部是屈膝关节。行走时腘绳肌的内侧也产生动态的髋内旋。为了腘绳肌延长部位充分愈合,腘绳肌延长术后需要石膏固定 4 周。

□ 针刀神经触激术先矫正髋内收和马蹄内翻足畸形,再矫正膝屈曲挛缩。

□ 长腿石膏固定期间要加强患肢静态功能锻炼,防止肌肉萎缩、骨质疏松。

屈膝挛缩采用腘绳肌(内、外侧)针刀神经触激切割松解延长,疗效明显。

□ 对行走时步态屈膝应考虑:

□ 痉挛肌(腘绳肌)强,拮抗肌(股四头肌肌力)弱。

□ 术后下肢肌力短期内难以上来。

□ 后关节囊挛缩。

□ 坐骨神经受损,足、小腿、股后肌群萎缩;膝关节伸、屈无力,踝和趾关节不能伸、屈,足内翻、外翻功能丧失;坐骨神经的功能活动影响了重度屈膝挛缩术后效果。

■ 重要提示

□ 一般情况内侧腘绳肌(半腱肌和半膜肌)的肌张力高于外侧腘绳肌(股二头肌)。

□ 针刀治疗膝屈曲畸形施术原则,须在纠正髋、足畸形之后施行。

□ 术后须加强康复训练,增强肌力,防止畸形复发。

□ 手杖或双拐可缓解下肢痉挛肌群的张力,改善步行障碍。

□ 年龄在 8 岁以上者,在矫正屈髋畸形的基础上矫正屈膝畸形,松解髂胫束和膝后深筋膜,切割松解延长腘绳肌肌腱,切割松解膝后关节纤维囊,是矫正屈膝畸形的关键。

三、伸膝畸形

■ 致畸原因

□ 大多为股四头肌挛缩所致。

□ 痉挛肌　髂腰肌,臀大肌,股直肌,股内、外侧肌,股中间肌,腘绳肌。

■ 临床表现

□ 膝关节伸直位强直畸形,难以弯曲,行走困难,肢体失去了髋、膝交互性屈曲动作。

□ 在步行周期患膝始终处于伸直状态,在摆动相早期患侧足趾出现拖拽步态,甚至磕绊、跌倒。

□ 伸膝出现患肢过长,同侧骨盆代偿性倾斜,表现摆动相的跨越步态。

■ 治疗

□ 针刀微创髂前下棘股直肌松解术。

■ 重要提示

□ 利多卡因封闭试验有助于查出张力过高的肌肉。

□ 股四头肌肌张力过高,表现为步行周期摆动相的膝过伸。

□ 膝过伸可对抗腘绳肌痉挛所致的步行周期中的膝关节屈曲。

□ 腘绳肌痉挛可致膝过伸。

□ 髂腰肌和腘绳肌张力不足可导致步行周期的屈膝障碍。

□ 康复训练　被动→助动→主动屈膝逐渐牵拉痉挛的股直肌。

四、膝反张畸形

■ 致畸原因

◇ 膝关节伸肌和屈膝肌均麻痹,韧带松弛,膝关节失去控制重心能力,在负重时完全依靠关节韧带的交锁和后关节囊的张力来维持,身体重心前移,迫使膝关节过伸位,久之韧带和后关节囊被拉松,形成膝反张。

□ 股四头肌肌力正常而腘绳肌大部瘫痪,站立行走时强大的股四头肌收缩之力,缺乏屈膝肌力的拮抗而发生膝反张。

□ 马蹄足继发膝反张,膝关节伸、屈肌力正常,在站立行走的过程中为使足跟能落地负重,膝关节取过伸位代偿,形成膝反张。

□ 医源性膝反张　原屈膝畸形因腘绳肌手术矫枉过正。

□ 神经切断术后。

□ 腓肠肌起点切断术后。

□ 腘绳肌止点上移手术后。

□ 原发性膝反张　股四头肌痉挛或挛缩大于腘绳肌痉挛,导致动力性支撑相位膝关节伸、屈失去平衡,出现膝反张步态。

□ 股四头肌痉挛。

□ 腓肠肌痉挛的马蹄足。

■ 临床表现(图 7-2-2)

痉挛型脑瘫步行周期支撑相位膝伸展超过 10°即为膝反张,支撑相位超过正常水平的伸膝状态——即膝关节充分伸展状态,亦应归为膝反张状态。

□ 膝部无力、不稳定和疼痛是膝反张最常见的症状,常伴有膝外翻畸形,可有膝单侧短缩畸形。

□ 患者俯卧位,膝关节被动屈曲,同侧臀部提起来,提示股直肌挛缩。

□ 股直肌痉挛试验,患者仰卧在床上手扶膝关节快速地被动屈曲,有明显阻力感。

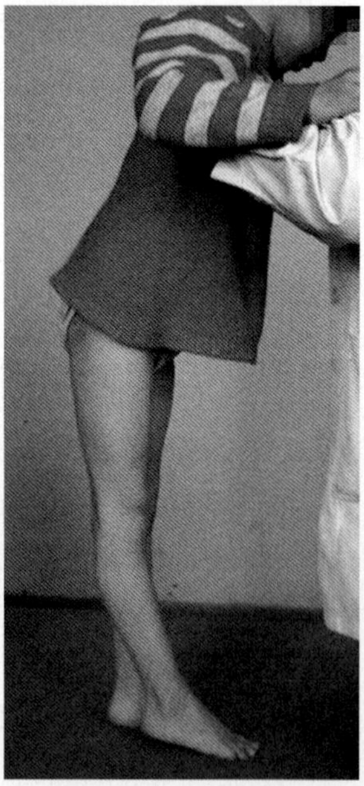

■ 治疗

图 7-2-2

□ 医源性膝反张　适度做小腿三头肌针刀肌肉刺激术。

□ 原发性膝反张　股直肌痉挛或挛缩，采取股直肌肌腱针刀切割松解术、肌肉刺激术，缓解股直肌紧张状态。

□ 腓肠肌痉挛所致马蹄足畸形行跟腱延长术（恢复踝关节背伸和屈膝的交互动作）。

■ 重要提示

□ 膝反屈指伸膝力量超过屈膝力量的膝反张畸形。多由股四头肌力量、或挛缩、或痉挛超过腘绳肌力量、痉挛、挛缩致畸。

□ 也可以是由康复训练不得当继发，如痉挛型马蹄内翻足出现膝反屈是踝关节达不到功能位、膝过伸代偿的结果（小腿三头肌痉挛所致）；膝过伸、膝屈曲都可以掩盖尖足，若康复训练过于强调让患儿足跟着地训练，踝关节根本没有踝背屈的滚动步态，足跟着地是靠膝过伸代偿，结果是以膝反张畸形苦果满足患者家属或康复治疗师急功近利的虚荣心。

□ 卧位膝关节功能位，站立位膝过伸是膝关节肌力不足。

□ 股四头肌和腘绳肌肌力不足或不适当康复手法都可致韧带松弛，而韧带松弛就可造成膝关节控制不足出现膝过伸。

□ 在近端腓肠肌股骨髁附着点做手术松解，由于屈膝作用减弱，要注意潜在膝反张。

□ 膝反张与膝屈曲恰恰相反。

□ 膝反张步态的持续存在，可造成膝关节韧带与关节囊牵伸过度松弛，进一步加重膝反张。

□ 跟腱挛缩性马蹄畸形的支撑相位膝反张，可用小腿三头肌切割松解术矫正，不可近端腓肠肌切割松解。

□ 对腓肠肌痉挛所致马蹄足畸形，可行腓肠肌刺激术、跟腱切割延长术，恢复踝关节背伸和屈膝的交互动作。

□ 膝反张伴足下垂分析　胫骨前肌无力，踝关节不能通过背伸来缓冲身体的重力，这个压力由膝关节接受，而膝关节由于承受了重力，使已肌力低下的腘绳肌（脑病患者自身的肌力、肌张力会受到影响，多是腘绳肌肌力低，股四头肌肌张力高）肌力更加低下，形成了膝反张。

□ 胫骨前肌无力时足下垂，摆动期用增加髋及膝屈曲度以防足趾拖地，形成胫骨前肌步态（跨槛步）。

□ 注意治疗髋、踝关节的畸形。

□ 注意治疗股直肌、股薄肌、股二头肌、半腱肌、半膜肌及腓肠肌等可以影响两个关节活动的肌肉。

□ 膝关节屈曲畸形已不能被动伸直，行膝关节后关节囊、腘绳肌切割松解术和髌支持带切割松解术。

□ 注意腓肠肌的肌力，如果已做过外科跟腱延长术或腓肠肌肌力过弱，就会发生膝不能屈曲、关节屈曲挛缩、髌骨上移，产生髌骨软化症造成膝关节疼痛。

□ 康复训练，缓解股四头肌痉挛。采用下肢支具，使膝关节伸直负重。

五、膝外翻畸形

■ 致畸原因

多为髂胫束挛缩所致。

■ 临床表现

髂胫束紧张试验：患者健侧侧卧位，屈膝状态下髋关节由屈曲位转至伸展位，而后再内收，若髂胫束挛缩，则在伸髋位内收受限，并可在大腿下 1/3 外侧触及皮下紧张的髂胫束。

■ 治疗

针刀切割松解大腿下 1/3 外侧触及皮下紧张的髂胫束。

（任旭飞　任月林）

第三节　髋部畸形

■ 髋部畸形包括髋内收、髋内旋、髋屈曲、髋关节脱位。髋外翻畸形是由于痉挛肌肉过度超强牵拉，使股骨颈正常的内翻发育受到阻碍所致。股骨颈外翻发生率较高，髋臼覆盖差，髋臼指数增大，髋关节脱位、半脱位。主要原因：内收肌挛缩、肌力不平衡，残留原始反射，习惯性或异常姿势，生长发育异常。

■ 髋关节屈曲畸形是由于膝关节屈曲畸形、踝关节跖屈畸形联动形成。前足过度负重，腰椎过伸，使重心落在承重面上。

■ 髋关节蹲伏姿势形成：踝关节跖屈畸形到一定程度失代偿连累膝关节，造成膝关节屈曲，当畸形到一定程度失代偿连累髋关节，造成髋关节屈曲以维持重心，这种髋关节屈曲、膝关节屈曲和踝关节跖屈畸形就构成了蹲伏姿势。当病情进一步发展，出现踝关节跖屈、屈膝、屈髋和腰椎屈曲姿势，形成跳跃姿势。

■ 髋关节脱位，多与内收肌、屈肌、内旋肌存在严重痉挛、僵硬有关。

■ 髋关节脱位表现形式复杂，可单侧、可双侧，可一侧脱位、对侧半脱位，可一侧脱位、对侧外展外旋的畸形。

■ 交叉步态常因内旋肌群痉挛，而拮抗肌外旋肌群阔筋膜张肌痉挛、无力常同时存在，造成髋屈曲、髋内旋。引起内收畸形则是由于内收肌痉挛或挛缩。

■ 徐林教授认为应早期矫正姿势使髋关节处于正常位置，并早期行软组织松解术以平衡髋关节的稳定性。如 5 岁以前手术，只做软组织手术效果更好。真是经验之谈，和我们治疗脑瘫近 20 年临床感受有异曲同工之处。

一、髋内收畸形

■ 致畸原因

本畸形是髋关节半脱位的最早体征，主要病因为内收肌痉挛、剪刀步态和髋关节半脱位或脱位。

髋内收畸形多为髋内收肌痉挛或挛缩状态，超出了拮抗肌的平衡能力导致步态周期持续性、动力性髋内收，随着病程进展形成固定性髋内收畸形；髋内收畸形，根源是髋内收肌痉挛或挛缩，从而导致髋外展功能受限，行走剪刀步态。

■ 临床表现

□ 坐位表现　股部交叉。

□ 步行表现　剪刀步态(图 7-3-1)。

□ 日常生活活动出现功能障碍。

□ 下肢呈"剪刀腿",站立时双下肢交叉,难以迈步行走。

□ 严重者,步行周期摆动相,向前摆动障碍,站立相,站立支撑面减小,步宽缩小,出现站立平衡障碍。

□ 髋主动外展小于 30°,髋内收痉挛或挛缩导致痉挛性髋外展受限,常继发髋关节发育不良。髋关节脱位或半脱位约占髋内收畸形的 30%。

□ 侧卧位被动外展。

□ 屈膝 90°,双髋最大限度外展。受限提示:大收肌、短收肌、耻骨肌挛缩。

□ 伸膝外展受限提示:股薄肌挛缩。

□ 股薄肌痉挛可造成髋内收(试验:病人俯卧,髋关节尽可能外展,膝关节屈曲;令病人逐渐伸直膝关节,如有股薄肌挛缩,髋关节会内收)。用针刀在股薄肌的肌肉与肌腱交界处横行切断,即可矫正畸形。

□ 俯卧位屈膝 90°被动外展,双髋最大限度外展,受限提示大收肌、短收肌、耻骨肌挛缩。逐渐伸直膝关节,并随着发生自动性髋内收,提示股薄肌、内侧腘绳肌挛缩。

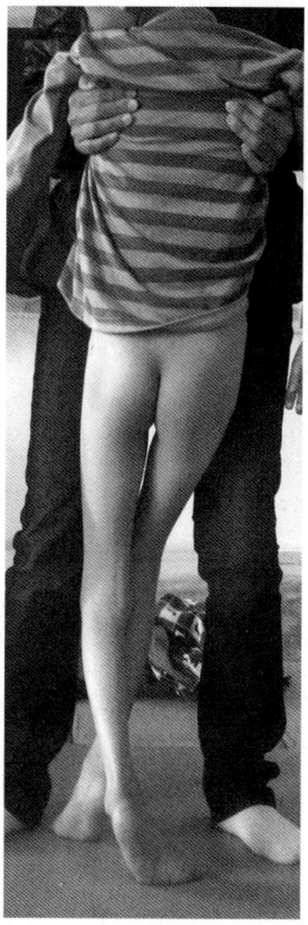

■ 治疗目的

□ 必须留余地,不可过度延长腘绳肌。避免可能导致髋关节过度外展。

图 7-3-1

□ 降低内收肌的力量,增加髋外展的功能,达到髋关节内收、外展肌力的平衡,改善运动功能,改善步态及站立功能,便于会阴部卫生护理,提高日常生活质量,实现畸形矫正。

□ 防止痉挛、挛缩进展导致的髋关节发育不良。

□ 手术目标　达到髋关节内收、外展肌力的平衡,实现畸形矫正,运动功能改善。

■ 治疗

□ 内收肌群(长收肌、短收肌、大收肌和耻骨肌)、股薄肌和腘绳肌内侧(半腱肌和半膜肌)的痉挛或挛缩。

□ 针刀切割松解术　大收肌、短收肌、耻骨肌、股薄肌、内侧腘绳肌切割松解术。

□ 针刀闭孔神经触激术。

□ 内收肌肌腱切割松解术及闭孔神经触激术。

□ 对早期内收挛缩和早期髋关节半脱位的病例,行患侧长收肌肌腱切割松解术可有效防止髋关节半脱位和髋关节脱位的发生。

□ 大龄脑瘫患儿,可行长收肌肌腱切割松解术,同时行双侧短收肌和股薄肌的部分切断。

□ 内收肌痉挛同时伴有髋屈曲挛缩,可在影像导引下定位小转子处做髂腰肌松解术。

■ 重要提示

□ 髋内收畸形亦称为"剪刀样畸形",髋内收常与髋内旋、髋屈曲畸形同时存在。

□ 髋内收肌挛缩的患者有发生髋发育不良的倾向,应尽早(1～2 岁)行针刀内收肌腱不完全切断术,可以预防髋臼发育不良的进展,同时改善步态不稳,可发生显著变化。

□ 髋屈曲、内旋、屈膝步态,常可继发股内收肌挛缩表现。

□ 年龄在 1 岁以上,经保守治疗 1 年以上症状无明显改善,且干扰运动技能发育,是针刀微创手术的指征。

□ 早期针刀微创手术干预,更有利于改善下肢功能,逆转髋关节半脱位,增加髋关节的稳定。

□ 针刀微创手术操作时,取屈髋及髋外展位,对年龄较大,病情较重,长收肌和股薄肌肌张力高、肌肉质地较僵硬者,在长收肌与股薄肌的腱性部位做切割松解;对年龄较小,病情较轻,长收肌和股薄肌肌张力较低、肌肉质地无明显僵硬者,在长收肌与股薄肌的肌肉-肌腱部位做选择性部分切断,术中为便于识别痉挛或挛缩的肌肉,可使用针刀刺激患者皮肤制造应激反应,使需要切割松解的肌肉张力增高。

□ 术前一定要检查并评估髋外展肌的肌力。术前先做闭孔神经封闭,观察、检查髋外展肌的肌力。

□ 针刀微创单纯髋内收肌松解,要局限于长收肌与股薄肌。术后髋外展位牵引,36 小时后常规髋关节围手术康复训练。

□ 对四肢瘫伴髋内收患者施术　对长收肌、短收肌、股薄肌切割松解并做闭孔神经触激术,同时实施髂腰肌切割松解术。

□ 髋内收肌群多合并髋屈肌群痉挛或挛缩。

□ 髋内收多与髋内旋、屈曲畸形同时存在。

□ 为预防畸形复发,术后训练时可去除内收肌支具,进行康复训练以增强髋外展肌力,改善下肢运动功能。

二、髋内旋畸形

■ 致畸原因

由于内收肌群的作用,或姿势重力关系,致髋关节先产生屈曲,其次内收,最后导致髋内旋畸形,临床检查评定所看到的是三者同时出现,而不是单一出现。

■ 临床表现(图 7-3-2)

□ 剪刀步、内收肌挛缩和股骨前倾角增大同时存在时,摆动期可见足内旋,行走迈步困难并易摔倒。

□ 髋关节内旋活动增多,外旋活动范围减少。行走时患者膝盖偏向中线。

□ 用笔围膝盖画个圈,让患者迎面走来,髋关节内旋显现彰彰。

□ 轻度或中度畸形,在行走时发生。

□ 站立相或步行周期髋关节内旋姿态,步行周期膝部内收靠拢,足呈内旋位,在行走时下肢相互磕绊,容易绊倒。

□ 髋内旋畸形多与髋内收、髋屈曲畸形合并存在。

■ 治疗

□ 针刀神经触激术配合切割松解内侧腘绳肌、内收肌,刺激臀中肌、臀小肌减少内旋力量,效果明显。

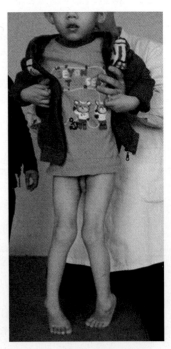

图 7-3-2

□ 选择性针刀微创股薄肌切割松解术。

□ 股薄肌定位　仰卧位,抗阻力大腿内收,小腿屈曲并内旋,可试触出该肌的收缩。仰卧位时,髋外展约 15°,屈膝位,定点在耻骨结节、胫骨内侧髁中点为股薄肌切割松解施术体表点。

□ 臀中、小肌前部纤维切割松解术。

□ 阔筋膜张肌、缝匠肌起点,必要时可增加半腱肌、半膜肌、股薄肌(浅层肌)切割松解术。

■ 重要提示

□ 髋关节半脱位或脱位多继发于髋内旋畸形。

□ 髋内旋步态,主要是髋周肌动力失衡。

□ 矫正髋内收及髋屈曲畸形手术的同时可达矫正髋内旋效果。

三、髋屈曲畸形

■ 致畸原因

□ 主要是髂腰肌或股四头肌的股直肌痉挛和挛缩所致。

□ 所有的屈髋肌挛缩表现为单向屈曲挛缩畸形,轻者只有股直肌、缝匠肌屈曲挛缩,做屈髋试验时发现:重症患者所有髋关节前方软组织均发生挛缩,由于挛缩组织的牵拉使骨盆向前下方倾斜,导致髋屈曲。

■ 临床表现

□ 髋部屈曲畸形超过 15°。

□ 腘绳肌痉挛,髋关节屈曲内旋,膝关节屈曲。

□ 股四头肌痉挛,髋关节屈曲内旋,膝关节过伸。

□ 髋关节屈曲内旋,膝关节正常。

□ 患侧髋关节过度屈曲,上身前倾,对侧下肢被迫缩短步长以维持上身平衡,出现所谓"前冲步态",并可导致代偿性膝关节屈曲畸形。影响体位转移、步态姿势。

□ 髂腰肌试验　患者取俯卧位,双膝屈曲,医者抓住双踝向臀屈曲,如出现髋关节抬高床面,测量髋关节抬高床面高度,为髋关节痉挛角度;被动压迫臀部,迫使髋关节伸展后的高度为被动髋关节挛缩角度。

■ 治疗

□ 行走时有剪刀步态或髋外展受限小于 15°,则行长收肌松解术和闭孔神经触激术。

□ 行走时膝过伸,则行股直肌起点松解。

□ 小腿三头肌挛缩行跟腱延长术。

□ 痉挛肌　髂腰肌、股直肌(有屈髋、伸膝作用)、耻骨肌(有股内收作用)。

□ 针刀髂前上棘切割松解术　仰卧位,垫高臀部。在髂前上棘处定点,切割松解缝匠肌与阔筋膜张肌。

□ 髂前下棘切割松解术　仰卧位,垫高臀部。在髂前下棘处定点,切割松解近端股直肌。

□ 髂腰肌切割松解术　仰卧位,膝屈曲、髋外展,在髂棘至耻骨联合联线中外 1/3 下2cm 小转子处定点或长收肌肌腱皮肤突出标记内后方切割松解髂腰肌肌腱。

□ 必要时可用 X 线金属标志线定位小转子。

■ 重要提示

□ 长收肌、短收肌的痉挛也可造成髋过屈畸形。

□ 髋关节内收、屈曲常并存。

□ 股直肌与髂腰肌屈髋效应最明显。

□ 有步行能力的髋屈曲多为髋屈肌痉挛；无步行能力的髋屈曲多为髋关节囊及髋周围软组织挛缩。

□ 切割松解小转子处髂腰肌肌腱，能够明显改善髋屈曲和骨盆前倾。

□ 继发性髋屈曲　多继发于小腿三头肌或腘绳肌功能异常，表现踝、膝畸形，治疗应以踝→膝→髋顺序分别施术。如踝部畸形矫正后，膝、髋关节畸形有改善，则不再对膝、髋屈曲畸形进行处理；如处理膝屈曲畸形，髋畸形有改善，则不再处理髋屈曲畸形。

□ 膝屈曲畸形可继发髋屈曲，但在针刀微创矫正膝屈曲时，如对髋伸肌的切割过度，可导致伸髋力量明显不足以抗衡屈髋力量，以防出现髋屈曲或加重原有的髋屈曲畸形。

□ 针刀髂前上棘、髂前下棘、小转子切割松解术一定要保存屈髋力量。

□ 髋伸肌腘绳肌切割过度可导致骨盆前倾，腰椎前屈，行走运动困难；并可造成髋内收，导致髋关节半脱位或脱位。

□ 轻度(5°~10°)屈曲，加强伸髋运动训练即可矫正。

□ 髋屈曲不超过 15°时，单纯髋屈曲畸形虽然较常见，但不严重，进行伸髋运动的康复训练，俯卧睡眠予以矫正，保守治疗无效考虑针刀微创手术松解髋屈肌群。

□ 髋屈曲超过 25°的畸形，行走运动困难，行针刀微创切割松解术。

□ 髋关节屈曲畸形超过 45°，年龄在 8~11 岁，做髂腰肌针刀切割松解术，由于股直肌痉挛所致者，在起点(髂骨上)行针刀切割松解术。

□ 髋外展、外旋、屈曲畸形较为常见，一侧易出现脊柱侧凸，两侧步态沉重，可行针刀微创手术治疗，对髂胫束、阔筋膜张肌、髂腰肌切割松解。

□ 单纯外展畸形，针刀切割松解臀中、小肌及臀筋膜。

□ 广州儿童医院徐宏文等研究认为，对屈髋肌挛缩的蹲状步态患儿，不适宜做腘绳肌延长术。可行髂腰肌延长术纠正骨盆过度前倾及髋关节屈曲挛缩畸形。

□ 髂腰肌延长术后膝关节在站立位的伸直状态可以改善，膝关节屈曲挛缩术后 6 个月出现效果明显。

□ 临床揭示挛缩越严重，屈曲角度的改善越明显。

□ 髋关节屈曲(90°长坐位)伴膝关节伸直位石膏固定时，坐骨神经受到的牵拉应力最大。

□ 临床注意：痉挛型脑瘫屈膝畸形与下肢肌力呈正比，屈膝畸形越重下肢肌力往往越差。

四、髋关节脱位

■ 痉挛型脑瘫和手足徐动型脑瘫儿因痉挛和异常姿势的持续作用，随着儿童生长发育，可并发髋关节的发育不良、髋关节半脱位甚至髋关节脱位，故下肢痉挛性瘫痪的患儿髋关节脱位是很难避免的。脑瘫(痉挛型、手足徐动型)因痉挛和异常姿势的持续作用，可并发髋关节的发育不良、髋关节半脱位甚至髋关节脱位。

■ 致畸原因

□ 主要是髋臼先天性发育不良，股骨头畸形是继发于髋臼的。胎儿在子宫内位置异常，髋关节过度屈曲也是导致畸形出现的重要原因。

■ 临床表现

□ 髋臼发育不良　早期临床表现并不明显，小儿学会行走后，行走活动多时容易出现髋部疲劳。

□ 髋关节半脱位　跛行不明显，阳性体征亦不明显，走路多时髋部易疲劳或疼痛。

□ 髋关节全脱位　跛行或鸭步明显，臀部增宽或后翘（臀部后翘，腰、腹前突）。

□ 髋外展试验　患儿仰卧，两手握住膝关节使其屈髋屈膝各 90°，逐渐外展外旋，小儿大腿外侧很容易触及床面为正常。不能触及床面即说明内收肌紧张，提示有髋脱位的可能，可作为髋关节脱位的早期体征。

□ 髋关节脱位试验　患儿仰卧，屈髋屈膝，膝部显示低为患侧。（由于股骨头上移显得大腿短）

■ 鉴别诊断

□ 病理性髋关节脱位　患儿表现为哭闹、发热，髋部疼痛，髋关节常呈屈曲状，不敢主动伸髋，被动伸髋哭闹更甚，可有患肢变短，活动受限。

□ 小儿麻痹症的髋关节脱位　表现为肌肉松弛，造成髋关节不同程度脱位。

□ 痉挛型脑瘫合并髋关节脱位　表现为全身肌张力高，痉挛可造成髋关节不同程度脱位。

□ 先天性髋内翻　髋关节前脱位患肢短，行走跛行，患肢外展受限，内收加大，艾莉斯征阳性，但望远镜征为阴性，髋关节前方触之饱满。

■ 治疗

□ 针刀微创内收肌肌腱切割松解术　仰卧位，助手将患侧髋控制在屈髋外展外旋位，在腹股沟处触及紧张的内收肌肌腱切割松解，术者左手拇指或示指压住似弓弦一样的内收肌肌腱上，右手拇、示指持针刀进行切割松解，至左手指触压内收肌肌腱无张力时，退出针刀、按压针孔。

□ 对髋关节后脱位，用中指从后方向前推挤大粗隆，指下有弹跳感觉，检查大腿外侧接触地面，提示关节囊已松弛，脱位已整复。

□ 复位前应先行针刀微创内收肌切割松解术，复位后髋关节外展位内收肌支架固定。

■ 重要提示

□ 髋关节脱位要做到早诊断、早治疗。

□ 不能单臂抱患儿，使一髋外展另一髋内收姿势，要面对面抱在大人胸前。

□ 左髋去支架后不要用右单臂抱患儿，右髋去支架后不要用左单臂抱患儿，预防再脱位。

□ 脑瘫患者常伴有髋关节半脱位或脱位，临床中发现只要把髋关节周围软组织牵拉松弛，症状即有明显的改善。

□ 牵引方法　治疗师双手握住患儿踝部右侧髋关节脱位用右足蹬住患儿会阴部，

左侧髋关节脱位用左足蹬住患儿会阴部逐渐用力持续纵向牵拉,时间为15～20分钟,每天3～5次,5～7天为1个疗程。手法牵引力大、痛苦小、简单易行,效果优于骨牵引和皮牵引。

□ 对髋内收、内旋、屈曲痉挛严重者,康复训练难以奏效时,应尽早行针刀切割松解术治疗。

□ 针刀切割松解术调整肌力的平衡,防止髋关节再脱位的发生。

□ 有髋脱位倾向者,应及早施行内收肌的切割术,可预防半脱位及脱位的发生。

□ 无论何种治疗方法都应以解除软组织的痉挛和挛缩为主。

第四节　腕、手部畸形

■ 腕、手在人体生活和工作中占有重要地位,其功能是进行日常的精细、复杂动作。故术前应对患儿进行更详细的检查,严格掌握手术适应证,术后能积极配合训练和应用必要的支具,以保证手术效果。

一、拇指内收畸形

■ 致畸原因

□ 致畸原因至今不明,可能是由于拇伸肌肌腱发育不良,或拇屈肌肌腱挛缩,也可能是其他手内肌挛缩所致。拇指发育不良拇指内收畸形,伴有拇指发育不良或伴有大鱼际肌发育不良,也有人称此类畸形为握拇畸形,或称为拇指掌心畸形,其实这是先天性拇指发育不良内收畸形的一种。

■ 临床表现(图7-4-1)

□ 拇指屈向掌心内,拇指的远端指间关节屈曲状。拇指屈曲不能伸展,丧失了对掌功能,手不能捏夹和握物。

□ 常合并屈腕肌痉挛所致的屈腕畸形,如前臂旋前挛缩以及拇指屈曲内收畸形。

□ 拇指内收肌的痉挛、挛缩或因屈指深肌、屈指浅肌痉挛所致。

■ 治疗

□ 患儿超过3岁,保守治疗无效行针刀微创治疗。

□ 拇短屈肌、拇长屈肌、拇内收肌、大鱼际肌切割松解术。

□ 前臂屈肌群松解延长术。

□ 臂丛神经触激术。

■ 重要提示

□ 手的锻炼和使用,既能提高大脑的功能,又能增加手的灵活性与协调性。其中拇指的快速对掌动作,会促进脑血流量明显增多。因此,针刀

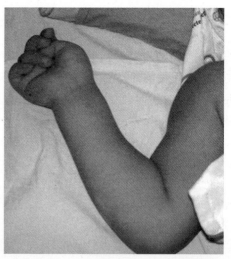

图7-4-1

视频6　拇指内
收畸形的治疗

微创治疗脑瘫首先要解决患儿的拇指掌心位,进行拇指灵活性的康复训练,对促进脑血流量增加、提高智商是有益的。

□ 伸腕时屈指畸形加重,屈腕时屈指畸形减轻或消失,少有固定性关节挛缩畸形。

□ 有少数患者在屈腕时,可以伸展拇指,提示在腕过伸和拇长屈肌受牵拉的状态下,拇长屈肌的痉挛阻碍拇指的主动伸展。

□ 痉挛肌　拇短屈肌、拇长屈肌、拇内收肌、大鱼际肌。

□ 严重者拇指指蹼皮肤和拇指指间关节可以发展为挛缩。对有主动拇伸和拇外展的潜在能力者,通过针刀对拇长屈肌、拇内收肌痉挛的治疗,可以促进拇指完成两指捏或三指抓的动作。

□ 对患者进行围手术"伸直及外展拇指"康复训练,是很重要的。

□ 拇长伸肌、拇短伸肌及外展肌发育不良或阙如,导致拇收肌、虎口部的软组织、掌指及指间关节挛缩,严重妨碍拇指对掌和抓握功能。婴儿期可采取被动牵拉和支具固定。幼儿期针刀微创治疗,拇收肌起点切断和拇长伸肌延长,改善拇指功能。

二、爪 状 畸 形

■ 致畸原因

□ 多为外伤所致;尺神经损伤后致骨间肌、蚓状肌、拇收肌麻痹所致环、小指爪形手畸形及手指内收、外展障碍。

■ 临床表现(图 7-4-2)

□ 手指的远端指间关节伸展,近端指间关节和掌指关节屈曲向掌心。

□ 远端指间关节伸展提示指浅屈肌的痉挛重于指深屈肌。

□ 屈曲腕关节可使屈曲紧张的指间关节松弛。

■ 治疗

□ 针刀切割松解指浅屈肌、指深屈肌。

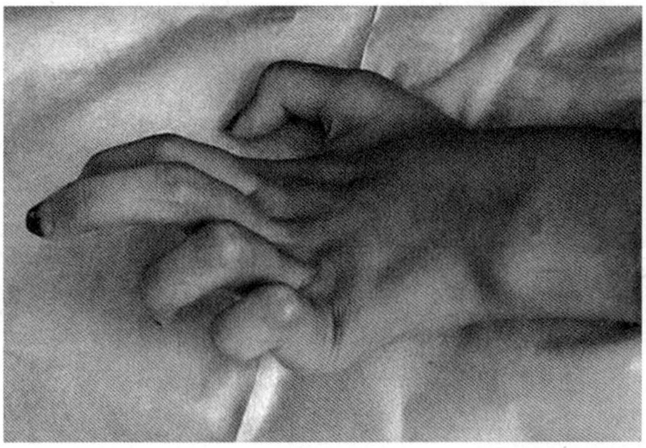

图 7-4-2

□ 臂丛神经触激术。

■ 重要提示

□ 手肌痉挛、挛缩、手主动控制能力的改变,是造成爪状畸形的原因。

□ 桡侧腕长、短伸肌和尺侧腕伸肌的痉挛可造成腕过伸。腕过伸可使屈指肌受到牵拉而产生"爪状畸形"。

视频 7　术前术后(韩某)

三、手指鹅颈畸形

■ 致畸原因

□ 指总伸肌失去侧腱束的抗衡而使掌指鹅颈畸形;痉挛性手内肌过度牵引侧腱束,从而增强了近端指间关节伸展动力;持续性手内肌痉挛状态,侧腱束的持久性过牵将继发近端指间关节横支持带和掌板结构的牵伸松弛,继而侧腱束向近端指间关节背侧滑脱,最终更提升了痉挛性手内肌的近端指间关节伸展、远端指间关节屈曲效应。

■ 临床表现

□ 近端指间关节过伸而远端指间关节屈曲的畸形（掌指关节屈曲而近端指间关节伸展）。使得掌侧面的关节囊和韧带变得松弛。手指难以屈曲，握持功能丧失（图7-4-3）。

■ 治疗

□ 针刀微创切割松解近端指间关节指浅屈肌腱。

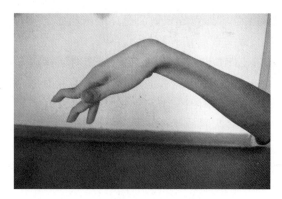

图 7-4-3

四、掌指关节、指间关节屈曲畸形

■ 致畸原因

□ 掌板短缩及异常。

□ 指屈肌腱短缩，发育不良，或止点异常。

□ 皮肤及皮下增生的韧带结缔组织结构异常。

□ 蚓状肌起点、止点异常或肌肉萎缩。

■ 临床表现

□ 畸形大多合并屈腕肌痉挛所致的屈腕畸形，前臂旋前挛缩以及拇指屈曲内收畸形。

□ 伸腕时屈指畸形加重，屈腕时屈指畸形减轻或消失，很少有固定性关节挛缩畸形。

■ 治疗

□ 前臂屈指和屈腕肌群分段切割松解术。

□ 前臂屈肌起点切割松解术。

□ 臂丛神经触激术。

五、腕关节屈曲、尺偏、前臂旋前

■ 致畸原因

□ 多为腕屈曲肌群挛缩所致腕关节屈曲。

□ 尺侧屈肌张力增高所致尺偏。

□ 究其根源，本质是前臂旋前与旋后动力失衡。作为旋前致畸力量，除主要的痉挛或挛缩，如旋前圆肌、旋前方肌外，整个前臂屈肌群痉挛或挛缩也发挥一定作用。

■ 临床表现（图7-4-4）

□ 痉挛肌　桡、尺侧腕屈肌，指浅、深屈肌。

□ 腕关节不能背伸、手指不能伸展、前臂不能做旋前和旋后活动，从而造成手的功能难以正常发挥，影响患者的正常生活。

□ 旋后的角度不能超过最大旋前和旋后之间的中线（前臂的中立位）。影响手臂抬起。

□ 屈腕时桡侧腕屈肌张力过高，被动关节活动练习和牵伸力量过大时会有明显疼痛，腕横韧带紧张压迫腕屈肌肌腱、指屈肌肌腱、正中神经受压，出现腕管综合征。手指掌心屈曲畸形,说明腕屈肌张力过高,腕伸受限。

■ 治疗

□ 尺侧腕屈肌切割松解术。

□ 旋前圆肌切割松解术。

□ 桡侧腕伸肌肌腱或指总伸肌肌腱平衡术。

□ 臂丛神经触激术。

■ 重要提示

□ 前臂旋前畸形的痉挛肌主要是旋前圆肌和旋前方肌。前臂旋后触诊可发现旋前圆肌部位凸起、发硬、抵抗的痉挛肌。

□ 触及旋前方肌困难,可用 X 线下金属线标志定位。

□ 术后石膏固定腕关节于背伸功能位(需手指功能得以改善,腕关节屈曲畸形矫正,能紧握、伸开手指自如)。

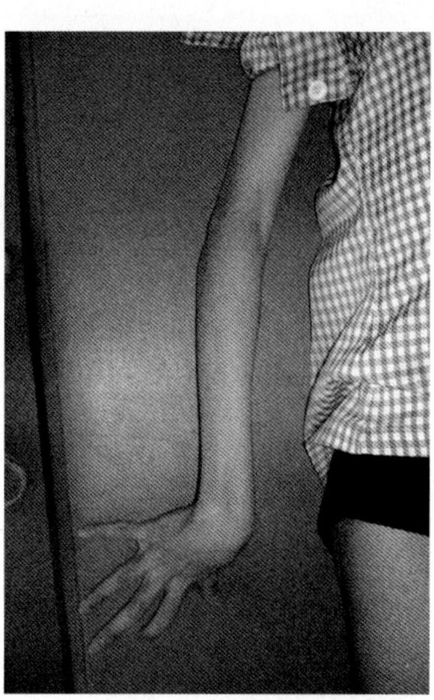

图 7-4-4

□ 治疗越早越好,有人主张婴儿出生后数日,开始被动牵拉和石膏托固定,并同时矫正拇指及其他手指畸形。对腕屈曲挛缩较重者,针刀微创切割松解尺侧腕屈肌,术后石膏固定,可改善上肢功能。

□ 腕伸肌力减弱者,容易复发。

□ 对前臂旋前挛缩,选择旋前圆肌切割松解可明显改善功能。

第五节　肘 部 畸 形

一、肘屈曲位畸形

■ 致畸原因

多由于外伤或脑瘫、中风偏瘫等造成肱二头肌、肱肌、肱桡肌和桡侧腕屈肌、旋前圆肌的痉挛与挛缩。

■ 临床表现

□ 肘关节屈曲,在站立或行走时肘屈肌肌张力高,症状更加明显。

□ 常见痉挛性瘫痪后遗症患者,影响穿衣、拿取身旁物品、洗漱等日常生活。

■ 治疗

□ 痉挛重于挛缩者被动牵拉,夜间肘伸直位用支具固定。

□ 挛缩重于痉挛者采用针刀微创手术治疗,术后防止复发,夜间肘伸直位支具固定。

□ 肱桡肌、肱二头肌、肱肌肌腱针刀切割松解术。

□ 臂丛神经触激术。

■ 重要提示

□ 肘屈畸形的痉挛肌主要是肱桡肌,其次是肱二头肌、肱肌。

□ 肘屈挛缩是由于肱二头肌与肱三头肌肌力不平衡导致,多伴有前臂旋前畸形。

□ 臂丛神经($C_{5\sim7}$)损伤后由于旋后恢复不佳而出现旋前畸形。

□ 肱二头肌、肱桡肌有功能,肱三头肌肌力弱,造成屈侧关节囊、韧带增厚并挛缩。

二、肘伸直位畸形

■ 致畸原因

外伤或脊髓损伤所致。

■ 临床表现

□ 肘关节伸直而不能屈曲,多合并肩内收、前臂旋前、腕屈曲及手指畸形。

□ 肱三头肌肌力较强,肱二头肌肌力减弱或完全缺失。

■ 治疗

□ 肱三头肌肌腱切割松解术。

□ 肘关节后侧关节囊及韧带切割松解术。

□ 臂丛神经触激术。

■ 重要提示

□ 针刀微创手术必须在矫正肩内收、前臂旋前、腕屈曲及手指畸形后方可矫正肘伸直位畸形。

□ 肘伸直矫正必须循序渐进,严禁粗暴动作,防止关节软骨坏死,关节内、外粘连。

□ 由于屈肘肌肌力弱,术后必须配合康复训练。

第六节　颈肩部畸形

一、肩关节内收、内旋畸形

■ 致畸原因

□ 无论何种脑瘫畸形,根本原因在于持续痉挛性活动状态,限制了肩外展、外旋肌功能。致畸原因在于脑未发育成熟前损伤,从而产生发育过程中上位中枢对下位中枢-脊髓调控功能失衡,造成肩关节周围肌肉运动功能紊乱。

□ 脑瘫肩关节畸形,其机制在于肱骨内收、内旋肌以及胸大肌、肩胛下肌、背阔肌、大圆肌、三角肌持续痉挛导致挛缩,产生内收、内旋畸形。

■ 临床表现

□ 肩关节内收　上臂紧贴同侧胸壁外侧,肘屈曲。

□ 肩关节内旋　前臂紧贴同侧胸壁的前内侧。当外展/外旋其患肩时,胸大肌肌腱的张力明显增高。

□ 肩关节活动障碍　日常生活受限,腋下皮肤多见湿疹。活动患肩出现疼痛,并可引起相关肌群痉挛或阵挛等。

■ 治疗

□ 背阔肌、大圆肌、胸大肌、肩胛下肌切割松解术。

□ 臂丛神经触激术。

■ 重要提示

□ 在行走时出现肩关节呈过伸位畸形,多是背阔肌和大圆肌的痉挛所致。

□ 临床观察所见,肩胛下肌痉挛是肩关节内旋的原因,肩关节内旋为主的畸形为肩胛下肌挛缩:表现患肩处于内旋内收,肘关节屈曲,前臂旋前,腕关节及各手指处屈曲位。针刀切割松解施术必须将患肩抬高,上肢被动外展,外旋肩胛骨,切割松解外侧的背阔肌、肩胛下肌起点。肩关节内旋挛缩畸形最常见;切割松解喙肱韧带、肩胛下肌止点、胸小肌止点。外旋肩关节,体位:仰卧位,头肩部抬高。如在俯卧位下施术,大圆肌因痉挛而显现明显,注意不要误切损伤大圆肌。术后即行肩关节被动外旋、上举,围手术康复训练。

□ 大圆肌、背阔肌挛缩:表现为肩关节呈内收为主的畸形,被动外展患肢时可发现肩关节下部有牵制感。肩胛下肌起点、大圆肌针刀切割松解治疗。

□ 肩关节内旋主动活动受限,被动活动正常,无明显外旋挛缩体征如翼状肩胛,治疗切割松解胸大肌止点。

二、肩外展、外旋畸形

■ 致畸原因

主要由冈上肌、冈下肌及三角肌的后部肌群痉挛或挛缩所致。

■ 临床表现

肩关节外展、外旋。

■ 治疗方法

□ 肩外展畸形　三角肌止点针刀微创松解术。

□ 肩关节外旋畸形　三角肌止点、冈下肌、小圆肌针刀微创松解术。

□ 肩外展、外旋畸形　背阔肌、大圆肌针刀微创松解术:患者侧卧,患侧向上,充分切割、松解背阔肌、大圆肌。

■ 重要提示

□ 针刀微创术后内旋位制动5周后行功能锻炼。

□ 针刀微创手术最佳年龄在1～5岁。

三、斜颈畸形

■ 致畸原因

□ 早期有人提出臀位产会引起胸锁乳突肌损伤产生斜颈,也有人认为难产或应用产钳致胸锁乳突肌损伤,形成血肿包块,血肿机化后挛缩产生斜颈;也有可能与遗传因素有关。

■ 临床表现

□ 宫内受压或在产程中,颈部软组织受压导致胸锁乳突肌缺血性肌挛缩,常在出生2个月内,发现患儿头部经常偏向一侧,下颌转向对侧肩部,被动矫正斜颈时,患侧胸锁乳突肌明显紧张。

□ 一侧胸锁乳突肌挛缩,导致患儿头部向患侧斜颈,下颌转向对侧肩部,形成斜颈畸形。

□ 在胸锁乳突肌体表投影处可触及肌性包块,无触痛反应。随年龄的增大面部可见不对称现象。

■ 治疗

□ 1 岁以上的患儿,采用胸锁乳突肌胸骨、锁骨端针刀微创切割松解术,如效果不明显再行胸锁乳突肌乳突端针刀微创切割松解术。

□ 术后用颈托支具固定 4～6 周。

■ 重要提示

畸形较重行二期针刀微创松解,但不可矫枉过正。

视频 9 斜颈畸形(傅某)

第七节 脑瘫伴随症状的针刀微创治疗

一、智力低下

■ 智障原因

□ 出生前因素 包括胎儿宫内发育迟缓、宫内窒息、妊娠毒血症、宫内感染,遗传性疾病(如 21-三体综合征、脆性 X 染色体综合征、先天性甲状腺功能减退症、苯丙酮尿症等)。

□ 出生时的因素 产时窒息、颅内出血、产伤等。

□ 出生后因素 脑炎、脑膜炎、惊厥后脑损伤、脑外伤、脑变性病、各种中毒等。

■ 临床表现

□ 脑瘫患儿常合并有智能落后,或为重度智能落后,痉挛型四肢瘫及强直型脑瘫者智能更差。

□ 手足徐动型患儿智能严重低下者少见。

□ 智能落后、智能低下。

■ 治疗

颈交感神经触激术。

二、视力障碍

■ 致畸原因

□ 急产,产道压力过大,对新生儿脑组织造成伤害所致。

□ 新生儿吸氧过量也会影响视力发育。

■ 临床表现

□ 最常见者为眼球内斜视和屈光不正,如近视、弱视、斜视等。

□ 偏瘫患儿可有同侧偏盲。

□ 视觉缺陷可影响眼、手协调功能。

■ 治疗

颈交感神经触激术。

三、语言障碍

■ 致畸原因

□ 发育延迟而引起的语言障碍,包括脑部疾病所致(如大脑基底核损坏、小脑系统损坏、肌肉病变等)。

■ 临床表现

□ 脑瘫患儿可有不同程度语言障碍。

□ 语言发育迟缓，发音困难，构音不清，不能说成句的话，不能正确表达自己的意思，有的患儿完全失语。

□ 手足徐动型和共济失调型患儿常伴语言障碍。

□ 痉挛型四肢瘫、双侧瘫患儿也常伴语言障碍。

■ 治疗

□ 颈交感神经触激术（术式1）。

□ 下颌舌骨肌神经触激术。

四、口、面、牙功能障碍

■ 致畸原因

目前致畸原因不明，可有家族倾向，多与染色体隐性遗传有关。

■ 临床表现

□ 脑瘫患儿可伴有吸吮无力，吞咽咀嚼困难，口唇闭合不佳，经常流涎，有些患龋齿或牙齿发育不全，这些症状以手足徐动型患儿最为多见。

■ 治疗

□ 颈交感神经触激术（术式1）。

□ 咀嚼肌刺激术。

□ 下颌舌骨肌神经触激术（图7-7-1）。

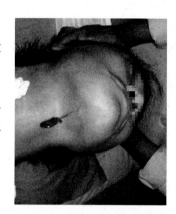

图 7-7-1

五、情绪、行为障碍

■ 致畸原因

与脑功能受损有关。

■ 临床表现

□ 好哭、任性、固执、孤僻、脾气古怪、情感脆弱，易于激动，有的有快活感、情绪不稳定等，手足徐动型患儿较为常见。

□ 多数脑瘫患儿表现有活动过多，注意力分散，行为散乱等。偶见患儿用手猛击头部、下颌等自身伤害的"强迫"行为。

■ 治疗

□ 颈交感神经触激术（参见第六章第一节）。

□ 咀嚼肌刺激术。

施术方法：仰卧位，头扭向一侧，使患者张口，在颧弓下缘，下颌切迹之间的凹陷与下颌角前上方约一横指凹陷处，用4号针刀在凹陷处垂直刺入，快速摆动针体后退出针刀，用无菌纱布压迫止血。

□ 下颌舌骨肌神经触激术。

施术方法：仰卧位，颈后部放平枕使颈保持后伸位，用4号针刀在喉结上方，舌骨上缘凹陷处,向舌尖部刺入,摆动针体后退出,用无菌纱布压迫止血。

(任旭飞　任月林)

第八节　脑瘫外科手术后的再处理

一、脑瘫外科手术的历史回顾

对于脑瘫的治疗,国内外的医学家多从本领域出发去研究和探讨,20 世纪 80 年代后期外科手术治疗在国内占有较大的比例。

■ 最早脑瘫外科手术的治疗,可追溯至 1843 年,Little 首先采取皮下切断延长术治疗马蹄足畸形获得良好效果而受到极大关注,开创了手术治疗脑性瘫痪的先河。

■ 1908 年 Foerster 采取脊神经后根切断术治疗双下肢痉挛,因术后患儿有感觉丧失,故该术式没有得到广泛推广。

■ 1912 年 Stoffel 改变 Foerster 的手术思路,将手术部位从脊神经后根改为周围神经分支,对小腿三头肌痉挛的患儿进行了胫神经的腓肠肌神经肌支的部分切断。

■ 1914 年 Selig 提出了应用闭孔神经肌支切断术来治疗内收肌痉挛、髋关节内收的患儿。以上这一时期主要采取神经切断的方法来消除脑瘫儿的肌痉挛。

■ 1923 年 Silfuerskiold 采取肌腱移位术治疗马蹄足畸形获得了确切的效果。此后许多专家报告了大量的技术改良和新术式,以期解决或改善脑瘫儿的肢体功能障碍。

■ 1933 年 Chandler 提出了膝韧带远移术以治疗可被动伸直膝关节但主动伸膝关节功能障碍的患儿。

■ 1952 年 Eggers 等提出了腘绳肌止点上移,以改善关节的屈曲挛缩。

■ 1978 年意大利学者 Fasano 首先报道采用术中电刺激法行选择性脊神经后根切断术(SPR),在彻底解除痉挛的同时成功地保留了肢体的感觉,并经术后随访发现,相当部分病例有明显的功能改善,故又称之为功能性脊神经后根切断术(FPR)。

■ 20 世纪 80 年代后期国内徐林等即开始有关 SPR 的基础研究,并于 1990 年首先报道 SPR 治疗脑瘫痉挛的经验。

■ 2000 年北京中日友好医院脑神经外科同日本东京女子医科大学神经外科合作,在国内率先开展了"选择性周围神经显微缩小术"治疗小儿脑瘫、脑和脊髓肿瘤及损伤、多发性硬化等颅脑脊髓疾患引起的四肢痉挛状态,取得了解除痉挛的疗效。

■ 2002 年 10 月 12 日中国中央电视台新闻 30 分和新闻早 8 点栏目分别对 SPR 治疗脑瘫进行了专题报道。

■ 随着脑瘫外科手术治疗在全国各地迅速开展,手术适应证在医疗市场的刚性需求下被盲目扩大化,同时围手术康复未引起医者和患者的重视,致使部分术后患者原有的功能障碍发生了新的变化。

■ 1997 年,第二届全国脑瘫 SPR 与康复研讨会在安徽黄山召开,总结了开展 SPR 以来的经验和问题,提出了 SPR 的主要目的为解除肢体痉挛,是为康复训练创造条件。所以 SPR 以来(脊神经后根切断术、脊神经后根不完全切断术、脊神经后根不完全性选择性切断术)的经验和强化康复训练才能达到功能改善的目的。

■ 提出 SPR 应在选择上下功夫。选择包括 3 个含义：选择合适的病例，选择解除痉挛的神经节段和按适当比例电刺激，选择性切断阈值低的后根小束。

二、脑瘫外科手术后的针刀微创手术再治疗机制

■ 外科手术在全国各地展开后，在部分非适应证脑瘫患者中出现了"太过"和"不及"的现象，临床表现为术后肌张力低下、脊柱失稳行走左右摇摆，术后痉挛未完全解除、肌张力仍高。

■ 脑瘫针刀微创治疗着眼于肢体力平衡的重建，针刀通过触激神经、刺激肌肉、切割松解肌腱韧带达到"泻其有余、补其不足"的作用。

■ 针刀神经触激术能够触激外科手术被选择性切断后的残存神经。研究已经证实神经之间有着相互交通的神经纤维存在，平时这种纤维神经的活动被其主干神经所掩盖。通过针刀对残存神经的强烈触激，被掩盖的神经活动被激活并释放出神经递质，起到"补其不足"的生理效应。

■ 通过针刀对萎软肌肉的刺激，使该肌肉产生应激反应和逃避反应，即部分或全部肌肉出现了收缩和耦联效应，通过肌肉对此效应的记忆和重复，能够帮助该肌肉和肌肉群恢复功能，也能加强神经触激形成的效应，对肌肉功能恢复形成了正性的叠加效应，改善和恢复萎软肌肉的形态结构和生理功能。

■ 通过针刀对外科手术后残存的肌痉挛、肌挛缩、手术瘢痕进行切割松解，可减轻肌肉的单元力量，起到"泻其有余"、调节肢体力平衡的效果。

三、外科手术后残留症状分析

■ 手术后残留尖足、外翻、剪刀步

□ 术后仍尖足、外翻、剪刀步有再治疗指征，但由于手术对局部解剖组织的改变，使得手术区局部解剖结构出现了变异，导致了局部力学的改变，出现新的力平衡失调，给再治疗的机制增加了新的内涵，这也是术后再治疗的差异所在。

□ 在患者的自愈过程中因为运动姿势的异常，随着时间的推移会适应这种新的肢体畸形，从而在临床中出现了千奇百怪的力平衡失调叠加畸形。

□ 针刀微创治疗脑瘫对"躯干左右摇摆"的认识：部分手术造成患者脊柱两侧软组织失调、骨盆倾斜，脊柱失稳，由于解剖结构的变化，表现为行走时左右摇摆。

□ 脊柱竖脊肌、髂腰肌深层肌肉是保持和协调身体姿势的肌肉，给脊柱以支撑和保护。正是这些肌肉使人体的平衡、坚固、稳定和直立成为可能。这些细小的半棘肌、多裂肌、横突间肌、棘间肌、回旋肌，起着稳定和支撑作用。如果手术破坏了这些肌群的内环境，必导致左右摇摆异常姿势的出现，以维持这种新的代偿运动模式，这是人体进行自我调节的结果。

□ 重要提示

◇ 针刀微创治疗脑瘫提出了"围手术期康复"，针对"摇摆不定"的康复治疗应用了"核心控制论"，重点训练腹部的横向腹肌、腰部深层肌肉及盆肌，强化对人体运动的核心训练。

■ 外科术后腰以下软瘫，无力行走，足外翻、踇外翻、膝反张。

□ 术后残留症状分析

◇ 部分非适应证脑瘫患者在选择性切断部分神经或者转移某些肌肉组织等手术过程

中,使得本来应该能够体现机体自身防御性反应的解剖结构丧失或者部分丧失,而患者在运动中为了维持身体的运动功能,就需要动员肌肉为关节提供动力,但是支配该群肌肉的神经被切断了,或者该肌肉被转移了,导致该肌肉无法提供动力,使之失去了运动的功能,在短时间内,表面上是抑制了该群肌肉的严重痉挛问题,似乎临床表现得到了改善,但是随着时间的推移,该群肌肉因为失去动力无法进行合理科学的运动,出现了虽有形体而功能低下。由于该群肌肉的功能低下,导致与其拮抗的肌肉群也出现了功能低下的问题。由于筋伤骨必动,在症状表现上除有行走软弱无力外,同时还有骨关节的异常形态改变。

◇　膝反张的分析:脑瘫尖足患者,踝关节不能通过背伸(跟腱挛缩)来缓冲身体的重力,这个压力由膝关节接受;膝关节由于承受了重力,使已肌力低下的腘绳肌更为痉挛或挛缩,再加上腰脊神经切断手术后,自身的肌力、肌张力进一步受到的影响(多是腘绳肌肌力低,股四头肌肌张力高),肌力更加低下,形成了膝反张;术后较早或不正确站立、行走训练,膝关节受压,腘绳肌肌力越来越低,膝反张越来越重。

◇　针刀微创治疗脑瘫理论认为:痉挛属于人体自我保护性的反应,是脑损伤后在外周的具体表达,当有寒冷情绪紧张等外源性刺激时,脑瘫机体会主动调节使痉挛加重,以缓解外源性刺激对脑组织的影响。

◇　针刀治疗脑瘫痉挛、挛缩、畸形不是祛除什么组织,而是利用人体的自御能力和本能反应来调整它,当针刀作用于人体后,通过针的刺激作用进行双向调节,"太过"者使能量释放,"不及"者使能量补充,对人体神经递质(如多巴胺类)起到量的调节和释放,用中医学观点来看就是调整阴阳,损其有余,补其不足,使人体达到阴平阳秘,精神乃治的最佳状态(治疗病例见第十二章第三节)。

(任旭飞　任月林)

第八章

围脑瘫针刀微创手术康复

第一节 概 论

■ 围脑瘫针刀微创手术康复是在康复医学基础上围绕脑瘫针刀微创术前、术后而进行的脑瘫康复评估和治疗。

■ 切割纠畸术是矫正畸形、恢复运动功能、改善患者生活能力的重要手段。针刀神经触激术、肌肉刺激术、切割纠畸术与康复训练紧密贯串才略抵达惬意的疗效。

■ 治疗计划、治疗过程应该由经过正规培训的中医针刀神经触激疗法医师或骨科医师和康复医师、康复治疗师协同制订。

一、"围"的内涵

■ 在时间上

脑瘫针刀微创手术前后均需实施康复治疗。脑瘫针刀微创手术与围脑瘫针刀微创手术康复互相穿插、交织、围绕。

■ 在目的上

□ 脑瘫针刀微创手术与围脑瘫针刀微创手术康复的目的均围绕脑瘫患者的问题和障碍,达到共同的目标,二者缺一不可。

□ 围脑瘫针刀微创手术康复围绕脑瘫针刀微创手术开展工作,术前康复为脑瘫针刀微创手术打好基础,筛选手术适应证;术后康复巩固脑瘫针刀微创手术的疗效,促进正常运动模式的建立。

□ 脑瘫针刀微创手术在矫正脑瘫肢体畸形方面疗效快捷,有效地解决了肢体形态、功能问题,但旷日持久的异常运动模式在脑中留下的记忆痕迹,必须通过围脑瘫针刀微创手术康复治疗及训练才能消除,重新建立新的运动模式及运动技巧。

■ 在理论基础上

脑瘫针刀微创手术与围脑瘫针刀微创手术康复有众多共同的理论基础,如解剖学、正常人体运动学、神经生理学、神经发育学、康复医学、人体异常运动学、生物力学等。

二、脑瘫针刀微创手术与围脑瘫针刀微创手术康复的关系

■ 如果形容脑瘫的治疗是一场战争,那么,在脑瘫的早期干预,异常运动模式的纠正方面,康复就是"先锋部队",同时起到"侦察兵、望远镜"的作用。

■ 针刀微创手术像"飞机、大炮"般处理肌痉挛、肢体畸形后,围针刀微创手术康复"部队"即刻占领"阵地","穷寇必追",清除"残余障碍"和"习惯势力",并建设新的局面(运动模式)。

■ 脑瘫针刀微创手术与围脑瘫针刀微创手术康复是鱼水关系和战友关系。

■ 手术医生须熟悉康复,康复医生须了解手术。

■ 康复不是对针刀微创手术医生的"解脱",更不是"临终关怀"。

三、围脑瘫针刀微创手术康复的特点

■ 对医生来说是一个找出问题,然后解决问题的过程;对患者来说是一个治疗的过程,也是一个学习正常运动模式的过程。

■ 治疗目标是最大限度地提高患者的功能,使患者重返家庭和社会。

■ 须从患者的实际情况出发,遵循循序渐进的原则,强调整体观念和患儿的全面发展。

■ 主要任务是围绕脑瘫针刀微创手术的目的开展工作,并在此基础上促进患者正常运动模式的建立和发展运动技巧。

■ 强调患者的主动性和积极性,采用引导式训练和治疗,并把训练过程游戏化、生活化,实现了真正的"快乐治疗",更有利于脑瘫患儿的健康成长。

■ 术前康复也是术后康复的铺垫。

四、围脑瘫针刀微创手术康复的要求和注意事项

■ 针刀微创术后第 2 天即开始围脑瘫针刀微创手术康复训练。

■ 石膏外固定期间可行非固定肢体康复训练;拆除石膏固定后局部可行中药熏洗、浸泡,拆除石膏 7 天内避免站立、行走,可行其他体位训练。7 天后,视具体情况适度站立训练,必要时佩戴支具行走。

■ 为患儿设计的治疗性游戏及活动要求难度适宜,既有挑战性,又不会让患儿产生挫败感。训练过程中还须根据患儿的能力、兴趣和实际情况及时调整训练的难度和方法。

■ 如果患儿难以完成动作,可以把动作的步骤进一步细化、分解;通过操作者的手、器械、辅具给予适当帮助。

■ 引导式训练过程中强调患者的主动动作意识,只有在必要时才给予孩子一定的帮助。

■ 软组织牵伸训练时应以不引起疼痛为度;主动训练原则上越多越好,主张以不引起疲劳为度。

■ 可以与其他孩子一起训练,可以一边训练一边唱歌或跟着歌曲的节奏做动作。

■ 明确告诉孩子你要为他做什么,你要求他做什么,取得孩子的配合。

■ 要求家长共同参与,学习训练方法,坚持家庭康复,并在训练中保持乐观和激情。

五、重要提示

■ 脑瘫患者的功能障碍常较少单独存在,常叠加、合并多方面的障碍。功能障碍的程度有别,出现的先后顺序有别,主次有别,性质有别,在制订治疗方案时还须根据患者的实际情况作出调整。

（任旭飞　任月林）

第二节　颈肩及上肢各关节畸形

一、斜颈畸形

■ 术前康复目的、方法
□ 提高头控功能及自我纠正意识。
□ 改善颈旋转、侧屈肌群的延伸性,增进颈旋转、侧屈的关节活动范围。
□ 被动牵伸痉挛肌,"回头望月"主动牵伸痉挛肌。
□ 颈旋转、侧屈肌群的手法按摩。
□ 头控训练　俯卧位、坐位、站立位竖头、侧屈、旋转训练。
■ 术后康复目的、方法
□ 保持颈侧屈的关节活动范围及颈侧屈肌群延伸性。
□ 进一步提高竖头功能及核心控制力。
□ 建立正常站立姿势,提高平衡功能。
□ 术前训练的所有项目进一步加强。
□ 核心控制训练　坐位、站立位、跪位功能活动及姿势控制训练。
□ 坐位平衡板训练:坐在平衡板上左右晃动(图8-2-1,图8-2-2)。

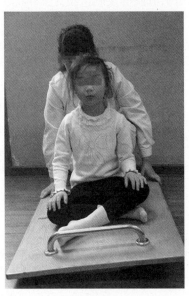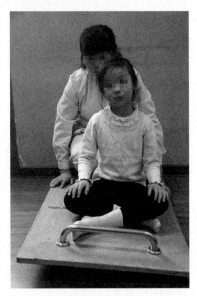

图 8-2-1　　　　　　　　　　　　图 8-2-2

□ 走直线训练。

□ 必要时佩戴颈托。

■ 家庭训练

□ 游戏　头球射门，走直线。

□ 日常生活活动训练

◇ 患者坐位时，家属站在患者患侧，使患者与家属交流时保持颈向健侧侧屈。

◇ 电视机放在患者患侧前方，使患者看电视时保持颈向健侧侧屈。

◇ 在学校或幼儿园安排座位时，座位安排在患者健侧，使患者看老师或黑板时保持颈向健侧侧屈。

◇ 将电脑屏幕近患者患侧处抬高，与桌面形成 10°～30°夹角，看书时同看电脑屏幕。

◇ 将枕头调成患侧高、健侧低的状态。

◇ 让患者照镜子，自我纠正头部姿势。

■ 重要提示

□ 长期斜颈状态可导致胸、腰椎生理弯曲发生改变。

□ 日常生活中不断强调姿势左右对称。

□ 坐位平衡板训练及走直线训练，通过患者自身的姿势调节过程，使颈左右肌群肌力、肌张力逐渐趋向"力平衡"。

□ 头球射门游戏时，气球、排球比足球更适合。

二、斜肩畸形

■ 术前康复目的、方法

□ 提高耸肩肌群肌力和肩部稳定性及耸肩意识。

□ 改善肩下方肌群的延伸性，增进肩胛上升、上旋的活动范围。

□ 肩胛胸壁关节上升、上旋被动活动，牵伸肩下方肌群及软组织。

□ 肩下方肌群的手法按摩。

□ 耸肩训练。

□ 双手十指交叉相握上举训练(图 8-2-3)。

□ 手膝位四点支撑及爬行训练。

□ 游戏　患侧单手投篮，单手摸高处，向高处搬运小物件或玩具，手爬肩梯。

□ 耸肩肌群功能性电刺激　部位：耸肩肌群。强度：阈上刺激。时间：20 分钟。用量：1次/d。

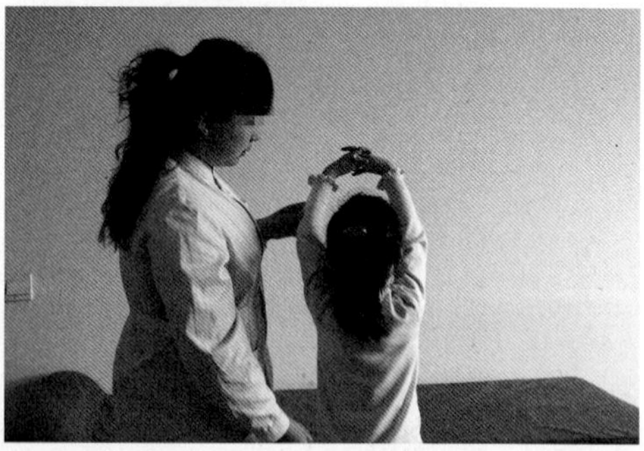

图 8-2-3

■ 术后康复目的、方法

□ 保持肩下方肌群及肩周软组织延伸性。

□ 进一步提高耸肩肌群肌力。

□ 提高手眼协调能力及日常生活自理能力。

□ 术前训练的所有项目进一步加强。

□ 巴氏球上俯卧手撑地训练。

☐ 坐位侧方推球。

☐ 必要时佩戴肩外展支具。

■ 家庭训练

☐ 耸肩练习、双手十指交叉握拳上举。

☐ 镜前站姿及步态纠正。

☐ 游戏　患侧单手投篮，单手摸高处，向高处搬运小物件或玩具。

☐ 日常生活活动训练　梳头训练。

■ 重要提示

☐ 单手摸高处游戏时，可在孩子刚好够得着的墙上挂上发声玩具以增加乐趣。

三、肩内收畸形

■ 术前康复目的、方法

☐ 提高肩区各肌群肌力及肩部稳定性，提高肩外展的意识。

☐ 改善肩关节下方关节囊及肩内收肌群的延伸性，增进肩外展的关节活动范围。

☐ 肩关节被动活动及肩内收肌群牵伸训练。

☐ 肩周手法按摩。

☐ 俯卧位肘支撑训练，手膝位四点支撑及爬行训练。

☐ 游戏　拍球：在身体外侧拍球。

☐ 三角肌、冈上肌等肌群功能性电刺激　部位：三角肌、冈上肌。强度：阈上刺激。时间：20 分钟。用量：1 次/d。

■ 术后康复目的、方法

☐ 保持肩关节关节活动范围及肩周软组织延伸性。

☐ 进一步提高肩关节各肌群的肌力及肩关节的稳定性。

☐ 建立正常运动模式，保护性支撑反应。

☐ 提高手眼协调能力及日常生活自理能力。

☐ 进一步加强术前训练的所有项目。

☐ 坐位，手后方支撑训练。

☐ 坐位，侧方推球训练（图 8-2-4）。

☐ 巴氏球上俯卧手撑地训练（图 8-2-5）。

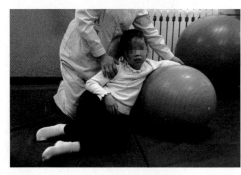
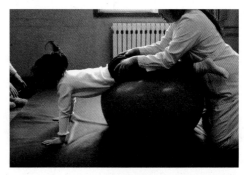

图 8-2-4　　　　　　　　　　图 8-2-5

□ 游戏　拍球,抛接球,向高处搬运小物件或玩具,手爬肩梯等。

□ 必要时佩戴肩外展支具。

■ 家庭训练

□ 手膝位四点支撑及爬行训练。

□ 游戏　拍球,抛接球,使用厨具玩具玩"炒菜"游戏,向高处搬运小玩具,"树上摘果",从脑后摸对侧耳朵等。

□ 日常生活活动训练　梳头训练,按电灯开关。

■ 重要提示

□ 肩关节康复训练前须充分活动肩胛胸壁关节。

□ 拍球、"摘果"、手爬肩梯等训练从身体外侧进行,以增加患儿肩主动外展。

四、肩后伸畸形

■ 术前康复目的、方法

□ 提高肩前屈的意识。

□ 改善肩后方软组织的延伸性,增进肩前屈的关节活动范围。

□ 提高肩部稳定性。

□ 肩关节前屈的主、被动活动及肩后方软组织的牵伸训练、手法按摩。

□ 俯卧位肘支撑训练,手膝位四点支撑及爬行训练。

□ 游戏　拍球,抛接球,投篮,使用厨具玩具玩"炒菜"游戏,向高处搬运小玩具。

□ 三角肌、冈上肌等肌群功能性电刺激　部位:三角肌、冈上肌。强度:阈上刺激。时间:20分钟。用量:1次/d。

■ 术后康复目的、方法

□ 保持肩关节活动范围及肩周软组织延伸性。

□ 进一步提高肩关节各肌群的肌力及肩关节的稳定性。

□ 建立、加强正常运动模式和保护性支撑反应。

□ 提高手眼协调能力及日常生活自理能力。

□ 进一步加强术前训练的所有项目。

□ 双手十指交叉握拳上举训练。

□ 手膝位四点支撑及爬行训练,巴氏球上俯卧手撑地训练。

□ 坐位向前方推球训练(图8-2-6)。

□ 向高处搬运小物件或玩具,手爬肩梯。

■ 家庭训练

□ 手膝位四点支撑及爬行训练。

□ 游戏　拍球,抛接球,投篮,使用厨具玩具玩"炒菜"游戏,向高处搬运小玩具等。

□ 日常生活活动训练:梳头训练,按电灯开关。

■ 重要提示

□ 肩关节康复训练前须充分活动肩胛胸壁关节。

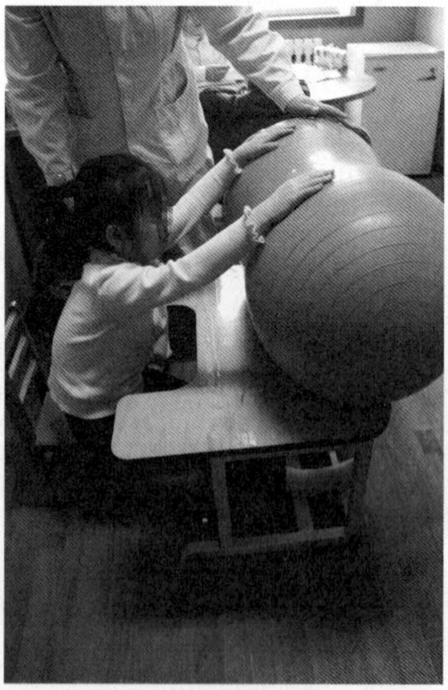

图 8-2-6

□ 拍球、"摘果"、手爬肩梯等训练从身体前方进行,以增加患儿肩主动前屈。

五、肘屈曲畸形

■ 术前康复目的、方法

□ 提高肘关节伸展的运动控制能力,提高伸肘意识及肱三头肌肌力。

□ 增进肘伸展的关节活动范围。

□ 改善肱二头肌、肱桡肌、肱肌的延伸性。

□ 被动伸肘及屈肘肌群牵伸训练。

□ 屈肘肌群的手法按摩。

□ 坐位推滚筒训练,擦桌子。

□ 手膝位四点支撑(必要时治疗师给予适当帮助辅助伸肘)(图 8-2-7)。

□ 肱三头肌功能性电刺激　部位:肱三头肌。强度:阈上刺激。时间:20 分钟。用量:1 次/d。

■ 术后康复目的、方法

□ 保持肘关节伸展的关节活动范围及肘关节囊等软组织延伸性。

□ 进一步提高肘关节伸展的运动控制能力及肱三头肌肌力。

□ 建立正常伸肘运动模式,建立保护性支撑反应。

□ 进一步加强术前训练的所有项目。

□ 手膝位四点支撑及爬行训练。

□ 巴氏球上俯卧手撑地训练。

□ 游戏　拍球、抛接球、擦桌子、推凳子等。

□ 必要时佩戴肘关节支具。

■ 家庭训练

□ 手膝位四点支撑及爬行训练。

□ 游戏　拍球、抛接球、投篮、投沙包、投硬币、推凳子等。

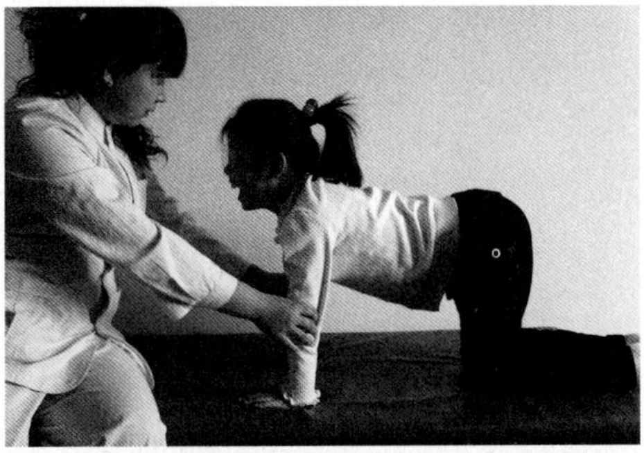

图 8-2-7

□ 日常生活活动训练　擦桌子,开关抽屉,开关门,拖地,推购物车。

■ 重要提示

□ 移动身体、固定身体、重心转移、中线活动、肩部活动及手肘伸直、手的抓握放松等是日常生活的基本动作,康复师和家长在实施上肢训练时需将基本动作模式纳入训练中。

□ 投沙包、硬币时可使用塑料桶等容器作为接纳物,也可画一只大老虎套在桶上,桶口就是"老虎口",让孩子"喂老虎",以增加乐趣;可通过改变容器与孩子间的距离来改变游戏的难度。

□ 开关抽屉、开关门、拖地、推购物车须注意安全。

六、前臂旋前畸形

■ 术前康复目的、方法

□ 提高前臂旋前、旋后的运动控制能力,增强患者前臂旋后意识。

　　□ 改善旋前圆肌、旋前方肌的延伸性,改善前臂旋后的关节活动范围为手术及术后康复做准备。

　　□ 前臂旋后被动运动,旋前圆肌牵伸训练及手法按摩。

　　□ 前臂旋后位四点支撑,要求指尖指向足侧(图 8-2-8)。

　　□ 坐位手支撑,要求手指向后(图 8-2-9)。

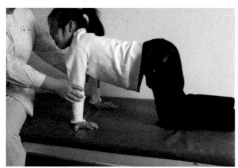

图 8-2-8   图 8-2-9

　　□ 患者握棒旋后敲鼓训练。

　　■ 术后康复目的、方法

　　□ 保持前臂旋后的关节活动范围及前臂软组织延伸性。

　　□ 进一步提高前臂旋前、旋后的运动控制能力。

　　□ 促进上肢正常运动模式的建立。

　　□ 进一步加强术前训练的所有项目。

　　□ 木插板训练,必要时操作者协助患者前臂旋后(图 8-2-10)。

　　□ 翻书训练,开门训练,拧螺丝训练。

　　□ 弹力胶棒训练(图 8-2-11)。

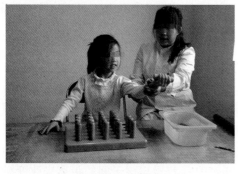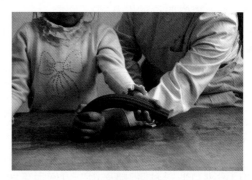

图 8-2-10   图 8-2-11

　　■ 家庭训练

　　□ 拧螺丝训练,翻书训练。

　　□ 游戏　握棒旋后敲击(洋娃娃、乐器、会发声的充气玩具、水桶等)训练(图 8-2-12)。

　　□ 日常生活活动训练　开门训练(旋转锁头),拧瓶盖训练(图 8-2-13),进食训练。

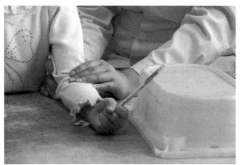

图 8-2-12

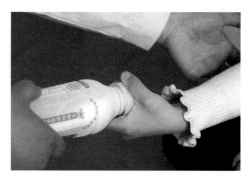

图 8-2-13

■ 重要提示

□ 翻书、开门、拧螺丝、拧瓶盖可有不同的操作方法,训练时须由康复师及家长控制好训练用具与孩子手肘的位置关系,确保孩子是以前臂旋后的方式完成。

□ 在看电视的时候可同时做四点支撑或坐位支撑训练。

□ 据不完全统计,术前前臂旋后训练做得好的患者,术后都能见到明显的效果。

七、腕掌屈畸形

■ 术前康复目的、方法

□ 提高腕关节屈伸的运动控制能力,促进伸腕意识及伸腕肌群肌力。

□ 改善腕屈肌群的延伸性,增进腕伸展的关节活动范围。

□ 屈腕肌群牵伸训练及屈腕肌群的手法按摩。

□ 腕关节关节松动术。

□ 手膝位四点支撑训练。

□ 双手十指相扣,掌心向外,主动牵伸腕屈肌群(图 8-2-14)。

□ 腕伸肌叩击手法(图 8-2-15)。

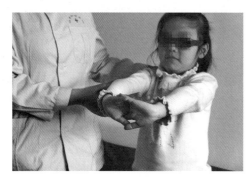

图 8-2-14

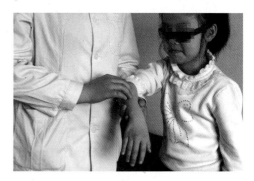

图 8-2-15

□ 拍手游戏。

□ 腕伸肌群功能性电刺激　部位:桡侧腕伸肌、尺侧腕伸肌、指总伸肌。强度:阈上刺激。时间:20分钟。用量:1次/d。

■ 术后康复目的、方法

□ 保持腕关节伸展的关节活动范围及腕关节囊等软组织延伸性。

□ 进一步提高腕关节屈伸的运动控制能力及腕伸肌群肌力。

□ 建立正常腕屈伸运动模式,提高腕关节的灵活性。

□ 进一步加强术前训练的所有项目。

□ 坐位手后方及侧方支撑训练(图 8-2-16),手膝位四点支撑及爬行训练。

□ 拧螺丝,拧瓶盖训练。

□ 游戏　拍球,抛接球。

□ 必要时佩戴腕关节支具如功能位夹板。

■ 家庭训练

□ 坐位手后方或侧方支撑训练,手膝位四点支撑训练及爬行训练。

□ 双手十指相扣,掌心向外,主动牵伸腕屈肌群。

□ 游戏　拍手游戏,击掌游戏(图 8-2-17),影子游戏,折纸,玩较大的玩具,使用鼠标玩益智游戏。

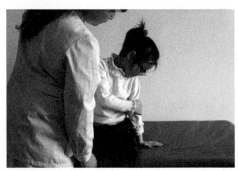 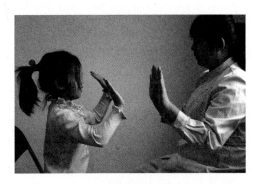

图 8-2-16　　　　　　　　　　　　　　　图 8-2-17

□ 日常生活活动　拧瓶盖训练,使用大杯子喝水,双手端碗等。

■ 重要提示

□ 可在看电视的同时实施坐位手后方或侧方支撑训练。

□ 必要时可佩戴分指板配合坐位手后方或侧方支撑训练,手膝位四点支撑及爬行训练。

□ 拧瓶盖时可有不同的操作方法,训练时须控制好瓶子的位置,确保孩子通过伸腕动作完成训练。

八、腕尺偏畸形

■ 术前康复目的、方法

□ 提高腕关节桡偏的意识、运动控制能力及腕关节的灵活性。

□ 改善尺侧腕伸肌、尺侧腕屈肌的延伸性,增进腕桡偏的关节活动范围。

□ 尺侧腕伸肌、尺侧腕屈肌牵伸训练及手法按摩。

□ 腕关节关节松动术。

□ 主动桡偏训练。

■ 术后康复目的、方法

□ 保持腕桡偏的关节活动范围及腕关节囊等软组织延伸性。

□ 进一步提高腕关节桡偏的运动控制能力。

□ 提高腕关节的灵活性。

□ 进一步加强术前训练的所有项目。

□ 串珠、拧螺丝训练。

□ 游戏　拍球,抛接球,使用鼠标玩益智游戏。

□ 日常生活活动训练　擦桌子、扣扣子等。

□ 必要时佩戴腕手矫形器。

■ 家庭训练

□ 拧螺丝,插木签训练。

□ 游戏　拼图,拍球,抛接球,使用鼠标玩益智游戏,搭积木。

□ 日常生活活动训练　拧瓶盖、擦桌子、扣扣子等。

■ 重要提示

□ 训练过程中发现患者尺偏时要及时纠正。

□ 抛接球时要求孩子手指朝上即可保证腕关节处于桡偏。

□ 拍球、拧螺丝、拧瓶盖时可有不同的操作方法,训练时须控制好瓶子的位置,确保患儿通过伸腕桡偏动作完成训练。

九、腕背伸畸形

■ 术前康复目的、方法

□ 提高腕关节屈、伸的运动控制能力,提高腕屈曲的意识及腕的灵活性。

□ 改善腕伸肌群的延伸性,增进腕屈曲的关节活动范围。

□ 腕伸肌群牵伸训练及手法按摩。

□ 腕关节关节松动术。

□ 腕屈肌叩击手法。

□ 腕屈肌群功能性电刺激　部位:桡侧腕屈肌、尺侧腕屈肌、掌长肌。强度:阈上刺激。时间:20分钟。用量:1次/d。

■ 术后康复目的、方法

□ 保持腕关节屈曲的关节活动范围及腕关节囊等软组织延伸性。

□ 进一步提高腕关节屈伸的运动控制能力及腕屈肌群肌力。

□ 建立正常腕屈伸运动模式,提高腕关节的灵活性。

□ 进一步加强术前训练的所有项目。

□ 游戏

◇ 投沙包,投硬币。

◇ 握球训练及抱球训练(图8-2-18)。

◇ 收集积木游戏:将积木散在地撒在桌面上,让孩子将积木收集在自己面前(图8-2-19)。

□ 必要时佩戴限制腕关节伸展的腕手矫形器。

■ 家庭训练

□ 游戏　收集积木游戏,握球训练及抱球训练,拍球,沙中捞物(将玩具放进沙中,让患儿从沙中将玩具捞起),捞沙,水中捞物。

　　□ 日常生活活动训练　上提裤子,提水,舀水。

　　■ 重要提示

　　□ 握球训练及抱球训练时要求腕屈曲、手指伸直。

　　□ 沙中捞玩具时可用沙子将玩具完全掩盖以增加难度和乐趣。

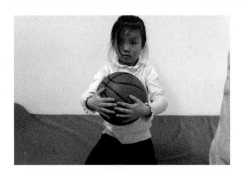
图 8-2-18

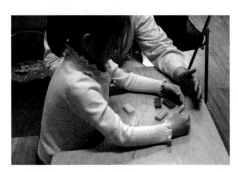
图 8-2-19

十、屈指畸形及拇屈曲内收畸形

　　■ 术前康复目的、方法

　　□ 提高手指屈伸的运动控制能力及伸指、拇外展的意识。

　　□ 改善指屈肌群、拇内收肌群的延伸性,增进指伸展、拇伸展、拇外展的关节活动范围。

　　□ 指屈肌群及拇内收肌群牵伸训练和手法按摩。

　　□ 各手指的被动活动及关节松动术。

　　□ 分指板训练。

　　□ 手膝位四点支撑训练。

　　□ 双手十指相扣,掌心向外,主动牵伸腕屈肌群。

　　□ 指伸肌群叩击手法。

　　□ 拍手游戏,增强伸指意识。

　　□ 指伸肌群、拇外展肌功能性电刺激　部位:指总伸肌、拇长展肌。强度:阈上刺激。时间:20 分钟。用量:1 次/d。

　　■ 术后康复目的、方法

　　□ 保持手指伸展、拇外展的关节活动范围。

　　□ 进一步提高手指屈伸的运动控制能力及指伸肌群、拇外展肌肌力。

　　□ 建立正常手指屈伸运动模式,提高手精细动作能力、抓握能力及协调能力,提高日常生活自理能力。

　　□ 进一步加强术前训练的所有项目。

　　□ 手膝位四点支撑训练及爬行训练。

　　□ 主动伸指训练及伸指抗阻训练。

　　□ 游戏　弹玻璃珠,拍球,抛接球,拍手游戏,竖拇指游戏。

□ 必要时佩戴腕关节矫形器如功能位夹板,虎口撑开器。

■ 家庭训练

□ 双手十指相扣,掌心向外,主动牵伸腕屈肌群。

□ 手膝位四点支撑训练及爬行训练。

□ 游戏　弹玻璃珠、拍手游戏、抛接球、击掌游戏、影子游戏、折纸、竖拇指游戏、玩较大的玩具等。

□ 日常生活活动训练　使用大杯子喝水、双手端碗等。

■ 重要提示

□ 训练期间让患儿拍手和竖起大拇指,在其他情况下需要表扬他/她的时候,也可以让患儿鼓掌或竖起大拇指。

□ 使用玻璃珠训练时避免患儿将玻璃珠放入口中。

(任月林　曹　玉　周学龙)

第三节　下肢各关节畸形

一、髋屈曲畸形

■ 术前康复目的、方法

□ 提高髋关节屈、伸的运动控制能力,提高伸髋意识及髋伸肌群肌力。

□ 改善髋屈肌群的延伸性,增进髋伸展的关节活动范围。

□ 髋屈肌群手法牵伸训练。

□ 股直肌、缝匠肌、阔筋膜张肌的手法按摩。

□ 姿势牵伸训练:

◇ 患者俯卧位,在胸腹部及大腿部放置楔形垫,两头高中间低,使患者通过姿势牵伸髋屈肌群。

◇ 患者仰卧位,在臀部放置沙袋垫高。

◇ 患者仰卧位,臀部放置于床边,使双下肢悬空(图8-3-1)。

□ 跪位训练　患者直跪位,向前挺髋(图8-3-2)。

□ 燕飞训练(图8-3-3),桥式运动,使用大球搭桥训练(图8-3-4)。

□ 臀大肌功能性电刺激　部位:臀大肌。强度:阈上刺激。时间:20分钟。用量:1次/d。

■ 术后康复目的、方法

□ 保持髋关节伸展的关节活动范围。

□ 进一步提高髋关节屈伸的运动控制能力及髋伸肌群肌力。

□ 建立正常髋屈伸运动模式,纠正异常的负重力线,纠正异常的站立姿势,纠正异常步态。

□ 进一步加强术前训练的所有项目。

□ 手膝位后抬腿训练(图8-3-5)。

□ 下蹲、起立训练。

　　□ 站立姿势控制训练，手术侧单腿负重训练（图 8-3-6），跪位骨盆控制训练，站立位重心前后左右转移训练，站立平衡训练，步态训练等。

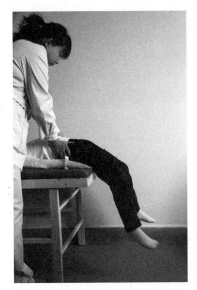

图 8-3-1

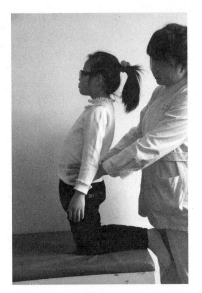

图 8-3-2

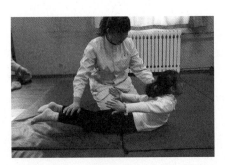

图 8-3-3

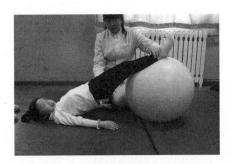

图 8-3-4

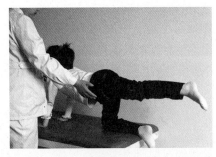

图 8-3-5

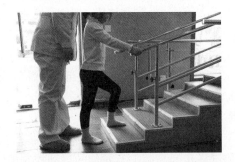

图 8-3-6

■ 家庭训练

　　□ 患者俯卧位，在胸腹部及大腿部放置枕头，两头高中间低，使患者通过姿势牵伸髋屈肌群。

□ 患者仰卧位，在臀部放置枕头使臀部垫高。

□ 手膝位后抬腿训练。

□ 游戏　飞机起飞（燕飞训练），火车过山洞（桥式运动），不倒翁（直跪挺髋训练），骑三轮车（童车）。

□ 日常生活活动训练　采取俯卧位睡觉。

■ 重要提示

□ 俯卧位睡觉时保持呼吸通畅。

□ 避免整晚侧卧，避免久坐。

□ 骑三轮车，既可提高髋膝的屈伸控制，也可以提高四肢的协调运动和坐位平衡能力，是下肢功能障碍患者家庭训练的重要项目。

二、髋内收畸形

■ 术前康复目的、方法

□ 提高髋外展的运动控制能力，提高髋外展意识及髋外展肌群肌力。

□ 改善髋内收肌群的延伸性，增进髋外展的关节活动范围。

□ 髋内收肌群手法按摩。

□ 髋内收肌群手法牵伸训练。

◇ 仰卧直腿分腿　患者仰卧，双下肢伸直，操作者使患者双下肢外展。

◇ 仰卧屈腿分腿　患者仰卧，双下屈曲，操作者使患者双下肢外展靠近床面。

□ 臀中肌力量练习

◇ 患者仰卧，下肢伸直向外踢球。

◇ 侧卧侧抬腿　患者侧卧患肢在上，患侧下肢伸直抬高（图 8-3-7）。

◇ 站立侧抬腿　患者站立，向侧方抬腿或踢球（图 8-3-8）。

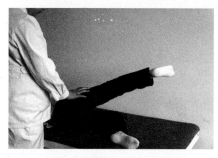 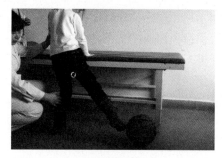

图 8-3-7　　　　　　　　　　　　　　图 8-3-8

◇ 坐位分腿　患者坐在无靠背的椅子上或大球上，分腿转圈圈。

□ 分腿坐、分腿跪、分腿站。

□ 游戏："骑马"　坐圆筒或花生球（图 8-3-9）。

□ 臀中肌功能性电刺激　部位：臀中肌。强度：阈上刺激。时间：20 分钟。用量：1次/d。

■ 术后康复目的、方法

□ 保持髋关节外展的关节活动范围。

□ 进一步提高髋关节外展的运动控制能力及臀中肌肌力。

□ 建立正常髋内收、外展运动模式，纠正异常的负重力线，纠正异常的站立姿势，纠正异常步态。

□ 进一步加强术前训练的所有项目。

□ 站立位重心前后左右转移训练，行走模式训练等。

□ 佩戴髋外展支具。

■ 家庭训练

□ 游戏"骑马"：坐饮用桶，装水塑料大桶。

□ 日常生活活动训练　分腿坐，分腿跪，分腿站，分腿睡（佩戴髋外展支具）。

■ 重要提示

□ 单腿站训练时可给予扶持。

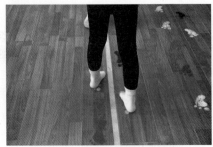

图 8-3-9

三、髋外旋畸形

■ 术前康复目的、方法

□ 提高髋关节内外旋的运动控制能力，提高髋内旋的意识及臀小肌肌力。

□ 改善髋外旋肌群的延伸性，增进髋内旋的关节活动范围。

□ 髋外旋肌群手法牵伸训练。

□ 梨状肌、股方肌的手法按摩。

□ 姿势训练　患者站立位或绑站时，保持患侧下肢内旋。

■ 术后康复目的、方法

□ 保持髋内旋的关节活动范围。

□ 进一步提高髋内外旋的运动控制能力及臀小肌肌力。

□ 建立正常髋内外旋运动模式，纠正异常的负重力线，纠正异常的站立姿势，纠正异常步态。

□ 术前训练的所有项目进一步加强。

□ 直跪位姿势控制训练　患者直跪位，保持患侧大腿内旋。

□ 游戏　脚趾相亲：患者仰卧，双下肢伸直，操作者将患者足跟分开 10～15cm 并固定足跟，令患者内旋大腿使双侧蹈趾相碰。

□ 手术侧单腿负重训练、站立位重心前后左右转移训练。

□ 步态训练　事先在地上画好正常步行的脚印，让患者踩着脚印反向步行（图 8-3-10）。

■ 家庭训练

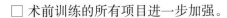

图 8-3-10

□ 站立姿势控制训练　患者站立位,保持患侧大腿内旋。

□ 患侧单腿负重训练,照镜子步行训练。

□ 游戏　脚趾相亲。

■ 重要提示

□ 步态训练时地上的脚印可以画成动物的脚印。

四、髋内旋畸形

■ 术前康复目的、方法

□ 提高髋内外旋的运动控制能力、髋外旋的意识及髋内旋肌群肌力。

□ 改善髋内旋肌群的延伸性,增进髋外旋的关节活动范围。

□ 髋内旋肌群手法牵伸训练。

□ 姿势训练:患者站立位或绑站时,保持患侧下肢外旋。

■ 术后康复目的、方法

□ 保持髋外旋的关节活动范围。

□ 进一步提高髋内外旋的运动控制能力及髋内旋肌群肌力。

□ 建立正常髋内外旋运动模式,纠正异常的负重力线,纠正异常的站立姿势,纠正异常步态。

□ 术前训练的所有项目进一步加强。

□ 直跪位姿势控制训练　患者直跪位,保持患侧大腿外旋。

□ 游戏　脚趾拔河:患者仰卧,双下肢伸直,操作者将患者足跟靠拢,在患儿踇趾上绑一弹力较弱的橡皮筋,令患者外旋大腿使双侧踇趾分开(图 8-3-11)。

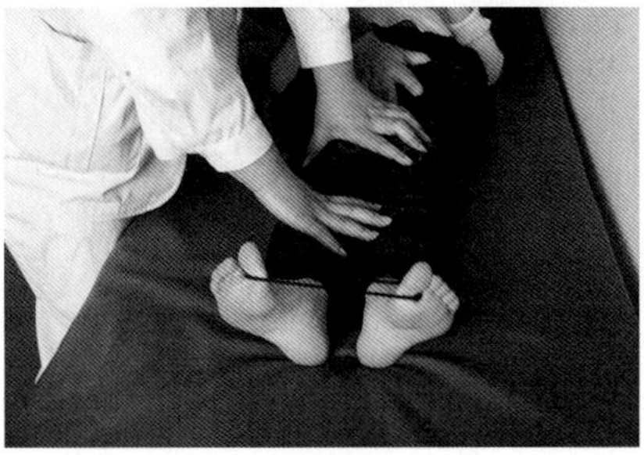

□ 手术侧单腿负重训练,站立位重心转移训练,站立平衡训练。

□ 步态训练　事先在地上画好正常步行的脚印,让患者踩着脚印步行。

■ 家庭训练

□ 站立姿势控制训练　患者站立位,保持患侧大腿外旋。

图 8-3-11

□ 患侧单腿负重训练,照镜子步行训练。

□ 游戏　脚趾拔河,仰卧向外侧踢球。

■ 重要提示

□ 步态训练时地上的脚印可以画成动物的脚印。

□ 脚趾拔河游戏时选择橡皮筋的松紧度是关键,而松紧度可通过橡皮筋的长度进行调节。

五、膝屈曲畸形

■ 术前康复目的、方法

□ 提高膝屈、伸的运动控制能力,提高膝伸展意识及股四头肌肌力。

□ 改善膝屈肌群的延伸性,增进膝伸展的关节活动范围。

　　□ 膝屈肌群牵伸　患者仰卧,先屈髋90°,操作者一手固定患者膝部,另一手握住小腿远端伸展膝关节(图8-3-12)。

　　□ 绑站训练、绑站下腰摸脚趾(图8-3-13)。

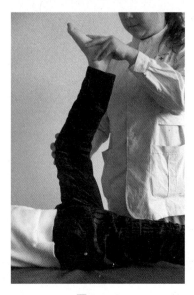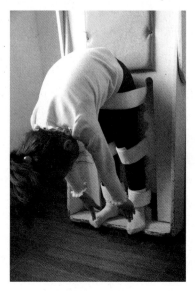

图 8-3-12　　　　　　　　　　　　图 8-3-13

　　□ 蹲起训练。

　　□ 股四头肌功能性电刺激　部位:股四头肌。强度:阈上刺激。时间:20分钟。用量:1次/d。

　　■ 术后康复目的、方法

　　□ 保持膝关节伸展的关节活动范围。

　　□ 进一步提高膝关节屈伸的运动控制能力及股四头肌肌力。

　　□ 建立正常膝屈伸运动模式,纠正异常的负重力线,纠正异常的站立姿势,纠正异常步态。

　　□ 术前训练的所有项目进一步加强。

　　□ 跪位训练　患者直跪位,向前挺髋,躯干向后并保持姿势,使股四头肌离心性收缩和等长收缩。

　　□ 屈髋伸膝控制性训练:

　　◇ 患者仰卧:双下肢伸直,患侧下肢直腿抬高(图8-3-14)。

　　◇ 患者仰卧:双下肢伸直,操作者将手指放在患者髌骨上,令患者收缩股四头肌,操作者可触及髌骨向股骨近端移动(图8-3-15)。

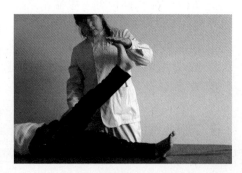

图 8-3-14

　　□ 站立姿势控制训练、手术侧单腿负重训练(图8-3-16)、站立位重心左右转移训练、站立平衡训练、步态训练等。

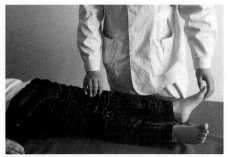
图 8-3-15

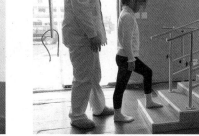
图 8-3-16

□ 患者仰卧,在臀部及足跟处放置软枕并保持下肢处于中立位,在膝关节上方放置沙袋。

□ 患者俯卧,在膝前放置软枕并保持下肢处于中立位,在小腿上放置沙袋。

□ 必要时膝关节石膏固定,也可佩戴增角度小腿支具(踝关节跖屈 5°±1°支具)站立、行走。

■ 家庭训练

□ 患者仰卧,在臀部及足跟处放置软枕并保持下肢处于中立位,在膝关节处放置沙袋。

□ 患者俯卧,在膝前放置软枕并保持下肢处于中立位,在小腿处放置沙袋。

□ 绑站训练,蹲起训练,桥式运动。

□ 仰卧踢球游戏　患者仰卧,双下肢伸直,患侧下肢直腿抬高踢球。

□ 骑三轮车(童车)。

□ 直立站姿训练、手术侧单腿负重训练、照镜子步行训练等。

■ 重要提示

□ 被动直腿抬高亦可牵伸腘绳肌,但杠杆作用大,可能导致拉伤甚至骨折,不宜采用。

□ 膝屈曲畸形较少单独存在,常合并髋屈曲畸形,训练时须同时处理髋关节功能障碍。

六、膝过伸畸形

■ 术前康复目的、方法

□ 提高患者控制膝关节屈、伸,避免膝过伸的意识及膝的稳定性。

□ 改善股四头肌、小腿三头肌的延伸性。

□ 股四头肌、小腿三头肌手法牵伸训练及手法按摩。

□ 绑站训练　站立时保持重力线通过膝关节,避免膝过伸可在膝后方加一软垫(图8-3-17)。

□ 膝关节屈、伸运动控制训练。

◇ 髋屈曲膝伸展控制:患者仰卧,髋关节屈曲膝关节伸展,即直腿抬高,同时要求患者踝背屈。

◇ 髋伸展膝伸展控制:三点支撑位,令患者伸直抬高一侧下肢。

◇ 髋伸展膝屈曲控制:三点支撑位,令患者伸髋屈膝;患者仰卧位,做桥式运动,要求动作过程中保持轻度屈膝;患者俯卧位,操作者固定患者骨盆,令患者屈膝,要求足跟尽量靠近臀部。

□ 跪位控制性训练。

◇ 患者单腿直跪位,向前挺髋,使股四头肌离心性收缩和等长收缩。

◇ 患者双腿直跪位,向前挺髋,使股四头肌离心性收缩和等长收缩。

◇ 患者双腿直跪位行走。

□ 站立位重心控制训练　患者站立时操作者控制患者骨盆向前移动,令患者躯干后倾保持平衡,骨盆前移使膝关节前移,重心由膝前方向后方移动(图8-3-18)。

□ 站立位膝关节屈伸控制性训练　患者站立时操作者协助患者控制膝关节在小范围内屈伸,使重心力线在膝关节中点前、后移动(图8-3-19)。

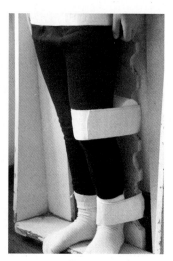

图 8-3-17

■ 术后康复目的、方法

□ 进一步改善股四头肌、小腿三头肌的延伸性。

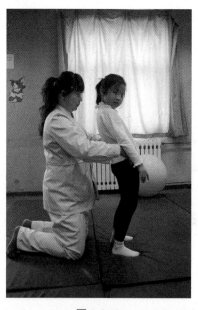

图 8-3-18

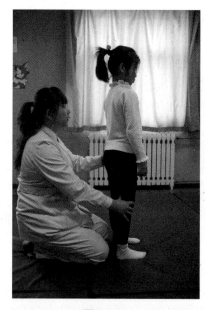

图 8-3-19

□ 进一步提高膝关节屈伸的运动控制能力及膝关节的稳定性。

□ 纠正异常的负重力线,纠正异常的站立姿势,纠正异常步态。

□ 术前训练的所有项目进一步加强。

□ 站立位单腿负重训练、重心前后左右转移训练、站立平衡训练、步态训练等。

□ 必要时佩戴"减角度"小腿支具(踝关节背屈 5°±1°支具)站立、行走。

■ 家庭训练

□ 缓慢下蹲训练,跪位挺髋训练,扎马步训练。

□ 仰卧踢球游戏　患者仰卧,双下肢伸直,患侧下肢直腿抬高踢球。

□ 骑三轮车（童车）。

■ 重要提示

□ 脑瘫膝过伸患者站立、行走时，重心常在膝关节处发生前移，站立时及步行周期中单腿负重时使重心在膝关节处后移对矫正膝过伸有利。

□ 股四头肌离心性收缩和等长收缩能力对膝屈伸运动过程中关节的稳定有利。

□ 站立位膝关节屈伸控制性训练可促进膝关节前后肌群的协调收缩。

七、尖足畸形

■ 术前康复目的、方法

□ 提高踝关节屈伸的运动控制能力，提高踝背屈意识、足趾伸展意识及胫骨前肌、趾伸肌肌力。

□ 改善小腿三头肌、踇长屈肌、趾长屈肌的延伸性，增进踝背屈的关节活动范围。

□ 小腿后肌群手法牵伸训练。

◇ 患者舒适俯卧位，膝关节屈曲，操作者一手充分固定患者小腿远端，一手背屈踝关节，并使各趾背伸，达最大范围后保持固定（图 8-3-20）。

◇ 患者仰卧位，膝关节屈曲，操作者一手充分固定患者小腿远端，一手背屈踝关节，并使各趾背伸，达最大范围后保持固定（图 8-3-21）。

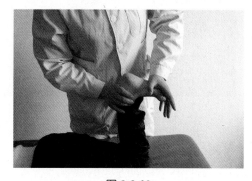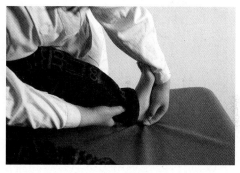

图 8-3-20　　　　　　　　　　　　图 8-3-21

◇ 患者仰卧位，膝关节伸展，操作者一手充分固定患者小腿远端，一手背屈踝关节，并使各趾背伸，达最大范围后保持固定（图 8-3-22）。

◇ 使用站立架绑站，在足底加 30°～45°楔形垫，形成前高后低，踝关节不稳，患者可同时佩戴动踝小腿支具，合并内翻时在足底内侧加小楔形垫，合并外翻时在足底外侧加小楔形垫。

□ 小腿后肌群手法按摩。

◇ 患者舒适俯卧位，膝关节屈曲，操作者一手充分固定患者小腿远端并保持踝跖屈，使腓肠肌放松，一手沿比目鱼肌、踇长屈肌、趾长屈肌走向做"推、拿、揉、按、㨰、捏、点"等手法，力量须均匀、持久、深透（图 8-3-23）。

◇ 患者舒适俯卧位，膝关节伸展，足部超出床边，踝前方放置毛巾或软垫，操作者一手充分固定患者小腿远端，一手沿腓肠肌走向做"推、拿、揉、按、㨰、捏、点"等手法，力量须均匀、持久、深透。

□ 踝关节背屈的运动控制训练,即主动勾脚训练,勾脚时要求同时翘脚趾。

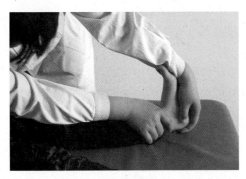

图 8-3-22

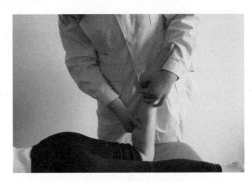

图 8-3-23

◇ 患者仰卧位,下肢伸直,主动勾脚。若难以完成,可在屈髋、屈膝位训练,逐渐伸直下肢,在髋膝屈曲各种角度下主动勾脚(图 8-3-24,图 8-3-25)。

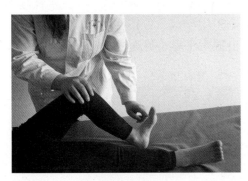

图 8-3-24

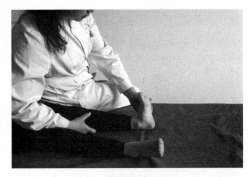

图 8-3-25

◇ 诱导下主动勾脚方法①:患者仰卧位,保持轻度屈髋屈膝(可在膝下垫一软垫)或下肢伸直,操作者用拇指点按或指推腓骨沿线(腓骨长、短肌),逐渐加力并令患者勾脚(图 8-3-26)。

◇ 诱导下主动勾脚方法②:体位同上,操作者用拇指或第 2 近端指间关节点按患者第 4、第 5 跖骨间或第 4、第 5 趾骨底,逐渐加力并令患者勾脚(图 8-3-27)。

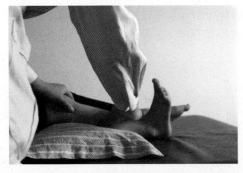

图 8-3-26

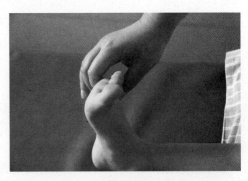

图 8-3-27

◇ 诱导下主动勾脚方法③：体位同上，操作者用手拍打或叩击患者足背外侧及第 2～5 足趾背面，并令患者勾脚（图 8-3-28）。

□ 足趾伸展（翘脚趾）训练　操作者快速被动屈伸患者各足趾，数次后即可用手指指端叩击各足趾背面，并令患者翘脚趾（图 8-3-29）。

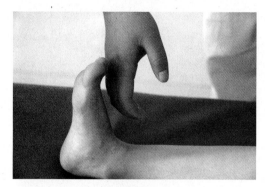

图 8-3-28

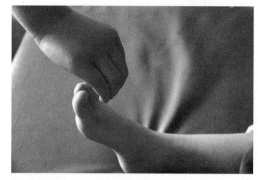

图 8-3-29

□ 胫骨前肌、腓骨长肌、腓骨短肌、趾长伸肌功能性电刺激　部位：胫骨前肌、腓骨长肌、腓骨短肌、趾长伸肌。强度：阈上刺激。时间：20 分钟。用量：1～2 次/d。

■ 术后康复目的、方法

□ 保持踝背屈的关节活动范围，保持腓肠肌、比目鱼肌、踇长屈肌、趾长屈肌的延伸性。

□ 提高踝关节屈伸的运动控制能力及胫骨前肌肌力。

□ 建立足跟负重力点，建立正常负重力线，纠正异常姿势及步态，保护足弓，预防再次发生畸形。

□ 术前训练的所有项目进一步加强。

□ 蹲起训练　下蹲时要缓慢，足跟不能离地。

□ 蹲位训练　患者保持蹲位，重心前后移动，可牵伸小腿后群肌并可提高踝关节屈伸的控制。

□ 游戏

◇ 打拍子　患者坐位，双脚放平，脚跟不能离地，一边唱歌一边用脚掌跟随音乐的节奏打拍子。

◇ 数脚趾　患者伸直腿坐床上，伸手触摸脚趾并数数，必要时操作者可帮助患者固定膝关节，提示患者勾脚。

◇ 踢沙包游戏　患者坐位，前方放置脸盆，家长将小沙包放在患者脚背上，让患者将小沙包踢进脸盆。

□ 站立平衡反应训练　患者站立于平衡板上，双足与肩同宽，操作者晃动平衡板，使患者身体前后轻度晃动，通过平衡反应提高站立位踝关节屈伸的控制，并引出主动踝背屈（图 8-3-30）。

□ 手术侧单腿负重训练，重心由健侧向患侧转移训练，站立平衡训练，行走模式训练及步态训练等。

□ 必要时佩戴踝足支具或矫形鞋垫。

■ 家庭训练

□ 家庭可自制站立斜板（角度为 30°），站斜板训练，可佩戴踝足支具站立，通过自身重力牵伸小腿后方肌群。1～2 次/d，15～20min/次。

□ 游戏

◇ 蹲位玩积木，推球游戏。

◇ 数脚趾，打拍子，踢沙包。

◇ 让患者在草地、泥土地、水泥地、沙地等各种路面赤脚行走。

□ 日常生活活动训练　使用蹲厕，蹲位洗脸、洗手、刷牙、看电视。

□ 必要时佩戴踝足支具或矫形鞋垫。

■ 重要提示

□ 屈膝位牵伸小腿后肌群时，主要牵伸比目鱼肌、姆长屈肌、趾长屈肌；伸膝位牵伸小腿后肌群时，主要牵伸腓肠肌。

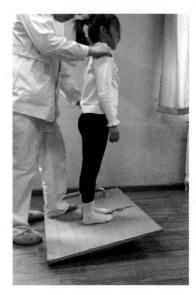

图 8-3-30

□ 小腿三头肌手法按摩时可在小腿上涂抹按摩膏或润滑油。

□ 主动勾脚训练前叩击足跟、挤压及被动活动踝关节、足部各关节，可加强本体觉的输入，对诱导主动勾脚有利。

□ 蹲位活动及游戏时不宜太久，一般不超过 10 分钟。

□ 数脚趾游戏时，家长可将事先折好的小纸帽套在患者脚趾上以增加乐趣。

□ 打拍子游戏时根据患者的能力选择节奏由慢到快的歌曲。

□ 尖足患者常伴有足趾抓地，足趾的训练非常重要，尤其是趾。患者站立平衡功能的精细调节、行走方向的控制、蹬地、足底滚动、穿鞋等功能活动均与脚趾功能有关。足趾抓地患者表现为行走方向难以控制，支撑相末缺少蹬地动作，足底滚动功能障碍，行走时易掉鞋。

□ 足跟着地后，避免了对足底筋膜和足底韧带的过度牵拉，从而保护了足弓。

□ 拆除石膏固定后局部可行中药熏洗、浸泡，拆除石膏 7 天内避免站立、行走，可行其他体位训练。7 天后，视具体情况适度站立训练，必要时佩戴支具行走。

□ 小腿石膏拆除后的疼痛问题请参照本章第四节脑瘫针刀微创术后疼痛的处理。

■ 小腿石膏固定期康复训练及治疗

□ 须在充分保护好石膏的前提下训练。

□ 燕飞训练，爬行训练，四点支撑训练，三点支持训练，跪位训练。

□ 俯卧位球上或滚筒上燕飞训练。

□ 侧卧侧抬腿训练，仰卧直腿抬高训练，坐位伸膝训练（抬高放下时须缓慢，避免磕碰石膏）。

□ 脚趾屈伸训练。

□ 胫骨前肌等长收缩训练。

八、足内翻畸形

■ 术前康复目的、方法

□ 提高足内、外翻的运动控制,提高足外翻的意识及腓骨长肌、腓骨短肌肌力。

□ 改善胫骨前肌、胫骨后肌、腓肠肌内侧头的延伸性,增进足外翻的关节活动范围。

□ 胫骨前肌、小腿三头肌手法牵伸训练及手法按摩。

□ 绑站训练　可佩戴踝足支具或配合楔形垫站立,通过自身重力牵伸小腿三头肌,亦可在足底外侧加小楔形木块以保持足部轻度外翻(图 8-3-31)。

□ 足外翻的运动控制训练　患者坐位,髋膝关节屈曲,令患者做足外翻动作。

□ 腓骨长肌、腓骨短肌功能性电刺激　部位:腓骨长肌、腓骨短肌。强度:阈上刺激。时间:20 分钟。用量:1 次/d。

■ 术后康复目的、方法

□ 保持足外翻的关节活动范围,保持胫骨前肌、胫骨后肌、小腿三头肌、趾长伸肌的延伸性。

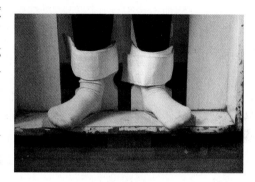

图 8-3-31

□ 进一步提高足内、外翻的运动控制及腓骨长肌、腓骨短肌肌力。

□ 建立足三点负重模式,建立正常负重力线,纠正异常姿势及步态,建立接近正常的步态,保护足弓,预防再次发生畸形。

□ 术前训练的所有项目进一步加强。

□ 小手指与小脚趾"亲亲"游戏　患者伸直腿坐床上,伸手触摸小脚趾,小手指与小脚趾"亲亲",必要时家长可帮助患者固定膝关节,提示患者勾脚外翻;若动作难以完成,可在屈髋屈膝位训练。

□ 站立平衡反应训练　患者患侧单脚站立于平地或平衡板上,操作者可给予扶持,且操作者晃动平衡板或轻推患者双肩,使患者身体左右轻度晃动,通过平衡反应提高站立位足内、外翻的控制(图 8-3-32)。

□ 手术侧单腿负重训练、站立平衡训练、行走模式训练等。

□ 必要时佩戴踝足支具或矫形鞋垫。

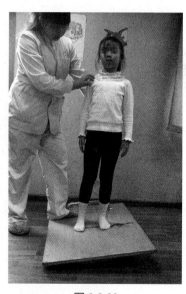

图 8-3-32

■ 家庭训练

□ 家庭可自制站立斜板(斜度为 30°)进行站斜板训练,并在足底外侧加小楔形垫,或佩戴踝足支具站立。1～2 次/d,15～20min/次。

□ 镜前单腿站训练,行走模式训练。

□ 游戏　小手指与小脚趾"亲亲"游戏。

□ 必要时佩戴踝足支具或矫形鞋垫。

九、足外翻畸形

■ 术前康复目的、方法

□ 提高足内翻的运动控制和意识,以及胫骨前肌、胫骨后肌肌力。

□ 改善腓骨长肌、腓骨短肌的延伸性,增进足内翻的关节活动范围。

□ 腓骨长肌、腓骨短肌手法牵伸训练及手法按摩。

□ 绑站训练　可佩戴踝足支具或配合楔形垫站立,通过自身重力牵伸小腿三头肌,亦可在足底内侧加小楔形木块以保持足部轻度内翻(图 8-3-33)。

□ 足内、外翻的运动控制训练。

□ 胫骨前肌功能性电刺激　部位:胫骨前肌。强度:阈上刺激。时间:20 分钟。用量:1 次/d。

■ 术后康复目的、方法

□ 保持足内翻的关节活动范围,保持腓骨长肌、腓骨短肌的延伸性。

□ 进一步提高足内、外翻的运动控制及胫骨前肌、胫骨后肌肌力。

□ 建立足三点负重模式,建立正常负重力线,纠正异常姿势及步态,建立接近正常的步态,保护足弓,预防再次发生畸形。

□ 术前训练的所有项目进一步加强。

□ 拇指与姆趾"亲亲"游戏　患者伸直腿坐床上,伸手触摸小脚趾,拇指与姆趾"亲亲",必要时家长可帮助患者固定膝关节,提示患者勾脚内翻;若动作难以完成,可在屈髋屈膝位训练。

□ 站立平衡反应训练　患者患侧单脚站立于平地或平衡板上,操作者可给予扶持,且操作者晃动平衡板或轻推患者双肩,使患者身体左右轻度晃动,通过平衡反应提高站立位足内、外翻的控制。

□ 走直线训练(图 8-3-34)。

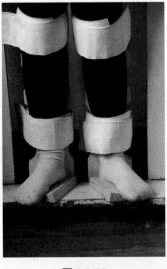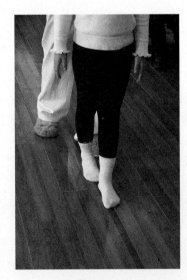

图 8-3-33　　　　　　　　　　图 8-3-34

□ 手术侧单腿负重训练、站立平衡训练、行走模式训练等。

□ 必要时佩戴踝足支具或矫形鞋垫。

■ 家庭训练

□ 单腿负重训练、行走模式训练、镜前步态训练。

□ 游戏　拇指与踇趾"亲亲"游戏。

□ 必要时佩戴踝足支具或矫形鞋垫。

（任月林　曹　玉　于明儒　杭桂德　任　凯　徐传生）

第四节　脑瘫针刀微创术后疼痛的处理

一、脑瘫针刀微创术后疼痛的来源

■ 神经触激术及肌肉刺激术后,针刀的刺激导致手术部位的疼痛一般很快消失,可不做处理,部分患儿伴有轻度疼痛,时间可持续 1～2 天。

■ 切割纠畸术后,被切割的组织可伴有轻度疼痛,时间一般持续 1～2 天。

■ 石膏固定术,患者石膏拆除后患肢的疼痛主要来源。

□ 来源于肌肉　呈酸痛,与肌肉代谢产物有关,一般 1～2 天内可消除。在临床观察中,发现疼痛与年龄有相关性,年龄越大,肌肉酸痛越明显,疼痛时间越长。

□ 来源于关节　关节内没有血管,没有神经,石膏固定期间,关节腔内产生了大量代谢产物。石膏拆除后,代谢产物随关节主、被动活动逐渐被吸收而产生疼痛,疼痛的时间相对较长,一般需要 7～15 天疼痛才消失。年龄越大,运动障碍程度越严重,疼痛越明显,时间越长。临床观察中,我们发现 3～4 岁左右儿童石膏拆除后疼痛时间较短。

□ 来源于关节囊、韧带及软组织　石膏固定期间关节囊和韧带欠缺关节正常活动受到的牵拉,待石膏拆除后,这些组织结构受到牵拉或挤压,可产生疼痛。

□ 来源于足底皮肤　脑瘫尖足患者足跟无法着地,足跟胼胝未形成,皮肤嫩滑敏感,所谓"十岁的孩子,一岁的足跟"。跟腱延长术＋石膏固定术解除了尖足畸形,待石膏拆除后,负重力点后移至足跟,而足跟正常负重时对敏感的足跟皮肤的刺激可产生疼痛。

二、脑瘫针刀微创术后疼痛的康复治疗

■ 神经触激术及肌肉刺激术后,若疼痛较明显,可在术后 24 小时内给予手术部位超短波治疗,剂量为无热量 15～20 分钟,1 次/d;24 小时后局部给予热疗,如手术部位红外线照射或磁振热治疗 30 分钟,1 次/d。

■ 切割纠畸术后,手术部位局部 24 小时内常规给予超短波无热量治疗 20 分钟,1 次/d。石膏固定术患者可不做处理。

■ 石膏拆除后患肢疼痛的处理

□ 患肢中药熏、洗、浴,20～30 分钟,1 次/d。

□ 肌肉酸痛　可给予超短波及按摩等治疗,必要时可给予扶他林、红花油等外擦。

□ 关节痛　超短波微热量 15～20 分钟,1 次/d。

□ 关节囊、韧带及软组织疼痛　通过循序渐进的关节主动、被动运动和关节松动术等,

约 7～10 天可消除疼痛。

□ 足跟痛　脱敏疗法:按摩锤叩击足跟 30～40min/次,1～2 次/d;临床应用观察发现,长时间站立负重训练有利于足跟胼胝形成,且足跟胼胝逐渐形成后,足跟负重将不再疼痛。训练方法:站立床站立或站立架绑站 30～40min/次,1～2 次/d。一般 7～10 天后站立、行走时疼痛消失。

(任旭飞　闫继强　张远景　于明儒)

第五节　核心控制训练与围脑瘫针刀微创手术康复

■ 从解剖学的角度来看,人体骨骼的核心包括脊柱、髋部、近侧的下肢以及腹部结构。人体肌肉的核心部分是躯干和骨盆相关肌肉且其功能是维持脊柱、髋部的稳定性,在运动过程中帮助产生和传递能量并从大关节传送到小关节。也有学者把核心部位界定为人体膈肌以下至盆底肌之间的区域,而将位于这一区域间的肌群称为核心肌群。

■ 在竞技体育运动中,几乎所有的运动都是通过四肢末端将力量施加于外部物体(例如球、地面和水等),使器械或人体产生运动。因此,长期以来,在竞技运动训练领域,人们一直将力量训练的重点放在四肢上,忽视甚至放弃躯干(核心)部位肌肉力量的训练。

■ 20 世纪 90 年代初,一些欧美学者开始认识到躯干肌的重要性,他们从力学、神经生理学和康复等不同角度对躯干进行深入研究,提出了"核心稳定性"的问题。所谓"核心稳定性"是指,在运动中控制骨盆和躯干部位的稳定姿态,为上下肢运动创造支点,并协调上下肢发力,使力量的产生、传递和控制达到最佳化。研究表明,核心稳定性训练能够提高人体在非稳态下的控制能力,增强平衡能力,更好地训练人体深层的小肌肉群,协调大小肌群的力量输出,增强运动功能,预防运动损伤。

■ 脊柱的肌肉分稳定肌、运动肌

稳定肌:位于脊柱深部,起于脊椎,如骶棘肌、横突间肌、棘突间肌、多裂肌等。这些肌肉通过离心收缩控制椎体活动和具有静态保持能力,控制脊柱的弯曲度和维持脊柱的机械稳定性。

运动肌:位于脊柱周围的表面,呈梭状,如背阔肌、腹外斜肌、竖脊肌、腰大肌及大腿和臀部肌群等。这些肌肉收缩通常可以产生较大的力量,通过向心收缩控制椎体的运动。

■ 脑性瘫痪是自受孕开始至婴儿期脑发育阶段非进行性脑损伤和发育缺陷所导致的综合征,主要表现为运动障碍及姿势异常。而运动障碍及姿势的异常在脑瘫患儿的四肢表现最直观和充分,因此以往康复训练多注重肢体异常姿势的矫正,而忽视了脑瘫儿童的核心肌群的控制训练。我们在临床工作中观察到,大多数脑性瘫痪儿童的躯干和骨盆控制能力减弱,直接制约了患儿的运动及平衡协调能力。

■ 传统的腰腹力量训练侧重于对运动肌群的训练,而核心稳定力量的训练涉及整个躯干和骨盆部位的肌肉,特别是注重对那些位于深层的小肌肉群的训练。

■ 在不稳定条件下进行训练,可使更多的小肌肉群,特别是关节周围的辅助肌参与运动。根据这一理论,我们可借助巴氏球、平衡板、圆筒等康复器械增强脑瘫患儿在运动中稳定关系和控制重心的能力,如平衡板上膝立位、坐位、四爬位、立位训练等。

■ 肌肉的协同收缩能力差。根据神经发育理论,肌肉的协同收缩能力主要是指在主动肌与拮抗肌协同收缩作用下完成正常的运动,维持身体的姿势与关节的稳定。如果协同收缩作用的平衡被打破,那么运动的质量就会下降。如由于过度的相反抑制不随意运动型和失调型脑瘫患儿在运动时会诱发拮抗肌即时的、过度弛缓,使拮抗肌起不到运动停止的作用,表现为过度的运动性。

■ 痉挛型脑瘫患儿则由于主动肌、拮抗肌的过度同时收缩,使运动中的拮抗肌不能弛缓,形成姿势紧张亢进的状态。这类患儿即使在被动的训练中肌张力得到降低,肌肉的协调能力仍差,表现为起始运动时拮抗肌的舒张过缓,造成运动困难,而在运动终末拮抗肌紧张过缓,运动不能及时停止。对于以上不同情况,我们可用压迫叩击法使主动肌、拮抗肌、协同肌同时发挥作用;还可用交替叩击的方法,通过在患儿身体的不同部位上交替地进行相对方向上的叩击操作,达到使患儿确保中间位的目的。

■ 人是一个有机的整体,脑瘫患儿核心的稳定与四肢及头颈的稳定是密不可分的,两者存在相辅相成的关系。核心的稳定是头颈四肢正常运动完成的保证,而四肢头颈肌力及肌张力的正常则是核心稳定的基础。如双下肢异常姿势的消失及良好的负重能力是人体核心在立位取得平衡的前提,而核心的动摇性则直接影响到了立位的实现。提倡核心的稳定并不代表对四肢肌群的忽略,相反是为了更好地促进四肢运动的实现。脑瘫患儿的运动障碍也很少是单个肌群或单侧肢体的问题,只是全身各个部分问题的轻重不同而已,这就需要我们在训练中不能着眼于局部,而要从整体入手,按人体发育的规律找出其中的薄弱环节加以矫正,以更好地促进脑瘫患儿的恢复。

一、头　　控

■ 头部的控制

从出生后到抬头稳定约 3 个月的时间,是运动发育中最早完成的运动,所以民俗有"百日照"之做法。在肩胛带和躯干开始有一定的稳定能力之后,头才有自由的活动。

■ 导致异常的原因

□ 颈部的肌肉无力或肌肉的力量不平衡。

□ 原始反射的残存再加上腰背部肌张力、肌力的分布异常。

□ 脊柱的充分伸展及回旋受限。

■ 临床表现

□ 患儿竖脊肌紧张,角弓反张明显,很难完成头部前屈。

□ 全身屈曲及紧张性迷路反射残存的患儿,在俯卧位很难将头抬起。

□ 头部不能居中对称,腰腹肌无力、脊柱控制能力差,可直接影响头的控制。

■ 康复治疗

□ 训练促进脊柱的伸展,抑制背肌紧张。

□ 巴氏球上俯冲训练、手支撑臀部加压训练、桥式训练。

□ 通过正确体位的摆放抑制角弓反张。

□ 仰卧位后坐位抱球训练。

□ 悬吊床滚动训练。

□ 提高患儿腰腹部肌力,增强其躯干控制力量。

◇ 仰卧起坐训练。

◇ 搭桥训练。

◇ 腹部按压法。

◇ 腰部加压训练。

◇ 侧位体轴回旋。

◇ 弯腰拾物训练。

二、翻　身

■ 小儿翻身的条件

□ 需要躯干的回旋及髋关节的主动屈曲与伸展。

□ 脊柱的充分伸展。

□ 角弓反张及紧张性迷路反射的消失。

□ 躯干、骨盆肌群的协调。

■ 导致异常的原因

□ 竖脊肌肌张力增高。

■ 临床表现

□ 角弓反张,不能完成颈及躯干的屈曲扭转。

□ 髋关节紧张屈曲,即使完成了由仰卧到侧屈位的转换。

□ 腹肌或髂腰肌无力患儿虽然也能完成翻身动作,但其多是在下肢肌肉代偿的形式下完成的。

■ 康复治疗

□ 首先阻断患儿的异常姿势或反射。

□ 被动或主动翻身训练则可以促进躯干的回旋和核心肌群的协调训练,两者相辅相成。

□ 在患儿仰卧位或俯卧位通过肩部控制翻身训练或骨盆控制翻身训练达到这一训练目的。

□ 在巴氏球上、楔形垫或被单内进行翻身或体轴回旋训练。

三、坐　位

■ 坐位是臀部着床或凳子,无须上肢支撑,骨盆、脊柱垂直伸展稳定坐位的姿势。

■ 人体骨盆好似一条船,脊柱就像船上风帆,一根直立的桅杆,脊柱前后左右的肌肉就像固定桅杆的绳索,绳索的过强或过弱都会造成船(骨盆)的不稳定。

■ 导致异常的原因

□ 腰腹肌肌力及肌张力异常。

□ 代偿的方式取得不同的坐姿。

■ 临床表现

□ 躯干紧张背伸　患儿坐位时为防止身体后倾多表现为抱膝坐或手后撑坐。

□ 腰肌无力　患儿在坐位由于单靠竖脊肌的力量不能把脊柱拉直而表现为全前倾、半前倾或弓背坐,或者利用脊柱前凸重心后移靠腹肌的牵拉来维持平衡。

□ 髋部及下肢肌群的肌张力增高　内收肌紧张的患儿,坐位时髋关节不能充分外展形成稳定的基地面,患儿多通过双手的扶持取得平衡。

□ 髂腰肌紧张　久坐时骨盆前倾重心前移,为维持重心的稳定,多通过肩胛或颈部的后伸取得平衡。

□ 腘绳肌紧张　久坐时骨盆后倾,为维持重心平衡,患儿多采用弓背坐,久之多造成脊柱的后凸。

■ 康复治疗

□ 在消除了下肢异常姿势,取得躯干和骨盆肌群张力和肌力正常的基础上还要进行坐位的动态平衡训练。

□ 在治疗师帮助下进行前后左右的动态平衡训练。

□ 在治疗师口令下进行前后左右平衡的自调平衡训练。

□ 增加骨盆的控制能力,躯干与骨盆的运动协调,躯干各肌群的协调控制,对平衡反射的形成有很大帮助。

□ 患儿要完成独坐,有赖于良好的躯干控制能力与回旋能力及卧位至坐位姿势转换的完成。还需要训练各种姿势转变为坐姿。

□ 小患儿可骑跨在治疗师腿上,治疗师通过双下肢上下高度的调节促通患儿坐位躯干稳定与回旋。

□ 小患儿仰卧于治疗师腿上,治疗师一手置于患儿腹部,另一手支持在患儿肩部或臀部,使患儿躯干产生体轴回旋后坐于治疗师腿上,帮助患儿获得躯干回旋的感觉。

□ 患儿坐在巴氏球上,治疗师通过手技诱导患儿出现前、后及侧方的保护性伸展,以达到提高坐位下躯干稳定协调、自我控制的能力,促通坐位保护性伸展反应的目的。

□ 此外,还可以通过仰卧位至长坐位姿势转换及长坐位至横坐位姿势转换来提高肌群的连锁反应。

四、爬　行

■ 四肢爬的完成是小儿爬行成熟的标志。四肢爬位平衡反应的出现,是腹肌的发育成熟、躯干的稳定,髋关节负重及控制能力的保证。

■ 导致异常的原因

髋关节的屈肌、伸肌、外展肌等肌群在下肢的交互运动中对骨盆及其周围组织的支撑力不足,可导致患儿四肢左右摇摆。

■ 康复治疗

□ 通过四肢爬位的重心转移训练来控制髋部。

□ 患儿取手膝支撑跪位,治疗师双手置于其髋部,缓慢于垂直位加压以提高髋关节的负重能力,同时向前方、侧方用力使其重心前后左右移动。

□ 在滚筒上进行四肢爬位训练以抑制髋关节的屈曲或伸展模式,提高髋部控制能力,为四肢爬做准备。

□ 双下肢充分的交替运动。

□ 躯干及髋关节屈曲紧张的患儿,两下肢的分离运动差,爬行时多是以两上肢向前、腰部屈曲、两下肢同时向前的兔跳样爬行,或以腹爬。

□ 两上肢牵拉两下肢及躯干交替运动,左右回旋躯干,增强躯干的回旋及稳定能力。

五、膝　立

■ 膝立(直跪)与坐位相比,患儿身体重心提高了,与地面接触的面积也减少了,所参与的肌群却更加复杂,这样就增加了患儿保持身体平衡的难度。膝立是婴幼儿由爬行运动向独站运动移行过程中的一个体位,是站和行运动的基础。

■ 直跪的完成,除了躯干的参与,更多的是髋关节周围肌群的稳定与协调。

■ 导致异常的原因

髋关节周围肌群张力异常增高,或肌力不足、肌肉挛缩所致。

■ 临床表现

□ 直跪时骨盆前倾

◇ 髂腰肌紧张。

□ 内收肌紧张

◇ 直跪时不能维持跪位平衡。

□ 内收肌松弛

◇ 双髋关节过度外展而形成"W"坐姿。

□ 臀大肌无力

◇ 直跪时挺胸、凸腹,借助重心后移来取得平衡。

■ 康复治疗

□ 内收肌痉挛的治疗

◇ 分髋及髋关节的外展训练缓解患儿的痉挛,提高外展肌群肌力。

◇ 主动抬臀训练及飞燕式臀部伸肌训练促进髋关节屈曲、痉挛的解除,提高后伸肌群肌力。

◇ 内收肌的主动内收训练或内收抗阻训练提高内收肌力。

□ 双膝立位训练、单膝立位训练、髋关节自我控制训练,以提高患儿膝立位静态及动态平衡的建立。

◇ 患儿取膝立位,治疗师面向患儿,对患儿的髋、腹部进行轻推或轻叩,且力的作用方向向后方或侧方,然后再使患儿自行调整恢复到膝立位。

六、站　立

■ 站立是行走的基础。正确的静态站立姿势是两腿立直,脚底踩平,头居中,躯干伸展,双肩双髋处于同一平面。动态的站立姿势是指站立时头、躯干、四肢各部位可随意进行适当的活动而仍能保持平衡。患儿只有完成立位静态、动态平衡,才能正常行走。

■ 导致异常的原因

由于脑瘫患儿存在异常的下肢肌张力分布或髋关节控制能力差,在站立立直及站立平衡的完善上存在困难。

■ 临床表现

立位表现为躯干或骨盆的左右摇摆。

■ 康复治疗

□ 在脑瘫针刀微创手术消除下肢异常肌张力以后:

◇ 进行扶站位骨盆控制训练。

◇ 立位姿势控制训练。

◇ 立位促通板上被动训练。

□ 增强脑瘫患儿的骨盆与躯干的控制能力。

七、行　　走

■ 正常的步行中必须是负荷体重的部位经常发生变化,它需要骨盆的对称性,左右两侧的分离运动协调。

■ 导致异常的原因

骨盆左右分离差。

■ 临床表现

□ 迈步时由于过剩的力常带动另一侧下肢产生联带运动而造成行走的不稳或不协调。

□ 偏瘫的患儿则由于骨盆的失对侧性而产生特殊的步态。

■ 康复治疗

□ 在取得立位平衡的基础上

◇ 立位的姿势转换能力。

◇ 骨盆的负重分离能力。

◇ 弓步站立训练,两侧交替进行。

◇ 控制骨盆带协助训练。

□ 治疗师用手的力量帮助患儿骨盆回旋及身体重心移动,以带动双下肢随骨盆的旋转向前迈出,从而让患儿感受到交替步行和交替负重的感觉。

(任旭飞　任月林　杭桂德)

第六节　行走模式训练与围脑瘫针刀微创手术康复

■ 行走是人类移动身体最普遍的方式。对脑瘫患者来说,行走既是一种高级的运动技巧,也是发展上下楼梯、跑、跳功能的基础。行走是一种运动模式。正常人行走是一种带有个体差异的相对固定的运动模式,而脑瘫患儿行走时由于行走模式异常而千姿百态。

■ 影响脑瘫患儿行走模式的主要因素有肌张力异常、肌力低下、关节畸形或活动障碍、感觉障碍、平衡及协调能力障碍。针刀微创术后,肌痉挛及关节畸形得到改善、解除,为脑瘫患儿行走模式正常化奠定了基础。

■ 行走须具备的基本功能

□ 头部及躯干的竖直、双上肢随步行节奏摆动,骨盆的旋转,髋、膝的屈伸,踝的背屈、跖屈,重心的转移,以维持动态平衡。

□ 大体上分为上肢摆动模式,体轴及骨盆旋转模式,双下肢交替负重模式,足底滚动模式。

一、术前行走模式训练

■ 目的

□ 训练患者上肢摆动,体轴及骨盆旋转,双下肢交替负重,足底滚动的意识。

□ 为脑瘫针刀微创术后步态正常化打下基础。

■ 治疗方法

□ 动作分解　将行走模式分解成上肢摆动模式、体轴及骨盆旋转模式、双下肢交替负重模式、足底滚动模式4种分解动作模式进行训练,当动作熟练后再进行行走模式的整体模式训练。

□ 上肢摆动模式训练

◇ 患者端坐于一高度适宜的无靠背椅,双足放平于地面,跟随音乐的节奏摆动双上肢;患者双手各握一条体操棒的一端,操作者站在患者身后双手各握一条体操棒的另一端,通过体操棒的传递作用协助患者跟随音乐的节奏摆动双上肢。

◇ 患者直跪位,重复上述两组动作。

□ 体轴及骨盆旋转模式训练

◇ 患者直跪位,跟随音乐的节奏摆动双上肢,同时旋转身体;操作者于患者身后双手控制患者骨盆,跟随音乐的节奏旋转患者骨盆,并保护患者,避免跌倒(图8-6-1)。

□ 双下肢交替负重模式训练

◇ 患者直跪位,跟随音乐的节奏在软垫上跪位行走,必要时操作者可手拉手扶持患者跪行,或让患者扶持大球跪行;患者向前跪行一步,操作者于患者身后双手控制患者骨盆,跟随音乐的节奏旋转推拉患者骨盆,使患者双下肢交替负重。

□ 足底滚动模式训练

◇ 患者端坐,操作者在患者足底放置直径3~6cm的木棒1条,令患者跟随音乐的节奏踩住木棒前后滚动。

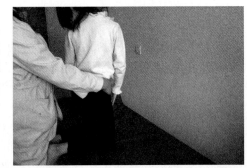

图 8-6-1

二、术后行走模式训练

■ 目的

□ 提高患者上肢摆动、体轴及骨盆旋转、双下肢交替负重、足底滚动的能力。

◇ 促进正常行走模式的建立。

■ 治疗方法

□ 上肢摆动模式训练。

◇ 患者站立位,双足与肩同宽,保持躯干直立,下肢伸展,双上肢自然下垂于体侧,目视前方,跟随音乐的节奏摆动双上肢;操作者通过体操棒的传递作用协助患者跟随音乐的节奏摆动双上肢。

□ 体轴及骨盆旋转模式训练。

◇患者站立位,跟随音乐的节奏摆动双上肢同时旋转身体。

◇患者站立位,左下肢向前迈一步,右下肢跟随音乐的节奏向前迈一步,再向后退回原位,双侧反复进行。

□双下肢交替负重模式训练。

◇患者站立位,左下肢向前迈一步,跟随音乐的节奏将重心向前转移至左下肢,再退回来将重心转移至右下肢,双侧反复进行。

□足底滚动模式训练。

◇患者站立位,左下肢跟随音乐的节奏向前迈一步,当足跟开始着地→支撑相时,右侧足跟抬离地面,当左下肢向后退一步时,右侧足跟着地→全足支撑→足尖翘起,从侧面观,右足完成了一个向前滚动和向后滚动的过程,双侧反复进行(图8-6-2)。

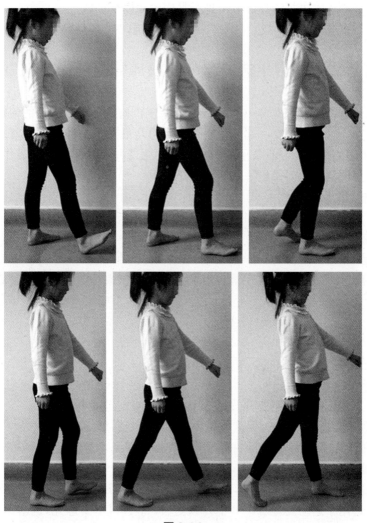

图 8-6-2

□整体模式训练。

◇患者站立位,左下肢向前迈一步,双足一前一后,保持躯干直立,下肢伸展,双上肢自然下垂于体侧,目视前方,右下肢跟随音乐的节奏向前迈一步,同时右侧骨盆向前旋转,左上肢向前摆动,右上肢向后摆动→左侧足跟抬离地面→右下肢向后退回原来位置,同时右侧骨盆向后旋转,左上肢向后摆动,右上肢向前摆动→左侧足跟着地→全足支撑→足尖翘起,双侧反复进行。

◇ 姿势镜前步行训练。

■ 重要提示

□ 训练过程中根据患者的能力使用不同节奏的音乐,患者跟随音乐的节奏做动作,每个动作重复 4 个 8 拍。

□ 使用姿势镜,让患者在训练过程中能够看到自己的动作。

□ 伴有足趾抓地的患者难以或不能完成足底滚动模式训练,须进行脑瘫针刀微创手术及围脑瘫针刀微创手术康复治疗后方可进行足底滚动模式训练。

（任旭飞　任月林　闫继强　徐传生）

第七节　日常生活用品与围脑瘫针刀微创手术康复

脑瘫患儿只有约 20% 的时间在医院或专业康复机构接受康复医师的治疗和训练,而约 80% 的时间是在家庭和家长在一起。家庭是脑瘫患儿最熟悉的环境,由于日常生活用品使用的频率高,很多脑瘫患儿与日常生活用品建立了感情并把日常生活用品作为玩具。日常生活用品可以为围脑瘫针刀微创手术康复治疗所用。

一、目　　的

■ 启发家长的思维。

■ 把康复带回家。

■ 为脑瘫患儿家长提供部分日常生活用品用于围脑瘫针刀微创手术康复治疗的实例。

二、方法、实例

■ 牙刷、勺子

□ 用勺子按摩面颊肌肉。

□ 用勺子做压舌训练。

□ 用冷的或热的勺子刺激口腔黏膜、舌体,促进口腔温度觉的发育。

□ 用牙刷叩击或擦刷口唇,促进口轮匝肌收缩和口唇触觉的发展。

□ 这些训练适用于吞咽困难、构音障碍患儿的康复及术后康复。

■ 普通餐桌

□ 利用餐桌做"钻桌子底"游戏,训练孩子腹爬及手膝位爬行,有利于提高脑瘫患儿的核心控制力。适用于运动发育水平 8 个月以上、12 个月以下的患儿,也适用于跟腱延长术后石膏固定期的患儿,但须给患儿穿上鞋子,充分保护好石膏。

□ 患儿扶住桌子脚,将地上的玩具拾起放在桌子上。可训练患儿双手中线活动能力,适用于术后下蹲起立训练。

□ 如果桌子足够高,可以让患儿围住桌子脚转圈圈(爬行或行走)。适用于术前、术后以训练患儿的前庭觉功能。

□ 让患儿用抹布抹桌子。不同的抹法训练作用均不同。该训练对患儿手的本体感觉、触觉、手肘伸展、手眼协调、上肢力量等均有帮助。适用于上肢手术患儿术前、术后训练。

■ 垃圾篓

□ 用垃圾篓玩投沙包游戏,训练患儿的手眼协调能力。适用于上肢手术患儿术前、术后训练,尤其适合手部手术患儿术后手部抓、放功能的重建。

□ 患儿站立训练时将新买的镂空垃圾篓戴在头上,以减少视觉提示,提高站立难度,可用于下肢术后站立及步行训练。临床应用中我们发现该游戏还可以提高患儿站立、行走的兴趣。

■ 塑料漱口杯

□ 将 2 个或 3 个相同款式、相同颜色和大小的漱口杯倒扣在桌子上。让患儿看到操作者将 1 只小报纸球放在其中 1 个杯子中,并让患儿注意杯子的转动。操作者转动杯子,然后让患儿找出装有报纸球的杯子。该训练有利于提高患儿的专注力,也可以让患儿转动杯子,大人来猜。适用于上肢手术患儿。

□ 将 1 颗玻璃珠放进漱口杯里,转动杯子,让玻珠在杯壁上转动。该游戏主要训练患儿上肢的协调性,适用于上肢手术患儿术前、术后训练。

□ 将 1 只杯子里的水倒进另 1 只杯子里。该游戏能训练患儿的手眼协调能力,前臂旋前、旋后功能,适用于旋前圆肌术前、术后训练。

■ 拖鞋

□ 将拖鞋穿在手上练习爬行,可增加患儿爬行的乐趣。

□ 用拖鞋打"苍蝇"。该游戏可训练患儿的抓握能力及手眼协调能力,适用于上肢手术患儿术前、术后训练。

□ 用拖鞋给患儿作分辨左右、颜色。

□ 配对训练:根据鞋子的形状、颜色、大小分别配对爸爸、妈妈、自己,有利于提高患儿的认知能力。

■ 手电筒

□ 让患儿用手电筒照在不同的家具或物件上并说出名称,训练患儿的追视能力和手眼协调能力。

□ 将手电筒一闪一灭、一闪一灭,模拟信号灯,并让患儿模仿,训练患儿的模仿能力、手的精细动作。适用于上肢手术患儿术前、术后训练。

□ 用不同颜色的彩纸蒙在电筒上照出"红、绿、黄"颜色,模拟交通灯,提高患儿的认知能力。

■ 废纸、废报纸

□ 让患儿将废纸、废报纸撕成"面条",然后"煮"着吃。训练患儿的双手协调能力。

□ 折纸飞机、纸玩具。训练患儿的精细动作,促进患儿手指触觉的发展。

□ 翻书。训练患儿的手眼协调能力。

□ 适用于上肢手术患儿术前、术后训练。

■ 被单

□ 将患儿放在大被单里,两个大人一人抓住被单一头给患儿"荡秋千",训练患儿的前庭功能。

□ 将被单悬挂在患儿爬行的路线上，"挡住"他的去路，鼓励患儿穿越障碍。该训练能提高患儿的胆量和勇气，对患儿的性格起到积极的影响作用。

□ 该游戏也有利于提高患儿的核心控制力，适合于腰部手术及下肢手术患儿，但训练中须注意安全。

■ 塑料瓶、瓶盖

□ 收集各种塑料瓶和相对应的瓶盖，让患儿配对并拧开、拧上瓶盖，训练患儿手的精细动作。

□ 让患儿将彩色的胶粒或"幸运星"装进塑料瓶里做成玩具，训练患儿的动手能力及精细动作。

□ 将多个塑料瓶摆在一起打"保龄球"，训练患儿的手眼协调能力。

□ 适用于上肢手术患儿术前、术后训练，尤其是手部手术患儿的训练。

■ 暖气片

□ 暖气片的温度不低于 28℃，不高于 40℃。

□ 可以让患儿扶住暖气片下蹲、起立。

□ 可以让患儿背靠暖气片绑站。

三、提　示

■ 家庭康复跟医院康复一样重要。

（李　衷　曹　玉　樊玉峰）

第八节　学龄前儿童围针刀微创手术康复综述

■ 临床观察，一般以痉挛为主的脑瘫到了 2～3 岁或更大，如仍有明显的姿势运动异常，多数主要病理基础是以痉挛肌肌腱为主的挛缩及痉挛肌周围软组织粘连，而痉挛肌也可伴有一定程度的痉挛或痉挛已不明显，重症痉挛肌也进入瘫痪、萎缩状态。此时与痉挛肌在功能上对应的拮抗肌多已瘫痪、萎缩。随着二者间失衡的进展，功能障碍也越来越重。任旭飞、任月林首创的脑瘫针刀微创治疗可微创、安全、有效地松解挛缩和粘连。针刀微创和围手术康复新康复技术的有机结合使脑瘫治疗效果大大提高。

■ 基于每个脑瘫患者痉挛肌与拮抗肌挛缩、粘连、萎缩、痉挛不尽相同，因此术前准备性功能训练和对异常干预前，首先要通过检测明确每种异常的具体状况，能用康复训练和手法干预改善或解决的，应在术前开始训练、干预，这样才能使微创手术创伤更小、收效更大。以脑瘫尖足为例，未经正确治疗的较大脑瘫尖足，常以跟腱等挛缩、小腿后软组织粘连为主，此时小腿前侧肌群多已瘫痪、萎缩，重者小腿后侧的痉挛肌群由于微循环障碍、失用等也发生萎缩。

一、主要检测方法

■ 足背屈状况

□ 足背屈快轻角、慢重角测定

◇ 患儿仰卧,扶膝伸展位,以保障能检测到整个小腿三头肌的状况。轻而较快地压足底背屈至刚有抵抗时,再用同样力度和速度核查不再改变,足背与小腿前侧夹角为足背屈快轻角,小腿三头肌牵张反射亢进、痉挛时该角加大。再以中等力度缓慢继续压足底背屈到不能压下时,足背与小腿前侧夹角为足背屈慢重角。慢重角提示小腿后侧肌腱及其他软组织有无挛缩、粘连及其程度。

◇ 正常快轻角为 70°左右,慢重角与快轻角相差无几。通过观察,在快轻角增大前提下,快轻角、慢重角之差≥20°,慢重角能达 70°左右,显示尖足主要为小腿后侧肌痉挛所致;快轻角、慢重角差 10°左右或虽差能达 20°,但慢重角仍比正常值大 10°以上,已有挛缩成分;快轻角、慢重角之差≤10°,挛缩比例较大;快轻角、慢重角相同,常主要为挛缩。

◇ 宜先用轻而较快的手法查快轻角,了解肌肉对牵拉的反应,随后以中等力度、较慢的速度查慢重角,主要检测肌腱等情况,然慢重角结果中也有肌肉状况的成分。检测应一次测准,临床观察到先测快轻角后,再测 2~3 次慢重角,复查快轻角多比第 1 次测的减小,因为缓慢牵拉可减轻牵张反射。研究证实,肌梭对快速牵拉敏感,而位于骨骼肌的肌纤维与肌腱交界处的腱器官对慢速牵拉敏感。

□ 点压足三里穴或用叩击胫骨前肌等方法激发的足背屈动作

◇ 足背屈≥20°,提示小腿后侧肌以痉挛为主、小腿前侧肌尚无明显瘫痪;足背屈 10°~20°,可能已有小腿后侧肌腱挛缩或小腿前侧肌肌力弱;足背屈≤10°,前述异常较重;不能足背屈,常为小腿后侧肌腱严重挛缩或小腿前侧肌明显瘫痪。

■ 触摸

□ 用温暖的手轻缓触摸肌肉、肌腱也是检测痉挛、挛缩、萎缩、粘连的重要方法,常在前面检测基础上用触摸法补充、核实。辅用耦合剂的一指刀拨顺法既是治疗方法,也是查出上述异常的方法。

□ 其他部位异常的痉挛、粘连、挛缩、萎缩检查原则相同,具体方法随部位不同各异,如检查内收肌的内收角、检查腘绳肌的腘窝角、检查肱二头肌的肘伸展角、检查胸背肩肌的肩外展角等。

二、针刀微创术前正确的准备性功能训练

■ 增强拮抗肌肌力,阻抑拮抗肌瘫痪、萎缩

□ 点压拮抗肌上的敏感穴位

◇ 在治疗痉挛型脑瘫临床实践中我们观察到,主要针对拮抗肌群的点穴、叩击,缓解痉挛、纠正异常姿势、促进正常运动功能的建立效果更好。

◇ 蒋天裕等用功能性磁共振(fMRI)检测正常成人参与踝关节背屈和跖屈运动的脑区,观察到踝关节背屈运动在中央前回第一躯体运动区反应强烈,跖屈运动脑区的兴奋部位较多。我们认为,基于此原因脑损伤发生后踝关节背屈更易受损,因为其相关中枢较弱,踝关节跖屈痉挛可能是失衡释放,很多偏瘫患者出现踝关节背屈障碍和跟腱挛缩,可能与大脑对两种运动的控制不同有关。

◇ 传统对肌痉挛的解释是,支配痉挛肌的上运动神经元损伤后,下运动神经元失去控制的兴奋性过强所致。

◇ 某组肌肉痉挛后,必然会造成它的拮抗肌失用性瘫痪。因此,无论痉挛是拮抗肌瘫

痪的失衡释放,还是痉挛肌痉挛发生在前,拮抗肌瘫痪在后,拮抗肌均是瘫痪肌,是痉挛治疗中必须重视的另一个方面。

◇ 临床也证实痉挛时刺激拮抗肌可获得较好疗效,如有学者研究观察到,刺激痉挛性脑卒中患者支配小腿前群肌的腓深神经不仅可增强胫骨前肌肌力,也可抑制小腿后侧肌群的牵张反射。临床还有多个报告证实,脑卒中等出现某组肌肉痉挛时,用针、电等刺激拮抗肌及拮抗肌上的穴位,缓解痉挛、促进正常功能恢复效果更好,且针对足背屈障碍的均有足三里穴。公维军等报告,电针足三里可明显改善脑卒中偏瘫痉挛期患者下肢运动功能,还可降低下肢增高的肌张力,这也是刺激拮抗肌减轻痉挛的临床佐证。

◇ 由于穴位是机体接受点压、针、电等刺激的敏感点,因此点压拮抗肌上的敏感穴位,就可更有效地刺激拮抗肌。如尖足时点压足三里穴可有效刺激相对瘫痪的小腿前群肌,防止其进入真正瘫痪状态。我们在临床观察到,6～7 个月以前的脑瘫尖足患儿,点压足三里穴多可引出足背屈动作,但较正常孩子弱;1～2 岁后首诊的脑瘫尖足患儿,常引不出或较难引出足背屈动作,而同龄正常儿可引出;偏瘫患儿瘫侧引不出,而健侧可引出。研究显示随着小腿后侧肌痉挛的持续,小腿前侧肌瘫痪逐渐加重。

◇ 脑瘫其他肌群痉挛时,对拮抗肌上敏感穴位的刺激也是同样原则和类似方法。

◇ 已知微循环障碍是脑瘫发生、发展的重要病理环节。穴位刺激的另外一个重要作用,就是可以改善微循环。已知穴位是由多种组织构成的多层次空间,且神经、微循环以及相关的介质、细胞等是穴位的重要组成部分。有学者观察到,穴区普遍存在大神经分支,如足三里穴区的神经、微循环分布均多于非穴区。肥大细胞是微循环调节的重要细胞,针刺后穴区肥大细胞明显增加,神经切断可使电针引起的足三里穴区肥大细胞聚集减少。张同等研究观察到,深刺足三里穴达到"得气"时,胫前动脉收缩期最大血流速度增高、血管内径增宽,显示针刺得气会明显改善微循环。他们的研究还证实浅刺、非穴位刺激、留针均对血流动力学无显著影响,支持穴位接受有效刺激主要是通过神经-微循环等发挥作用,足三里"得气"主要是刺激了支配小腿前群肌的腓深神经或其主要分支。

◇ 在上述实践及部分相关研究基础上,我们提出了痉挛型脑瘫拮抗肌是瘫痪肌的推理,并推出小儿痉挛型脑瘫拮抗肌刺激法,通过点压拮抗肌上的敏感穴位,阻抑拮抗肌瘫痪,增强其肌力,并通过交替性抑制作用减轻痉挛,临床观察到了更好疗效。

☐ 叩击拮抗肌

◇ 临床观察到,用手指或适宜叩击锤沿肌纤维走向,以中等力度对拮抗肌叩击,也可增强其肌力,阻抑瘫痪、萎缩,常常优于一般的按摩。微循环研究观察到,适宜力度的叩击可改善微循环,按摩不当常干扰微循环血流。

☐ 用拨顺手法辅用耦合剂推压拮抗肌。

◇ 王啸平博士推出的一指刀拨顺法中的顺法,辅用超声波检查用的耦合剂,可着力到软组织较深部位,沿肌纤维方向推压,可使损伤后软组织肿胀迅速消退、痉挛缓解、疼痛减轻,分析解除组织微循环障碍是其有效机制之一。

◇ 基于未有效干预的痉挛型脑瘫拮抗肌,均有力弱及逐渐瘫痪、萎缩;微循环的小血管与肌纤维走向平行。我们辅用耦合剂,以着力于肌肉中部的力度,沿肌纤维走向、自肌肉起止点来回轻缓推压,起到了能增强肌力、阻抑瘫痪萎缩的作用。

◇ 沿肌纤维方向的推压也就是沿肌肉小血管的助力,顺小动脉血流方向是促进了动脉供血,而顺小静脉回流方向是改善了静脉回血,可见微循环的改善二者缺一不可。

　　□ 引导主动收缩拮抗肌等运动。

　　◇ 引导主动收缩拮抗肌增加其肌力的同时也牵拉痉挛肌的运动,如尖足时主动足背屈勾脚、下肢剪刀样发紧时主动分大腿等。引导按正常发育规律应有的翻、坐、爬、站、走,手的精细运动及口腔等其他主动运动。

　　■ 减轻痉挛肌痉挛,阻抑痉挛肌挛缩、粘连进展

　　□ 用拨顺手法辅用耦合剂推压痉挛肌。

　　◇ 肌肉痉挛时可致痉挛肌明显瘀血、缺血性微循环障碍,孙薇报告 6 例 4～11 岁痉挛型脑瘫患儿腓肠肌的病理改变,均有明显的微循环障碍,肌肉病变也很严重,末梢神经也已广泛受累。临床观察到,辅用耦合剂沿肌纤维走向,自肌肉起止点来回轻缓推压,起到了能减轻痉挛、阻抑挛缩粘连的作用。基于推压目的是解除微循环障碍、打破微循环障碍和肌痉挛之间的恶性循环,又不激发痉挛加重,因此对痉挛肌推压应以轻缓手法、较小力度开始,逐渐调整到最佳力度。

　　□ 牵拉痉挛肌群

　　◇ 牵拉痉挛肌群,减轻痉挛、阻抑挛缩是国内外应用多年的方法,各种康复方法中几乎均有这个内容。通过将痉挛肌牵拉到适宜长度并保持一段时间,减轻肌肉的牵张反射、缓解痉挛。要注意不是牵拉的幅度越大越好,因牵拉过度或过猛可致软组织出血、撕裂等,有损伤就会有粘连、挛缩,就会加重功能障碍。牵拉过度还可使维持关节稳定性的韧带松弛,造成关节不稳。不同年龄、不同部位、不同痉挛程度不一。一般的原则是不要超过正常活动的幅度,针对某组肌肉痉挛,向痉挛相反的方向牵拉到刚有抵抗时再轻缓加大 10°～20° 即可,应保持 1～3 分钟或更久一点。保持非常重要,肌肉在一定长度牵拉一段时间,亢进的牵张反射就会降低,痉挛就会减轻。有些主要起牵拉、固定正常位置的矫形器,24 小时应用效果才最好,仅在进行功能训练或治疗有妨碍时可暂时取下。

　　■ 常见某组肌肉痉挛所致异常的干预要点

　　□ 手握拳或拇指内收发紧。

　　◇ 点压手三里穴、叩击手背伸肌及前臂外侧拇指侧;轻缓推压前臂内侧、手掌屈肌;中等力度推压前臂外侧肌;伸指、伸肘牵拉,或经常把患儿握拳发紧的手展平后保持在家长对掌之间,把患儿内收发紧的拇指用手绢固定在外展位牵拉等;引导主动伸指及伸手抓握、拇食指捏物等运动。

　　□ 前臂旋前(内)发紧。

　　◇ 叩击旋后肌等旋后相关肌群;轻缓推压旋前圆肌等旋前相关肌群,中等力度推压旋后肌等;被动旋外牵拉、坐位或膝手跪立手向外、向后支撑牵拉;手心贴小画,引导前臂旋外、手心向上看画等主动运动。

　　□ 上臂内收发紧。

　　◇ 点压肩井穴、肩髃穴,叩击冈上肌、三角肌;轻缓推压胸、背肌肉,中等力度推压冈上肌、三角肌;上臂向外上方向牵拉;主动外展、上举上臂及其他肩、臂运动。

　　□ 肘屈曲发紧伸展困难。

　　◇ 点压消泺穴、叩击肱三头肌;轻缓推压肱二头肌,中等力度推压肱三头肌,肘伸展牵拉;主动伸肘及其他肘部运动。

□ 下肢内收发紧分腿困难。

◇ 点压环跳穴、风市穴，叩击臀肌、大腿外侧肌；轻缓推压大腿内侧肌群。

◇ 较大力度推压臀肌、大腿外侧肌；骑跨抱患儿，坐、仰卧位分腿牵拉等；主动分腿、骑橡皮马或花生球等运动。

□ 足跖屈痉挛背屈障碍。

◇ 点压足三里穴，叩击胫骨前肌；轻缓推压小腿后侧肌群，中等力度推压胫骨前肌；仰卧扶膝伸展位足背屈牵拉，前脚掌高 10°～20° 的楔形板扶持、固定站立或蹲位牵拉；引导主动足背屈勾脚、蹲起等运动。

◇ 尖足时做足背屈牵拉，主要是用向下牵拉跟骨的方法，推压前脚的足背屈牵拉常常不利于足弓形成。对婴儿可一手握足跟部，中指向下拉压跟骨，食指在足跟部扣紧固定，拇指推压足心后部及跟骨前部，足背屈 70° 牵拉保持 30～60 秒。

□ 肌性足内翻。

◇ 点压阳陵泉穴，叩击腓骨长、短肌；轻缓推压小腿内后侧肌群，中等力度推压腓骨长、短肌；仰卧扶足轻外翻及楔形板矫正后固定站立牵拉；引导主动足轻外翻及矫正后站、蹲起等运动。

□ 肌性足外翻。

◇ 点压足三里穴、阴陵泉穴；轻缓推压腓骨长、短肌，中等力度推压小腿前后肌群；仰卧扶足轻内翻及楔形板矫正后固定站立牵拉；主动足轻内翻及矫正后站、蹲起等运动。

□ 膝屈曲发紧伸膝困难。

◇ 点压伏兔穴，叩击股四头肌；轻缓推压大腿后侧肌群及腘窝部肌腱；中等力度推压股四头肌等；仰卧轻缓压膝伸展牵拉，立位促通立板下肢绑带固定站立牵拉；引导主动伸膝及矫正站立、蹲起等运动。

□ 髋屈曲发紧。

◇ 点压环跳穴；轻缓推压大腿前上深部肌群，较大力度推压臀肌；俯卧压臀上提大腿牵拉；引导俯卧主动抬头抬四肢的"燕飞"动作及矫正站立、蹲起等运动。

□ 其他异常。

◇ 某组肌肉痉挛所致的其他异常，也是同样的原则和类似的方法，如肱三头肌痉挛所致的肘伸展发紧时应轻缓推压肱三头肌，中等力度推压肱二头肌；叩击肱二头肌等。

◇ 上述针对痉挛肌和拮抗肌的方法每天要多次进行，仅方法对还不够，必须保障一定量，才能获得最佳疗效。一般患儿觉醒时宜每小时 1～2 次，每次 5～10 分钟，可穿插在功能训练中或零散时间。较大患儿还应教他们每天多次用较好的一侧手干预较差的一侧，用较好的上肢干预较差的下肢等。

■ 按发育规律促进正常大运动、手的精细运动及口腔运动

□ 在以上有效干预的基础上，较易按发育规律促进正常大运动、手的精细运动及口腔运动。现介绍吸收国内各家方法优点，融入中医学精华的蕾波法促进大运动方法中的点穴促进法。

□ 我们在帮助按发育规律已到了该翻、坐、爬、站、走月龄，还不能完成这些动作的患儿时，观察到用点穴的方法可以激发出主动成分更多的运动，较易过渡到正确的主动运动，优于既往常用的其他方法。我们应用促进脑瘫患儿翻、坐、爬、站、走的最佳 6 个穴位进行功能

训练。

　　□ 患儿已 4 个多月，用语言、玩具还引不出翻身的，加穴位刺激促进翻身。

　　◇ 头后仰，点压双风池穴，促其头前屈翻成俯卧；如头不后仰，点压上侧肩井穴，激发臂控式翻身，或点压上侧环跳穴，激发腿控式翻身。翻成俯卧后如不是肘支撑控头位，再点压肩井穴，叩击肩及上臂，促其自动调节成肘支撑位，训练初期促其自动调节效果不显时，可先扶持呈肘支撑位，向左、右翻交替。完成较好时，再改用语言、玩具引导及激发，引导更复杂的翻转。

　　□ 6～7 个月后扶持坐或独坐，弓背较显或不稳要倒时，轻点压双侧腰眼穴，促其挺起胸或调整平衡坐稳。一般数次就会坐稳。下肢肌张力高所致的独坐不稳，还应增加下肢按摩、牵拉。

　　□ 8～9 个月还引不出俯爬的，加穴位刺激促进俯爬：肘支撑位，一前臂稍向前手背向上，固定该手同时点压该侧肩井穴，引发上肢用力；同时或稍后屈对侧下肢，扶足；趾蹬地同时点压该侧涌泉穴，激发足趾蹬地前进。左右交替，刺激俯爬。点穴较易激发后，改用语言、玩具引导。

　　□ 10～11 个月还站立不稳的，扶持双臀部站立，拇指点压于环跳穴，轻轻放手，如不稳欲倒时，用点压双环跳穴的方法，促其自身调整站稳，多次进行即可增强平衡功能及保持独站的肌群协调。

　　□ 1 岁或以上，扶立迈步意识还不好或无迈步意识的，加穴位刺激促进迈步：立位，双手扶持骨盆，拇指压于大腿前侧上部的髀关穴，余指压于臀部的环跳穴，左右下肢重心转换，交替对非持重侧穴位前后施压，激发迈步动作。每天进行数次，多日后即可有自动迈步。

　　□ 点穴激发翻、坐、爬、站、走是在按发育规律，快到或刚到该有这个动作的月龄，效果最好。还应注意，应在孩子两餐间，精神、情绪较好时，在适宜的环境中进行，患儿情绪不好不要勉强。要运用引导式教育的原则，和患儿要有较好的情感、语言交流，可伴有儿歌伴唱。

　　□ 要特别强调的是，独走训练是大运动训练的重点。脑瘫患儿已能独走，仅姿势异常，微创针刀治疗可以很好调整，因此让脑瘫患儿能够独走非常重要。为达此目标，必须适时、适量、正确进行促进独走的四大支柱训练。

　　□ 独站训练。

　　◇ 脑瘫患儿的独站训练，也必须始于按发育规律到了该站时。10～11 个月患儿还不能独站的，可按上述方法训练独站，注意保护患儿不要摔倒，训练其独站 1～2 秒，逐渐锻炼独站时间延长。不要顾虑站姿是否正确，原则应该是：首先能站住，然后再用各种方法矫正姿势。姿势矫正好了再站只是一种理想，不仅不易实现，也常因此错过独站训练最易成功的月龄。顾虑患儿站立的时候腿会弯也是不必要的，因患儿服维生素 A＋D 和钙，有一定的日光浴，立位持重不但腿不会弯，下肢也因为持重而发育得更好。

　　◇ 10～11 个月的脑瘫患儿如果扶站时，下肢还不持重，应用站立板矫正，在正确姿势下固定站立，并进行固定一部分、运动一部分的动作训练。

　　□ 迈步意识培养。

　　◇ 国外研究已证实，从新生儿开始扶持立位踏步训练，可使踏步反射转化为正常迈步，小儿可早走 2 个月；协助下踏车样的运动训练对脑瘫及发生神经运动功能障碍的高危儿有益，纠正月龄 5 个月即可开始。我们在临床观察到，脑瘫患儿踏步反射仍存在时，训练迈步动作,可使尖足提前暴露。动态观察证实,提前暴露并不是坏事,这些患儿由于提前干预而控制得更快,而且迈步意识都较好,不少患儿到了按发育规律该走的时候就能走起来。因此对脑瘫患儿迈步意识培养可始于幼婴,对扶迈步时姿势异常的每天扶持迈10步即可,随后马上进行姿势异常干预。因为是培养迈步的意识,有这个意识就行,不要在培养迈步意识过程中让错误姿势固定。

◇ 已到1岁还无迈步意识的,必须及时进行扶持点穴促进迈步。较大还无迈步意识的脑瘫患儿训练难度就明显增加。

□ 运动平衡协调训练。

◇ 运动平衡功能较好,是正确行走的基础,因此对脑瘫患儿自幼婴开始即应进行前庭小脑功能训练。

◇ 肌群间的协调对正确行走也非常重要,而对痉挛肌群的脱敏按摩、牵拉,对拮抗肌群的有效刺激及各种功能训练都是促进肌群间协调的重要方法。

◇ 不少患儿运动的平衡性、协调性不好,还有心理因素及脑内错误模式的干扰,也应该注意去除。

□ 下肢及腰背肌力训练。

◇ 2007年美国学者对97例(9±4)岁大运动及姿势异常的痉挛型双瘫患儿进行研究。结果是,髋外展肌、踝跖屈肌和膝屈肌肌力影响了粗大运动功能表中的68%和粗大运动功能中行走、跑步和跳动变量中的64%,而肌肉痉挛只影响8%的行走、跑步和跳动变量差异;髋外展肌、踝背屈肌肌力影响了步速中的36%。踝背屈肌、膝伸肌和髋外展肌肌力影响了步长的47%。踝跖屈肌肌力影响了步调中的32%。即肌力与粗大运动功能高度相关,与步态中度相关;影响粗大运动功能和步态最大的是髋外展肌肌力,其次是踝跖屈肌和踝背屈肌肌力。研究提示增强痉挛型双瘫患者髋外展肌、踝跖屈肌和背屈肌肌力训练是非常重要的。

◇ 既往常常将肌肉痉挛认为是痉挛型脑瘫的主要异常,认为如果减轻肌肉痉挛,可能会自动改善功能;肌力,尤其是痉挛肌群的肌力,并非是脑瘫患者的治疗重点,因为痉挛肌肉已经活动过度,如果再增强肌力,可能会加重痉挛或异常运动模式。近年实践证明,矫正在正确姿势下的立位训练,不仅可增加肌力,也可减轻痉挛、防止挛缩。因此为让脑瘫患儿走起来,必须重视肌力训练。

□ 肌力训练包括:

◇ 多肌群参与的下肢基本功能训练,如蹲起、坐起、行走、上下梯及矫正固定站立下的各种动作训练等。

◇ 薄弱肌群的单项功能训练,如股四头肌的伸小腿动作、臀中肌的外展大腿动作、臀大肌后蹬大腿动作、胫骨前肌勾脚动作、小腿后侧肌下蹬脚掌动作、腰背及臀肌的搭桥和燕飞动作训练等。

□ 为让脑瘫患儿以正确的姿势行走,功能训练及手法治疗中以上四大支柱缺一不可。

□ 脑瘫治疗的更好疗效,除了方法正确外还必须有一定量的保障。已诊为脑瘫的患儿应实施强化训练的原则,即每天除饮食、睡眠及短时间的休息、爱抚外,均在进行功能训练及对异常的干预。按发育规律应有的项目及欠缺较多的是重点。

三、功能训练及手法干预中应注意的事项

■ 脑瘫患儿家庭训练,家长必须严格要求与爱抚协助兼顾。

□ 分析以家庭训练为主、病情相似的双下肢痉挛型脑瘫患儿,疗效超过预定目标和未达到预定目标的,其中一个最大不同点是,效果好的均是家长严格要求与爱抚协助兼顾,患儿对家长又爱又敬,能够服从家长的指令,因此容易训练出主动成分较多的运动。

□ 一般脑瘫患儿主要靠被动活动完成的项目多能完成得较好,如点压足三里、足背屈牵拉等,但需要主动参与的动作如蹲起、独站、独走等必须让患儿服从家长的指令才能完成得更好。

□ 脑瘫独站、独走训练于1～2岁时是关键,2岁后还独站不了、不能迈几步,以后的训练难度就明显增加。这个年龄的孩子还不懂得训练是为了他,孩子对家长的依恋对孩子心身发展是好的,但脑瘫患儿过分依恋,不能较好服从家长指令,会影响康复疗效。

□ 我们知道培养孩子服从家长指令,有奋斗、战胜困难精神,也是培养孩子高情商、好性格的重要方面。因此我们对孩子必须严格要求与爱抚协助兼顾,对必须孩子主动参与的动作,家长一定要用严肃的目光、坚定的语言让孩子完成,各种协助均应尽量减少。

□ 多数脑瘫主要影响运动,智力损伤不著,1岁后多能听懂话,看懂家长的表情,要注意从一开始该严时一定要严,严不影响爱,严也是为了更深远的爱。

□ 个别家长用打骂的方式让孩子服从是不对的,也不能达到应有的效果。一味顺着年幼无知的孩子也是害了孩子,尤其对需要强化训练才能取得更好疗效的脑瘫患儿,1～2岁之前的训练决定的患儿前途截然不一样。

□ 许多国外孩子在摔倒无伤害的情况下,父母均是在旁用言语鼓励他们自己爬起来,或父母还没发话孩子就若无其事地自己起来了;而同龄、同等情况的我国孩子,不少父母均是急忙地去搀扶,有的孩子没伤着还哭闹个不停。这个现象反映咱们在培养孩子克服困难、自强不息的精神上还应该加强。

□ 脑瘫的治疗、患儿的成长,情感、性格、习惯培养是重要方面,进行运动训练、智能培养的同时千万不要忽略了这个方面。高情商、好性格也是运动康复的基础。

■ 注意避免可加重异常的日常生活项目

□ 学步车。

◇ 有尖足倾向或已诊断脑瘫有尖足的患儿用学步车,往往上身趴在车上,用前脚掌蹬地前进,此等姿势不仅可加重尖足,也不利于平衡功能的完善,往往患儿可以来回小跑样走得很快、很长,但不能独站、独走或走姿异常。没有脑瘫倾向的正常儿用学步车也是弊多利少,往往这些孩子独站、独走的晚,平衡功能不好,独走后常姿势异常,如足外旋(外八字)等。

□ 蹦蹦跳。

◇ 因蹦蹦跳时常是足跟抬起用前脚掌持重,对有尖足倾向或脑瘫尖足的患儿可加重尖足。对这样的患儿,该练习蹦蹦跳的月龄,每天可做几次扶蹲几十秒,然后慢慢起来,或扶蹲做重心从足跟向足掌转换的动作;已诊断脑瘫尖足的患儿可扶蹲于足掌高10°～15°的斜板上。

□ 膝手爬过多。

◇ 膝手爬时足是向足底方向发紧,故未有效控制的尖足,训练膝手爬可加重尖足。有

尖足的患儿在干预尖足的同时可训练俯爬,尖足控制后再训练膝手爬,到了1岁以立位持重训练为主。

□ 跪立、跪走。

◇ 不仅像膝手爬一样、足是向足底方向发紧,可使尖足加重,跪立、跪走还可在脑中形成错误模式,干扰正确立位移动模式形成。

□ 骑坐位较高的脚踏车。

◇ 脑瘫尖足患儿用固定脚踏车进行肌力训练时,如坐位较高,仅前脚掌用力,也可加重尖足。

□ 尖足未有效控制行走较多

◇ 脑瘫尖足患儿尖足未有效控制前扶走或独走较多,可促进尖足固定和加重。但患儿持重、迈步意识非常重要,尖足未控制前,也应每天扶持迈几步,主要是训练持重和迈步意识,训练后立即按尖足的"点、揉、拉、钩"方法干预尖足。

□ 赤脚或穿软底、软帮鞋走。

◇ 也不利于尖足控制,有尖足倾向或脑瘫尖足的患儿,最好扶走时穿内衬柔软合适、底帮硬的鞋,可控制迈步时足跟抬起,固定较松的踝关节,类似踝足矫形器,有时还优于一般踝足矫形器。

□ 睡眠盖被较重。

◇ 压在足背上也可加重尖足,足底放一较饱满的枕头可减少被压。

□ 立位持重训练不够

◇ 按发育规律应站该走时,没有适宜的立位训练,如只有卧位的活动肢体、按摩等,不利于尖足纠正。有时卧位检查小腿后侧肌肉痉挛已减轻、异常增大的足背屈角已减小,但扶立、扶持迈步时又有尖足出现。按发育规律进行的扶持矫正蹲起、用立位促通板矫正站立及髋关节屈伸训练等,不仅是肌力训练,也是有效矫正尖足的方法。

■ 术后功能训练及对异常的继续干预

□ 微创术后功能训练的继续和对姿势异常的干预是巩固疗效的重要保障,也是进一步提高正常功能所必须的。往往挛缩、粘连等异常解除后,功能训练就容易得多,如有3~4岁的尖足患儿,术前训练一段时间未能达到独走,术后训练、干预几天就开始了独走,当然要继续训练姿势才能越来越好。

□ 有些异常,针刀术后要用石膏或适宜的矫形器在功能位固定一段时间,这是消除脑中错误模式,防止术后再粘连、挛缩的有效措施。在此期间功能训练和对异常的干预,只要不影响矫形、固定均要进行。如尖足术后踝足石膏矫形固定仍可对小腿前、后肌群推压,可卧位、坐床边进行各种肌力训练等。

□ 部分脑瘫患儿术前能姿势异常地走一段路,经过1个月石膏固定未持重,拆石膏后暂时不敢持重、不敢迈步是正常现象,这无论对中枢还是外周肢体都是打破异常模式,学习和建立正常模式的过程。一般进行几天药浴、按摩及训练,就会逐渐以正常的姿势走起来。

□ 微创针刀治疗及功能训练患儿已经基本正常后,还必须有一定的巩固疗效的继续训练,这种功能训练正如运动员要想保持较高运动技能,要坚持训练一样。

（任世光　陈南萍　周学龙　李　衷　于明儒）

第九章

针刀神经触激与徒手神经触激

第一节　针刀神经触激与徒手神经触激的联合应用

■ 徒手神经触激术通过周围组织器官、传入神经、脑中枢、传出神经之间信号的产生、转化、传入、整合、传出过程,达到保持机体平衡,恢复健康的过程。

■ 在学科的边沿地带和学科的交叉地带最容易出成果,最容易出现新的知识、新的技术。针灸、针刀和康复的学科融合交叉地带容易出成果,故将针灸、针刀神经触激与徒手神经触激、康复融合,无疑顺应了学科融合的趋势,必将产生重大成果。

■ 有人统计诺贝尔奖,47.4%产生于交叉学科。

■ 针刀神经触激术和徒手神经触激术可以通过激活神经通路,进而激活神经中枢;两者通过不同的机制达到治疗作用。

■ 针刀神经触激术和徒手神经触激术,可止痛、解痉、矫形、增加肌力和巩固长期疗效,对于核心肌肉力量不足引起的症状如疼痛、痉挛、挛缩无力、畸形,是不可替代的方法。

■ 针刀神经触激和徒手神经触激结合应用,对痉挛无力型脑病,临床证明近期和远期疗效显著增加。

■ 对临床应用各种疗法久治不愈膝骨关节炎的病人,上下楼膝关节疼痛,采用缓和的针刀神经触激合徒手神经触激法,疼痛立即缓解。

第二节　徒手神经触激术

一、脑瘫的初始病理环节是脑损伤所致的神经支配障碍

■ 脑瘫是患儿出生前后或在宫内脑受到有害因素侵袭,发生了脑损伤或脑发育缺陷所致。脑瘫的主要临床表现是反射、肌张力、姿势、运动四方面异常。这四方面异常的关系是,

由于脑损伤造成了脑的支配异常，出现反射异常，而反射异常造成肌张力异常如牵张反射亢进引发肌张力增高、肌肉痉挛，由此出现姿势异常、运动异常。

■ 目前，多数康复是从骨关节-肌肉层面入手，如用牵拉关节的方法牵拉痉挛肌减轻痉挛等。针刀神经触激术创始人任月林、任旭飞在 20 世纪 90 年代就将这一发展成熟的技术应用在痉挛性疾病的治疗中，并取得了良好疗效，尤其对脑性瘫痪的疗效更加明显。术前、术后配合蕾波推、点徒手神经触激是从脑瘫病理环节更高层面——神经入手的康复技术，即通过针刀采用不同手法触激外周神经减轻痉挛、增加肌力和用推、点的手法触激肌肉中的不同神经减轻痉挛、增加肌力。多年来大量临床实践证实，这些方法的治疗效果更加显著。

■ 神经触激术不仅是直接针对脑的方法，更是脑瘫等疾病治疗的好方法，即便是针对脑的干细胞移植等方法临床应用成功，有效控制了痉挛等，针对已有的肌肉萎缩、软组织粘连等应用针刀和推、点神经触激仍然是最有效的方法之一。

二、刺激穴位、经络主要是通过神经-微循环起作用

■ 穴位是我们祖先经过大量实践总结出的机体接受点压、针、电、热等刺激的敏感点；经络是把这些敏感点连成的线。经过几十年多学科的研究，目前可以认为，穴位是由多种组织构成的多层次空间，而神经、微循环以及相关的介质、细胞等是穴位的重要组成部分。

■ 穴位普遍存在较大神经分支，如足三里穴神经、微循环分布均多于非穴区。肥大细胞是微循环调节的重要细胞，针刺后穴区肥大细胞明显增加，神经切断可使电针引起的足三里穴肥大细胞聚集减少。有学者研究观察到，深刺足三里穴达到"得气"时，胫前动脉收缩期最大血流速度增高、血管内径增宽，显示针刺得气会明显改善微循环；他们的研究还证实，浅刺、非穴位刺激、留针均对血流动力学无显著影响；研究还证实，离断穴位的相关神经则穴位就不再得气。更多的研究均支持穴位接受有效刺激主要是通过神经-微循环等发挥作用。

■ 神经解剖只有一二百年的历史，微循环的研究则不足百年，而经络和穴位已越千年，就从体表能如此接近地对外周神经定位，从这点来说，我们中华祖先已走在世界前列。当然用现代神经解剖生理等研究结果，可以找到通过神经调节机体更好的部位，我们把这些部位也称之为"穴位"。

■ 由于神经多在稍深部位，因此必须用一定力度的较深点压或针刺到一定部位才能"得气"。

三、肌肉中神经装置腱器官和神经-肌肉接点的研究及临床应用

■ 腱器官

□ 1878 年意大利细胞学家 Camillo Golgi 描述了肌腱内的感受装置——Golgi 腱器官（Golgi tendon organ，高尔基腱器）。腱器官分布于骨骼肌肌肉与肌腱的移行部，大部分在梭外肌的肌腱中，且长轴与肌腱的纤维平行（图 9-2-1）。

□ 腱器官是一种肌肉张力感受器，当肌肉收缩张力增加到一定程度，腱器官兴奋，信息传给同一块肌肉，肌肉放松。腱器官与肌梭不同，它不受传出神经的支配，只把接受到的张力改变信息传到脊髓。

□ 腱器官和肌梭一起作为本体感受器，协调地保持姿势、防止肌肉过分收缩的损伤。一般情况是，当肌肉受到牵拉等，首先兴奋肌梭通过牵张反射导致受牵拉的肌肉收缩，当收

缩进一步加大时腱器官兴奋，使牵张反射受到抑制，避免肌肉过分收缩的损伤。张力信息主要有所在肌肉收缩、腱器官受到点压、推压等。

　　我们临床观察到如果让腱器官兴奋，推压、点压是最有效的方法，而针刺、电刺激不如手法推、点。这也是手法干预是缓解痉挛更有效的方法的机制之一。

　　▢ 我们在应用点穴、推顺按摩治疗脑瘫等疾病肌痉挛的实践中观察到，用手指点压或用手或圆石辅用蕾波啫喱（以啫喱为基质，加入川芎、当归、黄芪精油组成。这些活血通络精油可透皮进入，增强了推顺按摩改善微循环的效果）或医用耦合剂推压刺激痉挛肌肌腱与肌肉衔接一端，均可观察到痉挛明显缓解，而这些部位是解剖上的腱器官。如果在促成反射异常的肌肉点压、推压腱器官几分钟，还可看到反射异常很快被阻抑一段时间，如踝阵挛、巴氏征、侧弯反射、足抓握等反射异常。

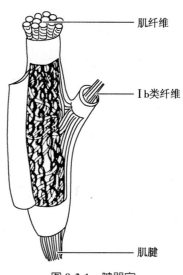

图 9-2-1　腱器官

（图中标注：肌纤维、Ⅰb类纤维、肌腱）

　　▢ 与中医学的穴位对照，腱器官部位或其附近多有穴位，其中除中国针灸学列出的300多个穴位外，还有"经筋"穴位，说明我们祖先很早就认识到了腱器官部位是接受信息的敏感点。在传统中医理论中，"经筋"属于经络系统的组成部分，且已找出200多个经筋穴位，是对经络、穴位的重要补充。"经"是方法的意思；"筋"是指肌肉、肌腱、筋膜等软组织。

　　▢ 脑瘫尖足主要是由小腿后侧三头肌痉挛、小腿前侧胫骨前肌肌力弱所致。针对小腿前侧胫骨前肌肌力弱，点压激发足背屈最敏感的穴是位于胫骨前肌中部的下巨虚穴，其次是足三里穴、解溪穴。下巨虚穴与胫骨前肌神经-肌肉接点接近，足三里穴、解溪穴与腱器官接近。此现象经多名医务人员在数百位脑瘫患儿中观察到一致或近似的结果，说明刺激与腱器官接近的穴位可有效缓解痉挛。肌肉处于不同状态，则该部对推压、点压的反应不一，如肌肉痉挛时可促进痉挛缓解，而对肌力弱或正常肌肉可增加其兴奋性、促其收缩。由于对痉挛肌或拮抗肌在肌腹中部的神经-肌肉接点部位的推压、点压均可增加其兴奋性，因此对痉挛肌肌腹中部推压要轻缓，不要过分刺激到神经-肌肉接点而激发痉挛加重，而在腱器官部位要加大力度；对拮抗肌、力弱肌的推压、点压，在神经-肌肉接点处、腱器官部位均应加大力度。

　　■ 神经-肌肉接点

　　▢ 神经-肌肉接点（neuromuscular junction）是指运动神经末梢与骨骼肌相接近并进行信息传递的装置（图 9-2-2）。一般神经-肌肉接点多在肌腹中部。

　　▢ 肌肉运动是受神经支配的。运动神经像树干到树梢一样深入肌肉，末梢神经纤维接近肌纤维时，先失去髓鞘，再以裸露末梢嵌入肌细胞膜的凹陷中，形成神经-肌肉接点。神经-肌肉接点是突触间隙与终板膜的统称。神经终板与肌纤维膜以一定间隙相连接。神经末梢兴奋时终板释放神经递质乙酰胆碱，扩散到间隙后的肌膜上与

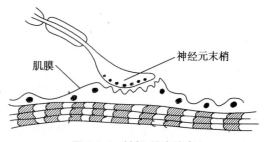

图 9-2-2　神经-肌肉接点

（图中标注：神经元末梢、肌膜）

受体结合产生终板电位,引起肌肉收缩。

　　□ 肌肉痉挛时把 A 型肉毒毒素注射在痉挛肌的神经-肌肉接点,就可通过阻断运动神经末梢乙酰胆碱释放减轻痉挛。

　　□ 临床实践中我们观察到,对力弱肌肉,点压肌腹中部可使该肌肉收缩,多次进行则该肌肉肌力明显增强。临床从位于肌腹中部的穴位寻找神经-肌肉接点比用电针寻找更方便。临床证实,点压力弱肌肉中部是增强肌力的有效方法。

　　□ 临床还观察到,对运动发育落后的患儿,按照发育规律适时点压该动作关键肌群中部左右的穴位,可激发翻、坐、爬、站、走。如点压冈上肌的肩井穴或臀肌的环跳穴可激发翻身;点压腰部的腰眼穴促进坐稳;如点肩井穴及足底的涌泉穴可激发俯爬;点压环跳穴促进独站;点压环跳穴和股四头肌上的髀关穴促进迈步等。

四、临床常用解痉、增肌力效果更好肌肉上的神经触激点(穴位)

　　■ 痉挛肌上阻抑痉挛的穴位

　　□ 抗屈肘穴:上臂内侧肘窝中上 2 寸肱二头肌肌腱与肌肉移行部。邻近手足十二经穴——尺泽穴:位于肘横纹中,肱二头肌肌腱桡侧凹陷处。

　　□ 抗前臂旋前穴:前臂桡侧中部,旋前圆肌肌腱与肌肉移行部。

　　邻近手足十二经穴——孔最穴:位于前臂掌面桡侧,腕横纹上 7 寸处。其下有肱桡肌、桡侧腕屈肌、旋前圆肌、拇长屈肌等。

　　□ 抗屈膝内外二穴:大腿后下两侧腘窝上 3 寸,内侧半腱肌、半膜肌和外侧股二头肌(统称腘绳肌)肌腱与肌肉移行部的 2 个穴。

　　邻近手足十二经穴——曲泉穴:屈膝,在膝内侧横纹上方凹陷中,股骨内侧髁的后缘,半腱肌、半膜肌止端的前缘;浮郄穴:在腘横纹外侧端,委阳上 1 寸,股二头肌腱的内侧。

　　□ 抗足跖屈(抗尖足)穴:小腿后侧正中下 1/3 与上 2/3 交点,小腿三头肌肌腱与肌肉移行部。该穴也阻抑踝阵挛。

　　邻近手足十二经穴——承山穴:位于小腿后面正中偏下,腓肠肌肌腹下出现的尖角凹陷处。

　　□ 抗足内翻穴:内踝后上 1 寸,胫骨后肌肌腱与肌肉移行部。

　　邻近手足十二经穴——太溪穴:位于足内侧,内踝与跟腱之间的凹陷处。

　　□ 抗足趾背屈(阻抑巴氏征阳性)穴:足背腕横纹中点,踇长伸肌、趾长伸肌肌腱与肌肉移行部。

　　重叠手足十二经穴——解溪穴:足背踝关节横纹中央凹陷处,踇长伸肌肌腱与趾长伸肌肌腱之间。

　　□ 痉挛肌上阻抑痉挛的其他穴:多于该痉挛肌肌腱与肌肉移行部或肌肉起止点附近腱器官的位置。

　　■ 增肌力促运动穴位

　　□ 肩前屈穴:肩峰前下 2 寸,三角肌前束中点。

　　邻近手足十二经穴——肩髃穴:肩部三角肌上,臂外展或向前平伸时,肩峰前下凹陷处。

　　□ 肩后伸穴:肩峰后下 2 寸,三角肌后束中点。

　　附近手足十二经穴——肩贞穴:肩关节后下方,臂内收时腋后纹头上 1 寸。

□ 肩外展穴：肩峰外下 3 寸，三角肌中束中点。

邻近手足十二经穴——肩髎穴：肩部肩髃穴后方，臂外展时肩峰后下凹陷处。

□ 伸肘穴：上臂外侧，肱三头肌中点。

重叠手足十二经穴——消泺穴：上臂外侧，肱三头肌中点。

□ 屈肘穴：上臂内侧，肱二头肌中点。

附近手足十二经穴——天泉穴：上臂内侧，腋前纹头下 2 寸，肱二头肌的长、短头之间。

□ 前臂旋后穴：前臂外上侧，旋后肌中点。

附近手足十二经穴——手三里穴：前臂背面桡侧，肘横纹下 2 寸。穴下为前臂筋膜，桡侧腕长、短伸肌，旋后肌。

□ 伸指穴：前臂外侧中部，指伸肌中部。

附近手足十二经穴——支正穴：前臂背面尺侧，腕背横纹上 5 寸。

□ 拇指外展穴：前臂桡侧中部拇长伸肌中点。

邻近手足十二经穴——下廉穴：前臂背面桡侧，肘横纹下 4 寸处。在桡骨的桡侧，有腕短伸肌及腕长伸肌，深层有旋后肌。

□ 伸髋穴：臀部，臀大肌中部。

重叠手足十二经穴——环跳穴：位于臀部，侧卧屈髋，股骨大转子最凸点与骶管裂孔连线的外 1/3 与中 1/3 交点处。其下是臀大肌、坐骨神经等。

□ 髋外展穴：臀部，臀中肌中部。

重叠手足十二经穴——居髎穴：位于髋部，髂前上棘与股骨大转子最凸点连线的中点。其下有阔筋膜张肌、臀中肌等。

□ 伸膝穴：大腿前侧，股直肌中点。

邻近手足十二经穴——伏兔穴：大腿前面，髂前上棘与髌骨外侧端的连线上，髌骨上缘上 6 寸。其下有股直肌等。

□ 足背屈穴：小腿前侧，胫骨前肌中点。

重叠手足十二经穴——下巨虚穴：小腿前外侧，外膝眼下 9 寸，距胫骨前缘一横指。在胫骨前肌与趾长伸肌之间。

□ 足外翻穴：小腿外侧，腓骨长肌中点。

邻近手足十二经穴——光明穴：位于小腿外侧，外踝尖上 5 寸，腓骨前缘。在趾长伸肌和腓骨短肌之间。

□ 其他增肌力促运动的穴：多位于该功能主要肌肉肌腹中部神经-肌肉接点的部位。

五、针对脑瘫等疾病的蕾波徒手神经触激术基本手法和注意事项

■ 针对脑瘫等疾病的蕾波徒手神经触激术主要操作方法分点压（又称点穴）和推压（又称推顺、推顺按摩）。点压和推压均辅用含川芎、当归、黄芪精油的蕾波啫喱或医用耦合剂，可使点、推力度达到较深的需要部位，并能沿一定方向和深度不间断前进。点压和推压同时应用，可增加疗效。有些情况以点为主，如促进正常运动。有些情况以推为主，如针对面、颈部小肌群；以推出陈血引来新血、促进淋巴回流为主要目的，如针对肿胀、瘀血、出血等。

■ 蕾波点穴、推顺的基本手法

□ 蕾波点穴、推顺来源于我们在痉挛型脑瘫治疗中观察到的“在温热水浴中捋压痉挛

肌可明显减轻肌肉痉挛"，以及美国王啸平博士针对软组织损伤肿胀、粘连、疼痛推出辅用医用耦合剂的"一指刀拨顺法"。我们分析二者有效的主要机制之一均是有效触激了肌肉等软组织的神经和改善了肌肉、神经的微循环及推压牵拉肌肉减轻了痉挛。

□ 基于肌肉微血管走向与肌纤维平行，沿肌纤维方向推压即是沿微血管方向推压。

□ 沿静脉及淋巴回流方向推压可送走组织中代谢产物，是一种有效的肌肉、神经换血法。

□ 临床早已观察到，肌肉痉挛、瘫痪时可有明显的局部及全身微循环障碍。微循环障碍不仅和肌肉痉挛形成恶性循环，又是促成粘连、挛缩、萎缩的重要因素。有学者报告 6 例 4～11 岁痉挛型脑瘫患儿腓肠肌的病理改变，均有明显的微循环障碍，且肌肉、末梢神经病理改变亦明显。

□ 我们通过多年实践，把针对某组肌肉痉挛所致异常的干预原则和方法总结为"点穴和推顺"，具体内容分成"推、点、拨、拉、动"五个方面。

□ "推"是辅用蕾波啫喱或医用耦合剂推压痉挛肌和拮抗肌。为了便于掌握操作要点和保障家庭应用的效果，对肢体、躯干大肌肉的推压概括成"三向、四顺、十八推"。

"三向"是指推顺要达到 3 个方面的目的和 3 种方法。①向心推：以推出陈血、促进淋巴回流、引来新血，改善肌肉、肌筋膜等软组织微循环为主要目的。对痉挛肌可通过打破肌肉痉挛和微循环障碍之间的恶性循环减轻痉挛；对拮抗肌可通过改善微循环增加肌力，缓解对应痉挛肌的痉挛。为达此目的，对痉挛肌和拮抗肌均是力度达肌肉下部，由远心端（远离心脏的一端）肌肉起止点，向心性（向着心脏的方向）地向近心端肌肉起止点不间断地缓慢推压前进。对较重脑瘫还要扩大到所在肌筋膜链及照顾到淋巴回流走向、超过相关淋巴结。②双向推：主要目的是通过直接推压痉挛肌肌纤维牵拉解痉。直接推压牵拉痉挛肌解痉不仅比被动活动关节牵拉肌肉解痉效果更好，而且更安全，患者还没有痛苦。推压方向，向心、离心均可，或来回推压。力度应透过整个肌肉层达骨面，不间断地由肌肉一侧起止点到另侧起止点。对拮抗肌的推压牵拉也可增加肌力。③点压推：通过触激神经减轻痉挛、增加肌力。推压方向，向心、离心均可。在痉挛肌推压时，于两端肌腱向肌肉移行部位停留数秒或更久并加大力度下压，通过触激腱器官解痉。在拮抗肌推压时，于两端肌腱向肌肉移行部位和肌肉中部停留数秒并加大力度下压，通过触激腱器官和神经-肌肉接点增加肌力。下压力度一般达肌肉中、下部，停留时间可根据即刻解痉效果和拮抗肌兴奋出现的主动动作调整，如反映小腿后侧肌痉挛的踝阵挛和小腿前侧肌兴奋的足背屈勾脚。

"四顺"是指推是顺着肌纤维走向、静脉回流方向、淋巴回流走向、所在肌筋膜链走向。一般四个顺的大方向基本一致，具体稍有不同。

每次推顺按摩的具体实施方法是，先对拮抗肌三向每项推压重复 3 遍，再对痉挛肌每项推压重复 3 遍，即前 9、后 9 共十八推完成 1 次干预。有些情况也可先推痉挛肌或以痉挛肌为主。一般对肢体、躯干大肌肉痉挛多应完成十八推；有些部位不适合用深压的方法牵拉肌纤维，如颈部，"向心推＋点压推"十二推即完成 1 次干预；对小肌群推顺可灵活掌握。

促进淋巴回流要沿淋巴回流方向推到所属淋巴结并轻缓点压。对较重痉挛推压还要涉及主要痉挛肌所在的整个肌筋膜链。

□ "点"是点压痉挛肌腱器官缓解痉挛及点压拮抗肌上的神经-肌肉接点兴奋拮抗肌。除了推中带点外，还可根据不同需要增加单独点压。

□ "拨"是对较轻的粘连、挛缩,用一指刀拨法松解粘连、减轻挛缩;对较重的粘连、挛缩由专科医师用微创针刀疗法解除。

□ "拉"是牵拉痉挛肌群。对较轻的痉挛"推、点"后如关节活动度已接近正常,即可省去对痉挛肌的间接牵拉;对较重痉挛"推、点"后间接牵拉,也不用太费力即可到位,减少了间接牵拉过度致伤及促成关节松弛的发生。

□ "动"是用引导式教育、任务导向性训练(task-oriented training)的原则和方法引导正确的主动运动;包括引导主动收缩拮抗肌增加其肌力,同时也牵拉痉挛肌的运动和按正常发育规律应有的大运动、手的精细运动、口腔运动等。对按发育规律引导不出翻、坐、爬、站、走的患儿,采用穴位触激的方法。点穴促进大运动的方法比过去被动方法能调动更多的主动成分,因此效果更好,比 Vojit 压迫诱发带的方法更安全、方便。

"推、点、拉、动"每天要多次进行,因为有效的干预一般异常能被压制 1～3 个小时左右,要在错误模式又要出现之前,再输入一次正确信息,达到治疗肢体异常的同时改变脑的目的。对异常肢体的有效干预,不仅是纠正肢体异常,也是通过外周改变脑的重要方法,通过脑功能性磁共振我们可以清楚地看到这个过程。功能性磁共振还证实,输入的信息必须正确,才能形成相应正常的中枢。

□ 一般"推、点、拉、动"1 个部位用时约 20 分钟。对脑瘫患儿干预,每日宜进行 3～5 次。

既往在肌肉痉挛的评定及干预中,对拮抗肌的重视不够。我们通过实践认识到,肌肉痉挛时的拮抗肌是瘫痪肌,而以触激拮抗肌为主的疗法,可通过增强拮抗肌肌力促进正常功能的建立或恢复。触激拮抗肌还可阻抑对应肌的痉挛。有学者研究观察到,触激痉挛性脑卒中患者小腿前侧的腓深神经,不仅可增强胫骨前肌肌力,也可抑制小腿后侧肌群的牵张反射。"推、点、动"也是有效地触激了拮抗肌。

熟悉肌肉解剖生理、有正确的肌动学评定、有较好的手法,可以使推顺包含"点、拨、拉、动"的内容和效应。

推压中遇条索等要增加"拨"法;为预防或治疗跟腱挛缩,对跟腱也应增加拨动的手法。

□ 越来越多的临床实例证实,辅用蕾波啫喱或医用耦合剂对痉挛肌和拮抗肌的点穴、推顺,是治疗多种原因所致肌肉痉挛,防治肌肉瘫痪、萎缩、粘连更有效、更安全,患者没有痛苦、患儿也可欣喜接受的方法。合并癫痫或有其他疾病时,消耗体能较小的点穴、推顺仍可继续进行,可使康复疗效不因暂时停止或减少功能训练而倒退。

■ 为什么点穴、推顺要辅用蕾波啫喱或医用耦合剂

□ "一指刀拨顺法"发明者王啸平博士,在"一指刀手法治疗软组织损伤"一文中说:"超声检查用耦合剂的使用也是一个大发明,对治疗深层软组织损伤起了很大作用。一般按摩用油、治疗巾作用表浅,用水作用力可深些,但对医者手指损伤较大。超声检查用耦合剂为水溶性胶质,不滑且可保护医者手指,又能作用到深部。因没有酒精、药物、盐、染料,非常安全,不会引起过敏。"

我们在用"推、点、拨"治疗瘫痪时的肌肉痉挛、肌肉萎缩、软组织粘连、肌腱挛缩的过程中,也体会到辅用蕾波啫喱或医用耦合剂确实可使我们"推、点、拨"着力在较深、需要干预的部位并能不间断推压前进。辅用按摩油力度达不到肌肉就已滑向前,不用介质不能不间断前进。

□ 由于水性高分子凝胶几乎没有表面张力,摩擦力又非常小,因此用它作介质进行点

穴、推顺，可使力度更好地达到肌肉等较深组织，不仅能使推顺改善微循环、延伸肌肉、触激神经三大目的更好地完成，也可使点穴的效果更好。

在用法上我们还体会到，除"点""拨"主要用拇指外，"推顺"可根据患者部位、年龄等用手的各个部位及多种姿势，只要力度能达肌肉层即可，如对小腿后侧肌群可用整个手掌挼压等。

■ 融入蕾波推顺按摩的肌筋膜链康复技术

□ 近年来，肌筋膜链理论及康复技术有较大发展。我们对脑瘫等疾病的姿势运动异常，进行肌动学评定时除分析到痉挛肌、拮抗肌、相关关节状况外，也分析相关肌筋膜链状况，且点穴、推顺时也扩展到肌筋膜链。对一个肌筋膜链内的某组肌肉痉挛时，我们的点穴、推顺首先从肌肉远端起止点推压到近端起止点，如即刻或近期效果不理想或痉挛较著，推压要向两端扩展到整个肌筋膜链，如小腿三头肌痉挛时，要从足趾到髋部。临床观察到对较著痉挛或就诊偏晚的脑瘫，点、推达整个肌的肌筋膜链可明显提高疗效。

□ 肌筋膜链理论是由美国著名物理治疗大师，罗夫治疗学派的创始人 Ida Rolf 提出，由其学生国际著名的手法治疗大师 Thomas Myers 通过解剖实践验证得出，并出版著作《解剖列车》一书。

□ 肌筋膜链理论将人体分为了 7 对躯干链和 4 对手臂链，补充了过去单块肌肉的起止点概念。肌筋膜链相当于人体的几条拉力线，对保持正确姿势及运动非常重要。

□ 筋膜是包裹体内各种组织器官的结缔组织，有些姿势异常的主要问题在筋膜，如足外翻可以是足底筋膜的问题。我们在脑瘫的推顺中也观察到，粘连索条、触痛点多在与筋膜相关的部位。推顺按摩比牵拉能更有效地解决肌筋膜链的问题。

中医学的经络不仅与神经、血管走向接近，也与肌筋膜链相似，可见我们祖先很早就发现了调节机体的最佳入径。

■ 融入蕾波推顺按摩的淋巴引流技术

□ 淋巴循环是血液循环系统的重要组成部分，是血管系统的重要补充。微循环血管内的血液靠静脉回流，血管外的液体和非组织结构的有形成分就要靠淋巴回流带走，淋巴和静脉共同完成带走废物、排除毒素的任务。肠道营养物质的吸收也主要靠小肠绒毛的毛细淋巴管。淋巴系统既是身体的清道夫，又是身体营养输送的管道和身体免疫系统的重要组成部分。淋巴系统称之为循环是因为它是循环系统的重要组成部分，但淋巴实际是单向流动的。

□ 淋巴引流按摩技术是指 DR VODDER 创立的针对淋巴系统的徒手按摩技术，在欧美国家是受到正规医疗肯定的辅助治疗按摩技术。按摩手法轻柔、徒手进行，通过促进淋巴回流，帮助身体清除因为淋巴系统运作不畅导致的水肿、有害物质堆积、免疫低下等。

□ 对较重脑瘫蕾波推顺按摩还要加强沿淋巴回流方向的推压和增加在淋巴回流"闸口处"腹股沟、腋下、颈部两侧等的点压，促进淋巴回流。

■ 耦石推拿

□ 对 1 岁以上的脑瘫患儿，针对肌肉痉挛、肌肉萎缩用圆石沾蕾波啫喱或医用耦合剂沿肌肉走向推压、点压称耦石推拿（图 9-2-3）。蕾波点穴推顺欲达到的几个目的，除拨开粘连常要辅用手指外，辅用圆石均可达到。用手推、点虽疗效很好，但施者手部常受伤，受伤的手因力度不够，受者的疗效亦有下降。辅用圆石沾蕾波啫喱或医用耦合剂的推压、点压，施者手不伤、受者效更好,是施、受双获益的好方法。

　　□ 圆石宜加热到适宜热度,尚有艾灸的温热作用,效果更好。

　　■ 点穴不敏感时按神经解剖寻找新敏感点

　　□ 临床观察到,点穴激发某些动作经过一段时间效应就会减弱。如脑瘫尖足时通过点压下巨虚穴等,激发出小腿前侧肌肉收缩出现足背屈勾脚的动作,不少患儿点压一段时间后,足背屈动作就不明显了。此现象是因为对穴位触激过多敏感性下降

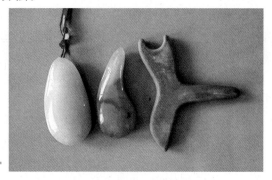

图 9-2-3　耦石推拿石具

或对小腿后侧肌痉挛或小腿前侧肌肌力增强的干预不足,小腿前侧肌进入瘫痪状态。此时应在小腿前侧的胫骨前肌上沿神经或经络走向寻找新的敏感点。中医"错穴不错经"的说法就是循经在经络走向上均有类似作用的意思,此点也支持经络穴位的实质主要是神经。

　　■ 传统穴位是寻找神经-肌肉接点和腱器官的重要参考

　　□ 我们临床观察到,点压痉挛肌的腱器官或其附近的穴位,可减轻痉挛;点压拮抗肌或非痉挛肌上的神经-肌肉接点或其附近的穴位,可兴奋肌肉、促其收缩、增加肌力。

　　□ 如何能从体表找出接受点压、推压最敏感的点,我们体会到的方便、有效的方法就是:熟悉穴位和经络的,寻找腱器官从位于肌肉起止点附近的穴位着手,寻找神经-肌肉接点从肌腹中部穴位开始;熟悉肌肉、神经解剖的,可按肌肉、神经解剖和功能寻找。

　　■ 点穴、推顺是预防肌肉挛缩、粘连、萎缩的重要措施

　　□ 临床观察到以某组或多组肌肉痉挛为初始病理改变的疾病,最后留有明显功能障碍的,多是并发了肌肉、肌腱挛缩,肌肉及其与周围组织粘连,拮抗肌、痉挛肌肌力弱、萎缩等。

　　□ 发生肌肉挛缩、粘连、萎缩的原因,除痉挛没有及时采用更有效的方法干预外,促其发生的重要因素还有牵拉过度、按揉力度过大的损伤,对痉挛肌的有创治疗的损伤及缺乏任务导向性的功能训练等。

　　□ 对照早期应用并坚持应用蕾波点穴、推顺的脑瘫患者均无肌肉肌腱粘连、挛缩、萎缩发生。而同期来诊有肌肉肌腱粘连、挛缩、萎缩发生的多有过度牵拉、按揉,不正确的针刺痉挛肌,没有正确的功能训练等历史。对照显示,点穴、推顺是预防肌肉挛缩、粘连、萎缩的有效方法。

　　■ 点穴、推顺阻抑反射异常提高脑瘫疗效

　　□ 脑瘫存在姿势、运动、肌张力、反射4个方面的异常。这4个方面异常是脑损伤或脑发育缺陷这一障碍在4个方面的表现。如果1个干预方法对这4个方面的异常均能同时有效阻抑,那么这个方法就是治疗脑瘫更好的方法。

　　□ 既往脑瘫康复中缺少针对反射异常的有效方法。我们在应用蕾波点穴、推顺治疗脑瘫肌痉挛所致异常的过程中,观察到用手或石器的推、点不仅可同时有效治疗肌痉挛、姿势和运动异常,也可有效阻抑反射异常。

　　□ 基于点穴、推顺可有效解除肌痉挛,我们分析脑瘫常见的反射异常,虽然损伤或发育缺陷在脑,中间环节较为复杂,但终末效应均是某组肌群的牵张反射亢进或(和)与该肌群神

经支配相关的皮肤反射区对触觉、叩击震动等刺激异常敏感,激发相关肌肉收缩、痉挛所致。如踝阵挛阳性为小腿后侧肌肉牵张反射亢进引起的阵挛,巴氏征强阳性或自发阳性是刺激引起的足趾伸肌收缩,躯干侧弯反射是刺激引起的背部肌肉收缩,足抓握反射是足趾屈肌收缩等。

□　根据我们分析的每个反射异常主要收缩或痉挛的肌群,辅助蕾波啫喱或医用耦合剂推压该肌群或点压该肌群的腱器官,均可在几分钟内使异常反射消失或明显减轻一段时间。

□　临床中我们观察到,脑瘫时应用点穴、推顺有效阻抑肌张力、姿势、运动异常的同时,反射异常多也同步减轻或消退。当观察到反射异常控制不理想时,往往是点穴、推顺的方法、力度或量还有缺陷,一般再加强干预或按照我们对反射异常的新解,更有针对性地干预促成反射异常终末效应的肌群后,反射异常多可明显减弱或消失。

□　因为推、点后反射异常消失一般多可维持 1~3 个小时左右,和推、点其他痉挛肌群痉挛缓解的时间相差不多,因此每天要多次干预。点穴、推顺除主要针对痉挛肌和其拮抗肌外,还要包括主要反射异常的肌群,如小腿后侧肌肉痉挛伴有巴氏征自发阳性时,除推压小腿前、后肌群,还应达到足背、足底和足趾尖。

临床结果支持某组肌肉牵张反射亢进、痉挛较为突出,是反射异常发生的重要基础。有些原始反射,出生后过一段时间才消退,这也是因为脑对各组肌肉张力的调节有个完善的过程。脑损伤或脑发育缺陷时,这个完善就会推迟或缺失。

■　点穴、推顺为按发育规律进行功能训练创造了更好的基础

□　基于每次点穴、推顺都可使脑瘫存在的姿势、运动、肌张力、反射异常明显减轻并能维持 1~4 小时,因此就给了我们能用"纠-训-纠"的原则、按发育规律进行功能训练或追赶的时间。"纠-训-纠"是指先用点穴、推顺纠正异常,接着按发育规律进行功能训练,如果训练中还有异常,训练后再进行一次点穴、推顺。出生 6 个月前开始的脑瘫患儿,如果坚持每天 3~5 次"纠-训-纠"的干预,多数 3~4 个月可使 4 个方面异常基本纠正,开始较晚的脑瘫也会有明显进步。

六、针对脑瘫常见异常的徒手神经触激要点

■　头后仰

□　如果 1~2 个月的婴儿头经常向后背,由仰卧扶呈侧卧时头向后仰大于 20°,拉坐时也头后仰,常常有颈背肌张力增高。这些患儿扶持俯卧肘支撑时,可抬头较高,有时家长还误认为患儿抬头较好;竖抱时一般竖头不稳,经常向后打挺。

主要干预方法是辅用蕾波啫喱或医用耦合剂推压颈背肌肉,特别是胸锁乳突肌和斜方肌;注意推压时不要刺激肌肉中部,在肌肉起止点部位加大力度。辅加背部脱敏叩击、悬吊被单内荡悠、侧翻等可加速头后仰纠正。

□　胸锁乳突肌自胸骨柄、锁骨内侧至颞骨乳突;斜方肌自枕外隆凸、胸椎棘突至锁骨外侧、肩胛冈。

■　紧张性头偏斜

□　紧张性头偏斜是小儿脑瘫时常见的姿势异常,主要表现是患儿紧张时,头和面部转向一侧或伴有头颈向一侧侧屈,有的患儿固定的总是转向左侧或右侧,有的患儿有时左、有时右。用手触摸颈部无肿块,不是先天性斜颈。此现象是双侧胸锁乳突肌、斜方肌等不协调

或一侧痉挛所致。

□ 主要干预的方法是每天辅用蕾波啫喱或医用耦合剂推压双侧颈部的胸锁乳突肌及枕、肩部的斜方肌。如果头总转向一侧应轻缓推顺枕部朝向侧、力度稍大推顺面部朝向侧肌群。

□ 可辅加俯卧或仰卧轻缓左右转头操或被动交叉模式。

□ 患儿头偏斜时，用语言、玩具引导患儿放松，把头转正；轻缓将患儿的头扶持到正确位置固定片刻也很重要。

■ 拇指内扣

□ 婴儿拇指内扣，又称拇指内收，最轻的仅半握拳时拇指压在食指下，最重的拇指内收达掌心，此时称"皮层拇指征"。

□ 临床观察到，不及时干预拇指内扣可影响手的精细运动发育。手的精细运动功能对人的一生有很重要的影响，如同样的写字训练，有的小儿就写不好；同样用筷子，有的小儿就不灵活，后者常常手的精细功能较差是重要因素。我们曾观察到写不好字、拿筷子不灵活的成人，婴儿时照片就有拇指内扣。

□ 拇指内扣的主要病理环节是拇指外展肌力弱甚至麻痹和（或）内收肌牵张反射过强或痉挛。一般患儿均存在两个因素，以何为主，要具体检查。干预也是对两个环节均兼顾，并要侧重主要矛盾。

□ 主要干预方法是辅用蕾波啫喱或医用耦合剂由拇指尖向前臂推压拇指外侧和内侧肌群，推压拇长伸肌、拇长屈肌要达到前臂上部；点压前臂桡侧中部拇长伸肌中点的拇指外展穴。

□ 沿拇指背侧向上叩击拇长伸肌、拇短伸肌，可有效促进拇指外展、其余四指伸开。

□ 拇指屈肌痉挛较为突出的可加拇指外展牵拉带牵拉，以伸肌无力为主的不宜应用。

□ 辅用手握粗柄玩具阻止拇指内收，用玩具引导伴有拇食指对捏动作的伸手抓物。

■ 手握拳发紧

□ 出生3个月的婴儿就应该能经常打开手，碰到妈妈衣服还知道去抓。如果手经常是握拳状，哭时更紧或两手比较一手握拳一手张开，应及时干预。主要方法是辅用蕾波啫喱或医用耦合剂自指尖向上通过手指、手掌、前臂内侧推压达肘部，减轻屈指肌痉挛；在手背自指尖向上通过手指、手背、前臂外侧推压达肘部，增加指伸肌肌力。点压前臂外侧指伸肌中部的伸指穴，激发伸指动作。

□ 手握拳发紧主要是由于手指伸肌肌力弱、屈指肌肌张力高所致。用手指自患儿手指背部叩击向上经过手背达前臂中上部，也可有效刺激伸肌收缩促手张开。

□ 用玩具引导伸手抓物，双手抱物；经常把患儿握拳发紧的手展平后保持在家长对掌之间，同时和患儿亲切交流几分钟也是重要的辅助方法。

■ 飞机手

□ 婴儿"飞机手"是指婴儿紧张时出现双臂后伸、旋内（前），呈现喷气式飞机机翼样的异常姿势。"飞机手"的形成主要是使肩后伸、前臂旋内的肌群牵张反射亢进、出现痉挛所致，可伴有肩内收、旋内，肘后伸，拇指内收，手握拳等异常，涉及异常的肌群较多。

□ 最简单的干预方法是，出现"飞机手"时，用语言、玩具、变换体位等引导患儿放松后，扶持双手在胸前，保持3～5分钟。每天要多次用这种姿势牵拉痉挛肌群，并扶持、引导双手抱瓶、抱物等动作。

□ 上述干预1周无效，应检查主要痉挛的肌群是哪些，如用屈、伸肘关节的方法检查是否有肱三头肌痉挛,肱三头肌痉挛时屈肘有阻碍;用前臂旋外(后)后,观察其有无阻碍及回弹度数检查旋前圆肌有无痉挛等。对查出的痉挛肌群用触摸等法核实后,应予辅用蕾波啫喱或医用耦合剂的蕾波点穴、推顺方法对痉挛肌和拮抗肌干预。

☐ 肱三头肌在上臂外侧自肩胛、肱骨至尺骨鹰嘴;旋前圆肌自肱骨至桡骨,前臂下垂旋前时在肘下、腕上可触及。

☐ 使肩后伸的肌肉除肱三头肌长头外,还有三角肌后部、大圆肌、背阔肌等。其他异常又有不同肌群痉挛参与,对非专业医务人员的家长全部明确查出较难,可采用对整个上肢点穴、推顺的方法,辅用蕾波啫喱或医用耦合剂自手指到肩部沿肌肉走向反复缓慢推压;遇较硬的痉挛肌群,初始力度应缓。

■ 前臂旋后障碍

☐ 前臂旋后功能障碍,常常主要因为旋前圆肌等痉挛,主要治疗方法是辅用蕾波啫喱或医用耦合剂推压该肌;推顺时应固定患儿前臂旋后 $45°\sim80°$,由前臂内侧拇指侧中间向小指侧肘关节反复推压。点压前臂桡侧中部,旋前圆肌肌腱与肌肉移行部的抗前臂旋前穴和前臂外上侧旋后肌中点的前臂旋后穴。叩击前臂外侧肌群。

☐ 辅用被动旋后牵拉;后倾坐位手向外、向后支撑牵拉;手心贴小画,引导前臂旋后、手心向上看画等。

■ 肘屈曲僵硬伸直困难

☐ 患儿紧张时出现屈肘的异常姿势,安静时做肘屈、伸检查,若伸肘时有阻力,为上臂内侧肱二头肌肌张力高、上臂外侧肱三头肌相对力弱所致。纠正方法是辅用蕾波啫喱或医用耦合剂推压上臂内侧和外侧肌。

☐ 点压上臂外侧肱三头肌中点伸肘穴(消泺穴)及上臂内侧肘窝中上 2 寸肱二头肌肌腱与肌肉移行部的抗屈肘穴。

☐ 叩击上臂外侧肌。推、点后引导主动伸肘动作。

■ 肘伸直僵硬屈曲困难

☐ 患儿紧张时上肢伸直发紧,检查时屈肘有阻力,为上臂外侧肱三头肌张力高、上臂内侧肱二头肌相对力弱所致。纠正方法是辅用蕾波啫喱或医用耦合剂推压上臂内侧和外侧肌。

☐ 点压上臂内侧肱二头肌中点的屈肘穴。

☐ 叩击上臂内侧,推顺、点穴后引导主动屈肘动作。

■ 肩内收发紧

☐ 患儿紧张时出现上臂内收、内旋发紧,安静时检查扶上臂伸直时外展有阻力,常常是胸背部肌张力增高、肩部外展肌相对力弱所致。主要纠正方法是辅用蕾波啫喱或医用耦合剂推压胸、背、腋部肌肉。点压位于肩峰外下 3 寸三角肌中束中点肩外展穴。叩击冈上肌、三角肌中束。

推、点、叩后引导主动外展、上举上臂的动作。

■ 肌性足内翻或肌性足外翻

☐ 肌性足内翻是指情绪波动时足心向内侧翻,为小腿后侧胫骨后肌肌张力高、小腿外侧肌相对力弱所致。脑瘫时肌性足内翻可早于尖足出现,是脑瘫下肢受累的重要征象,与尖足同时出现时显示小腿后侧 3 层肌肉均张力增高。"又尖、又翻"是小腿后侧肌群张力确实高的表现。

□ 干预要点是辅用蕾波啫喱或医用耦合剂自外踝向上推压小腿外侧腓骨长短肌至膝外侧,点压小腿外侧腓骨长肌中点的足外翻穴。

□ 较重内翻还应用推压小腿后侧深部胫骨后肌,辅用蕾波啫喱或医用耦合剂自阴陵泉穴向下推压至跟骨则较易推至胫骨后肌。点压内踝后上1寸,胫骨后肌肌腱与肌肉移行部的抗足内翻穴。

□ 肌性足外翻是指情绪波动时足心向外侧翻,为小腿外侧肌相对力量较强所致,临床明显较肌性足内翻少见。干预要点是通过具体分析原因进行纠正,如有尖足时应主要推压小腿前侧胫骨前肌,有时点穴、推顺时主要推压了小腿外侧肌可出现此现象。

□ 脑瘫时出现足内翻或足外翻有几种不同的情况,临床应注意鉴别,采用不同的干预方法,如踝关节周围韧带松弛所致的足内翻或外翻主要表现是不持重时无异常,站立或行走时出现足内翻或外翻,检查踝关节松弛。造成踝关节周围韧带松弛的原因为没有按发育规律进行立位持重及迈步训练,旋转踝关节或足背屈牵拉过度等。干预要点是,婴儿10个月左右就应进行立位持重训练,立位时出现姿势异常的,矫正异常的同时进行功能训练;不做踝关节旋转动作;踝关节牵拉不能过度;立位时穿较硬高帮、有适宜鞋垫的功能鞋。临床可见不立位持重时是肌性足内翻,立位持重时由于踝关节韧带松弛有时内翻有时外翻,因此干预时应二者均针对。

骨性足内/外翻为上述足内/外翻未及时纠正,波及足、踝骨所致或为先天异常,如马蹄内翻足,较重者外科手术治疗。其他如平足时立位足内侧持重,似有外翻,干预主要是防治平足。平足时足弓发育不好除有遗传因素外,立位训练不够也很重要。一般正常小儿立位持重运动2~3年后足弓发育才能完善,如脑瘫患儿此期间没有正确的立位训练,就会影响足弓发育,这也是脑瘫合并平足较多的重要因素。

■ 跟腱挛缩

□ 脑瘫痉挛型或伴有痉挛的混合型占绝大多数。这些患儿多有双下肢受累,主要异常是小腿后侧肌肉痉挛、小腿前侧肌肉无力,表现为扶走或独走时尖足,如控制痉挛的治疗不及时或量不够,可出现跟腱变硬、挛缩,失去原有的弹性。有跟腱挛缩时尖足可不明显,但蹲起困难、走路姿势异常,常表现为全足掌着地或淌水状的异常步态。干预跟腱挛缩的方法是辅用蕾波啫喱或医用耦合剂反复自足跟向大腿下部推压,并在跟腱部位左右推挤、拨动,向下牵拉跟骨。跟腱挛缩常伴小腿前侧肌肉瘫痪、萎缩,辅用蕾波啫喱或医用耦合剂反复自足背向膝部推压胫骨前肌;点压小腿前侧胫骨前肌中点的足背屈穴(下巨虚穴)。推、点后引导足背屈勾脚动作。

□ 胫骨前肌自胫腓骨近端、骨间膜前至跖骨。

□ 辅用立板站立,前足掌垫适宜楔形板,下肢绑带固定,做弯腰90°的拾起玩具动作;活血化瘀药足浴;穿适宜的功能鞋。

□ 上述治疗2个月无效者加微创针刀治疗,术后仍继续以上干预。

■ 尖足

□ 尖足是指脑瘫时由于小腿后侧肌肉痉挛、小腿前侧肌肉力弱,导致的足跖屈痉挛,表现为扶站时足跟抬起较高,扶走时足跟不着地,同时伴有足背屈角异常及触摸小腿后侧肌肉张力增高。尖足是脑瘫最常见的异常,及时、正确干预是让脑瘫患儿能姿势较好独走的关键。

☐ 主要干预有"推、点、拉、动"四个方面：

☐ "推"是辅用蕾波啫喱或医用耦合剂由足背向上沿胫骨前肌推压至膝关节。正确的推压除可通过改善微循环增加肌力，阻抑瘫痪、萎缩外，还可有效刺激神经-肌肉接点。不少"推"前没有明显足背屈勾脚动作的患者，"推"的即刻即可激发出明显背屈勾脚，即有效地"推"也有"点、动"的效应。

辅用蕾波啫喱或医用耦合剂由足跟向上推压至大腿中部。由于推顺要从肌肉起点到终点推压，小腿后侧的腓肠肌自大腿的股骨远端到跟骨，因此要自跟骨向上推压至大腿中部。由于腱器官是接受信息促进痉挛缓解的敏感点，因此对肌肉、肌腱移行部要增加力度。

☐ "点"是每次推压后点压位于小腿前侧胫骨前肌中点足背屈穴，可明显激发小腿前侧肌肉收缩的足背屈动作，以及点压位于小腿后侧正中下 1/3 与上 2/3 交点，小腿三头肌肌腱与肌肉移行部的抗足跖屈(抗尖足)穴(图 9-2-4)。

☐ "拉"是较重的尖足推点后增加跟骨的向下牵拉，注意不是足背屈牵拉。轻度尖足不需要牵拉，对小腿后侧肌肉的推压，可通过改善微循环及直接对痉挛肌纤维的推压牵拉减轻痉挛。

☐ "动"是每天多次引导患儿足背屈勾脚的动作。

☐ 小儿脑损伤时之所以容易出现尖足等下肢受累，是由人类大脑的结构特点造成的，即支配下肢的神经纤维通路是微循环最弱的区域，轻度缺氧等就首先波及它。成人脑卒中时，也易发生类似异常，称

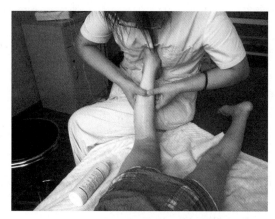

图 9-2-4   点压抗足跖屈(抗尖足)穴

之为足跖屈痉挛或足背屈障碍，应用此法也见到了更好的疗效。

■ 分腿困难剪刀步

☐ 患儿站、走时两腿交叉，主要为大腿内收肌群肌张力高所致，检查时外展大腿有阻力、内收角变小。纠正方法主要是辅用蕾波啫喱或医用耦合剂轻缓推压大腿内侧痉挛肌群，以及力度较大推压臀部及大腿外侧肌群。

☐ 点压臀部臀中肌中部的髋外展穴。叩击臀肌、大腿外侧肌。骑跨抱孩子、骑橡皮马或花生球等分腿牵拉动作，亦有助于纠正。

■ 屈膝

☐ 脑瘫屈膝是指站立或行走时膝关节处于屈曲状态不能伸直。主要的原因是控制膝关节屈曲肌群的痉挛没有及时阻抑，对抗它的肌肉力量没有有效增强。主要干预方法是辅用蕾波啫喱或医用耦合剂于大腿后侧腘窝下沿股二头肌及半腱肌、半膜肌向上推至臀部坐骨结节和自膝下开始向上推压大腿前侧股直肌等至髂骨。

☐ 点压位于大腿后下两侧腘窝上 3 寸，内侧半腱肌、半膜肌和外侧股二头肌肌腱与肌肉移行部的抗屈膝内外二穴及大腿前侧股直肌中点伸膝穴。

股二头肌自坐骨结节、股粗线至腓骨头；半腱肌、半膜肌自坐骨结节至胫骨内上；股直肌自髂前下棘至胫骨粗隆。

□ 还应于立位促通板站立后用绑带固定大腿和小腿,保持膝关节在正常伸直状态。固定、矫正站立后训练弯腰 90°取物牵拉大腿后侧肌肉、肌腱、筋膜的动作。

□ 扶持坐起训练也是防治屈膝的有效方法,可利用凳、椅、台阶等进行,站起时注意扶持其足、踝在正确位置,站起后保持膝关节伸直状态,站起、坐下动作宜慢,站直后稍等片刻再进行下一个。坐起不易保持正确姿势的,可用能够更好固定、矫正的坐起椅进行。较大患儿还可训练坐床边主动伸膝动作。

□ 1 岁半后不能独站、独走的孩子,点穴推顺后还要有独站和迈步的训练。屈膝虽是加重脑瘫不能站、走的因素,但不是主要因素;不要错误地认为,矫正了屈膝,患儿自己就能独站、独走了。迈步意识、独站、独走必须按照发育规律训练,而足立位站、走训练不及时也是促成屈膝的因素。

■ 屈髋

□ 患儿站、走时屈髋、撅屁股为大腿前上深部肌群肌张力高所致。纠正方法是辅用蕾波啫喱或医用耦合剂推压大腿前上深部腰大肌、髂肌可触及部分,以及点压臀大肌中部的伸髋穴。

□ 腰大肌自第 1～4 腰椎体及横突至股骨小转子;髂肌自髂窝至股骨小转子。

□ 扶持患儿俯卧大球颠弹,同时一手压臀,一手上提大腿牵拉痉挛肌群。较大患儿应引导俯卧主动抬头抬四肢的"燕飞"动作等。

■ 行走左右前后晃

□ 脑瘫患儿行走时左右晃常主要由于臀中肌肌力弱,前后晃常提示臀大肌肌力弱较著。辅用蕾波啫喱或医用耦合剂沿臀肌走向推压可有效增加肌力,可徒手亦可辅用石器。臀中肌在臀部外上方,力弱发生率较高,点穴、推顺时不要忽略。

■ 徐动不随意运动

□ 不随意运动型脑瘫的主要特点是,姿势运动异常为不自主的动作所致,其中手足徐动主要表现为紧张时或欲主动运动时张嘴,手足、四肢、躯干和颈部难以控制的扭转;肌张力障碍患儿安静时常常处于瘫软状态,紧张时某些肌肉张力就会立即迅速升高,出现不同的异常姿势;混合型多为痉挛＋徐动。主要干预方法是:

□ 干预头控不良。头控不良是不随意运动型脑瘫患儿的早期重要表现,常常由头部姿势运动异常发展到全身的姿势运动异常,因此头控不良的干预是阻抑不随意运动的重要措施。控制头部的主要肌群主要有胸锁乳突肌、斜方肌等。主要治疗方法是对这些肌群进行点穴、推顺及仰卧或坐位时扶持头正位,点压、叩击上述肌肉。

□ 颈背肌张力过高与双侧胸锁乳突肌、斜方肌、背阔肌等牵张反射亢进有关。对颈背肌肌张力过高和躯干不随意运动的主要治疗方法是对整个背部肌肉进行推顺和脊柱两侧包括华佗夹脊穴在内的椎间隙旁点压。

□ 背阔肌自下 6 胸椎及腰椎棘突、髂嵴至肱骨;华佗夹脊穴有 34 个穴位,自第 1 胸椎至第 5 腰椎,各椎棘突下旁开 0.5 寸,是横突间韧带和肌肉起止点的腱器官部位,涉及的肌肉有斜方肌、背阔肌、菱形肌、上下锯肌、骶棘肌和横突棘突间的短肌等核心肌群,每穴都有相应椎骨下方发出的脊神经后支分布。

□ 不随意运动型脑瘫常常侧弯反射强阳性,临床观察到辅用蕾波啫喱或医用耦合剂对背部推压或对华佗夹脊穴点压 3～6 分钟均可使侧弯反射消失、不随意运动减轻 1～3 个小时,二者联合应用效果更佳。早期开始、每天多次进行,多日后侧弯反射完全消失、不随意运动型脑瘫被控制。

□ 上肢不随意运动较为多见,与支配肩、肘、腕、指的肌群不协调有关。主要治疗方法是点压异常肌群起止点附近腱器官的同时牵拉肢体在正常位置,保持 2～3 分钟,称"点穴牵拉"。

□ 骑滚肩-骨盆牵拉是施者和患儿均骑在滚上,施者一手扶持固定坐在前面患儿的骨盆,一手扶肩,交替做肩、骨盆向相反方向的牵拉,到位后维持 1 分钟,换向另侧牵拉,左右交替数次。此法可锻炼体轴回旋功能和阻抑不随意运动。

交叉模式等也有助于徐动和其他类型的不随意运动。

■ 全身松软

□ 全身松软,排除其他疾病后,暂时诊断为脑瘫肌张力低下型的,以后常转化为其他类型脑瘫。我们通过 20 年动态观察,肌张力低下型脑瘫最多转化成不自主运动型中的肌张力不全,亦可转化为徐动型或其他类型等。

□ 对肌张力低下型脑瘫蕾波点穴推顺的具体方法是辅用蕾波啫喱或医用耦合剂推、点全身重要肌群。自肌肉起止点由远端向近端推压,力度着力于肌肉中部。重要肌群有臀肌、股四头肌、胫骨前肌、脊柱两侧的核心肌群及肩周肌肉等。还要根据患儿情况调整重点。

点压肌腹中部肌肉上的神经-肌肉接点。

□ 在上述干预基础上,按发育规律进行功能训练。

■ 踝阵挛

□ 脑瘫时踝阵挛阳性是牵拉等激发的小腿后侧肌肉阵挛性收缩所致。促其减轻或消退的方法是辅用蕾波啫喱或医用耦合剂自小腿后部足跟向大腿下部推压,点压小腿后侧正中下 1/3 与上 2/3 交点的抗踝阵挛穴(抗足跖屈穴),该处是小腿三头肌的腱器官部位。

■ 踇趾上翘及足趾屈曲抓地

□ 脑瘫 1 岁后如常有踇趾上翘、其余四趾扇形分开,称自发巴氏征阳性;足趾屈曲抓地,称足抓握反射阳性,均是脑瘫的反射异常,也是影响站、走的因素。

□ 促其消退的方法是辅用蕾波啫喱或医用耦合剂自足趾尖向上将压小腿前后肌群至膝部反复多次。自发巴氏征阳性时点压足背腕横纹中点的抗足趾背屈穴(解溪穴),该处是伸踇、伸趾长肌肌腱与肌肉移行部。

■ 躯干侧弯反射阳性

□ 患儿半岁前用手指轻划背部出现脊柱明显弯向划侧或 1 岁后出现弯向划侧的侧弯反射阳性是脑瘫反射异常之一。徐动型脑瘫常有此异常。促其消退的方法是辅用医用耦合剂反复自尾骨沿脊柱两侧向上推至颈部,并在脊柱两侧 2 个椎体间的华佗夹脊穴点压。

七、点穴促进翻、坐、爬、站、走

■ 点穴促进翻身

□ 3 个月的婴儿开始翻身训练,将婴儿由仰卧扶呈侧卧,用玩具、语言引导翻成俯卧。不能翻的加点穴促翻。由仰卧扶呈侧卧后如头后仰,点压双风池穴,否则点压上侧肩井穴激发臂控式翻身或点压环跳穴激发腿控式翻身,翻成俯卧后如肘支撑不好扶持调整成肘支撑,左右交替。点穴促翻成功后仍用玩具、语言引导翻转。

□ 风池穴位于枕部发际上凹陷处(图 9-2-5)；肩井穴位于肩高处冈上肌中点(图 9-2-6)；环跳穴位于约臀外上 1/4 中点(图 9-2-7)。

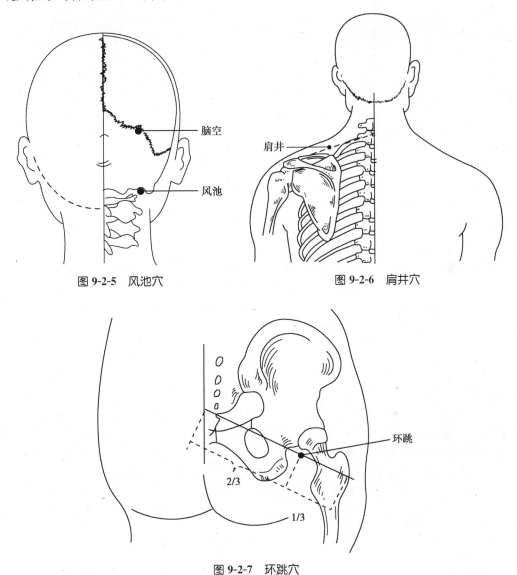

图 9-2-5　风池穴　　　　　　　　　　　　　图 9-2-6　肩井穴

图 9-2-7　环跳穴

■ 点穴促进坐稳

□ 出生 5～6 个月进行独坐训练，扶坐撒手欲倒或独坐弓背较明显时点压双腰眼穴。

□ 腰眼穴位于腰部第 4 腰椎棘突左右 3～4 寸的凹陷处(图 9-2-8)，点压该穴可兴奋背阔肌、相关核心肌群。独坐训练有助于调整腰背等核心肌群。

■ 点穴促进俯爬

□ 出生 7～8 个月用语言、玩具引不出俯爬的，加点穴促进俯爬：肘支撑位，一前臂稍向前、手背向上，固定该手同时点压该侧肩井穴，引发上肢用力；同时或稍后屈对侧下肢，扶𧿹趾蹬地同时点压该侧涌泉穴。左右交替，刺激俯爬。

涌泉穴位于足底中部前 1/3 与后 2/3 交点处(图 9-2-9)。

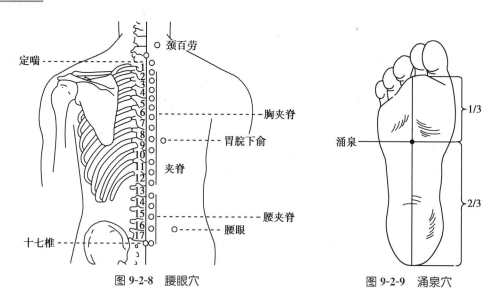

图 9-2-8　腰眼穴　　　　　图 9-2-9　涌泉穴

■ 点穴促进独站

□ 出生 10～11 个月不能独站的,加穴位刺激促进独站:扶髋,双拇指压于环跳穴扶持,小儿站稳后轻撒手离开几厘米,如小儿要倒,用双拇指点压环跳穴,促进小儿自身调节骨盆及下肢肌肉,调整站稳。多次进行,小儿即可独站。

■ 点穴促进迈步及独走

□ 小儿能独站后保护下引导向前迈 1～2 步训练独走。迈步意识差的加点穴促进迈步:立位,双手扶持骨盆,拇指压于髀关穴,其余四指压于环跳穴,左右重心转换,交替前后施压刺激非持重侧。

□ 髀关穴位于大腿前侧上部中点,屈大腿时凹陷处(图 9-2-10)。刺激此穴可兴奋股四头肌、缝匠肌等促进迈步。

□ 脑瘫的患儿,是否也可按照正常发育规律进行立位持重及行走训练? 我们的实践结果是,2 岁内脑瘫患儿只有在纠正异常的基础上按正常发育规律适时进行立位持重及行走训练,才能使大运动的康复效果更好,才能避免只能爬行或跪行,甚至不能立位移动的重症残疾发生。

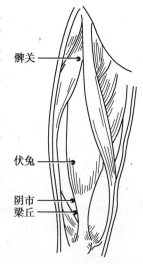

图 9-2-10　髀关穴

□ 已到应站、该走年龄,不能站、走或姿势异常的,关键是在点穴推顺阻抑脑瘫 4 个方面异常基础上,扶持、矫正下通过立位持重助力运动,向正确立位主动运动过度。站、走姿势异常除反射、肌张力异常等因素外,还常因关节失用性松弛、肌肉力弱等,只有矫正和立位持重训练同时进行,才能及早阻抑异常立姿,促进正常立位移动模式建立,阻抑中枢错误模式固定及外周二级损伤发生。

□ 临床观察到,7～8 个月是立位训练开始的适宜年龄。在充足物质营养基础上,特别是适宜维生素 A、维生素 D、钙的补充,不仅没有因为较早立位持重下肢变形,反而原有的"O"形腿或"X"形腿等异常减轻。我们在

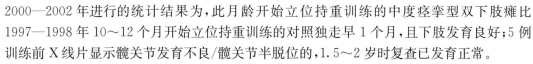

2000—2002年进行的统计结果为,此月龄开始立位持重训练的中度痉挛型双下肢瘫比1997—1998年10~12个月开始立位持重训练的对照独走早1个月,且下肢发育良好;5例训练前X线片显示髋关节发育不良/髋关节半脱位的,1.5~2岁时复查已发育正常。

□ 脑瘫患儿合并髋关节异常的比例较高。有学者报告,3~12个月、13~24个月、25~36个月3组脑瘫患儿合并髋臼发育不良、髋关节半脱位等异常的分别占40%、53%、46%。我们分析除先天性髋关节发育不良等原因外,传统训练方法适时的立位训练不够是又一因素。

□ 研究证实,骨、关节的发育除营养外,运动和持重缺一不可。宇航员营养全面,但在失重条件下大量丢钙、骨密度下降;卧床1周后,尿钙明显增加,骨矿物质含量平均每周减少0.9%;264名芬兰少年随访11年观察到,每周运动2次或以上、每次超过30分钟的,较不足者股骨颈密度高7.6%~10.5%。临床已证实,脑瘫患儿均有不同程度的骨密度减低,肌肉活动较少的痉挛型比肌肉活动相对较多的徐动型反映骨异常的生化改变更著。

□ 过去认为中枢神经系统损伤后出现痉挛,肌力训练会加重痉挛。目前研究证明,正确模式或功能性的肌力训练不仅不会加重痉挛而且可以抑制痉挛、协调肌群间的配合,对提高运动技能是非常必要的。

八、立位促通板矫正站立及肌力训练

□ 出生1岁左右不能独站或扶走姿势异常的,应加强立位促通板矫正站立,有足内/外翻的用适宜楔形板矫正,有尖足的楔形板垫于前脚掌;有膝反张的捆站时膝后加垫;膝内弓的膝间加垫。矫正站立一段时间后加腰背肌训练、矫正跨步站、矫正踢物等。立位训练与矫正同时进行不仅可增强肌力和骨关节稳定性,也有助于姿势异常的纠正。

九、迈步意识训练是育婴及脑瘫干预的重要项目

■ 迈步意识是人类行走的基础。迈步意识训练是育婴及脑瘫患儿干预中容易忽略或误解的项目。

■ 在婴儿发育过程中,有的婴儿还没到站、走的月龄,就抓扶着站了起来或主动迈步,不少家长马上阻止,认为站、走早了腿会弯。实际上在正确的营养,特别是充足的维生素A+维生素D基础上,适宜的立位训练不但腿不会弯,反而能促进下肢发育、促进脑的迈步意识,行走得会更好。对此不但不应阻止,还应顺势促进。这种顺应和促进,不仅有利于运动发育,也有助于小儿良好情绪的培养和主动拼搏能力的增强。

■ 有学者对出生后1周的婴儿进行研究,1组每天10分钟抱成立位,脚踩桌面练习踏步反射;2组每周测1次踏步反射;3组每天仰卧做拉腿踏步体操;4组无任何检查或干预。结果2、3组第8周踏步反射减退;1组踏步反射保持且踏步次数增加,比2、3组早走1个月,比4组早走2个月。研究还观察到,2~6个月婴儿踏步反射消失后,抱成立位躯干浸入浴盆,又会引出踏步反射;在踏步反射未消失前,脚上加重踏步反射可消失;统计还表明,体重相对高的踏步反射消失早,显示踏步反射消失与体重增加有关。也就是健康状况比较好的小儿,从新生儿就可每天短时间扶呈直立,促踏步反射转换成正常迈步。因为主要是训练迈步意识,开始可稍向上悬吊扶持,让小儿轻踏台面前进,逐渐过渡到完

全持重迈步。

■　我们临床观察到，脑瘫患儿早期进行迈步训练，对小腿后侧肌张力高的可诱发尖足提前显现，但迈步训练的同时有效干预尖足，比仅干预尖足、不进行迈步训练的走得更早、走得更好。脑瘫患儿站、走姿势异常就不让站、走是过去康复方法留下许多不能独走残疾的重要因素，重视迈步意识训练也是蕾波法不留不能独走的重症残疾有力措施之一。脑瘫患儿应该遵循运动发育规律，在有效纠正异常基础上，按照"纠-训-纠"的原则进行立位持重和迈步训练。

■　有些脑瘫患儿扶持迈步时，关节有响声，站、走时膝关节向后过伸或足向内翻、外翻、外旋等，多是因为没有按照发育规律及时进行足立位持重和行走训练的结果。这些患儿的异常往往是关节的韧带松弛、肌肉力量不够。有的患儿到1岁还无迈步意识更是严重的问题，必须加强干预。

■　对于没有迈步意识或迈步意识差的脑瘫患儿，在幼婴阶段就应在矫正异常的基础上进行迈步意识训练，如下肢肌张力高的，先用点穴、推顺减轻痉挛、增加肌力，接着从身后扶持腋下立位、足踏台面，然后稍前倾、左右转换重心，促其迈3~5步，每日进行数次。对1岁还无迈步意识的脑瘫患儿，在点穴推、顺后，双手扶于臀部，拇指压在大腿前上部股四头肌上的髀关穴，余指压在臀部外上的环跳穴，左右重心转换过程中，交替刺激下肢抬起侧的前后穴位，激发迈步。此穴位刺激迈步每天也要多次进行。

■　一般无迈步意识的脑瘫患儿，上述方法多即刻就能激发出迈步，数日或1~2周就能有主动迈步，干预越早收效越快。

■　临床我们观察到，不能独站、独走或行走明显姿势异常的脑瘫患儿中，包括痉挛肌在内的肌力不足常常是主要问题所在，如几个3~4岁痉挛型双下肢瘫的患儿，跟腱已挛缩，小腿前后力均是0级或1级，小腿后侧的痉挛肌也已瘫痪；一个4岁患儿，可独走但呈淌水状，抬不起脚，经常被绊倒，蹲下困难，蹲下起不来，没有尖足、剪刀步，从表现上首先应考虑的是肌病等，体检足背屈快慢角均95°，跟腱有挛缩，小腿前、后及大腿前侧肌力甚差，肌电图未见异常，复习病史，2岁多可走，有尖足，一直进行蹲斜坡治疗，未进行其他功能训练；患儿是脑瘫，目前状况是肌力差及跟腱挛缩所致。

■　为确定痉挛型脑瘫肌肉痉挛、肌力和大运动功能之间的关系，美国学者对97例能够独走或借助辅助器械行走，但姿势异常的痉挛型双瘫进行研究，平均年龄(9.11 ± 4.8)岁。使用KinCom测力仪测试髋内收肌、膝屈肌和踝跖屈肌的肌肉痉挛；测试髋外展肌和内收肌、膝伸肌和屈肌、踝背屈肌和跖屈肌的肌力。用现代仪器进行步态分析、测量大运动功能。结果表明，在痉挛型双瘫患者中，主要是肌力导致了步态和大运动功能的异常。肌力影响了高达69%的大运动功能测试量表GMFM-66差异，而肌肉痉挛只影响了最高8%的大运动功能测试量表GMFM行走、跑步和跳动变量差异。前瞻性逐步线性多项回归分析显示，首先是髋外展肌肌力，其次是踝跖屈肌和膝屈肌肌力影响了大运动功能；具体是髋外展肌、踝背屈肌肌力影响了步速中的36%。踝背屈肌、膝伸肌和髋外展肌肌力影响了步长的47%。踝跖屈肌肌力影响了步调中的32%。

■　可见增强痉挛型双瘫患者髋外展肌、踝跖屈肌、踝背屈肌、膝屈肌、膝伸肌肌力训练是非常重要的。我们知道，在双瘫中踝跖屈肌、膝屈肌通常是痉挛肌群，提示对痉挛肌群的肌力训练也应重视。多年来，不少人将肌肉痉挛认为是脑瘫的主要异常，认为如果减轻肌肉痉挛，可能会自动改善功能；肌力，尤其是痉挛肌群的肌力，并非是脑瘫的治疗重点，甚至认为痉挛肌肉已经活动过度，如果再增强肌力，可能会加重痉挛或异常运动模式。近年研究证明，正确模式或功能性的肌力训练不仅不会加重痉挛而且可以抑制痉挛，协调肌群间的配合，对提高运动技能是非常必要的。我们在实践中也观察到，矫正在正确姿势下，为达到正常功能的肌力训练不仅不加重痉挛，反而有利于痉挛的控制，如我们推出的按照发育规律进行的矫正立位训练，既可增加下肢肌力，也减轻痉挛、防止挛缩，促进正确姿势独走。

■ 为促进正常功能进行的肌力训练，应对拮抗肌、痉挛肌均重视，如小腿前后肌力均差时，既要训练足背屈勾脚也要训练足跖屈蹬地。

十、头颈部点穴推顺 10 项实施要点

■ 头颈部点穴推顺的基础方法是"两点、八揉、五指梳"

□ "两点"是用手指点压百会穴和蕾波健脑穴。百会穴位于人体头顶正中，两耳角直上连线中点；属督脉，意为百脉之会（图 9-2-11）。

□ 蕾波健脑穴位于脑户穴下 1 寸，即枕骨粗隆下凹陷处（图 9-2-12）。脑户穴位于后发际正中直上 2.5 寸。蕾波健脑穴近枕骨大孔，可有效刺激大脑、小脑、脑干、脑神经、颈部脊神经等。

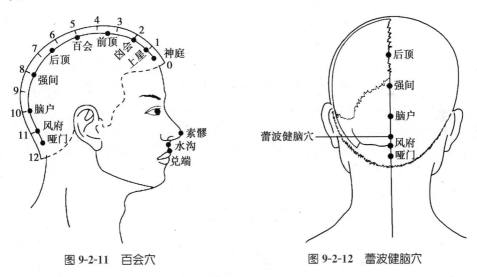

图 9-2-11　百会穴　　　　　　　　图 9-2-12　蕾波健脑穴

□ "八揉"是用手指按揉大脑两个半球每侧额、顶、枕、颞共 8 个部位的头皮对应区（图 9-2-13）。根据临床异常的不同，相应功能区是重点。

□ "五指梳"是用五指中等力度较缓自前额向上、向后梳压至第 7 颈椎部位；向上、向两侧，沿颈淋巴走向梳压至锁骨上窝，用促进脑淋巴中、下游回流的方法，防治脑的淋巴系统上、中游的堵塞。

□ 近年研究发现，大脑淋巴系统，特别是脑膜淋巴管，负责将中枢神经系统脑积液和脑组织间液中的大分子引流到颈淋巴结，有效清除大脑垃圾，促进大脑淋巴回流，可改善大脑功能。研究还发现，这一系统受阻，可使认知功能下降，引发自闭症和与衰老相关的大脑疾

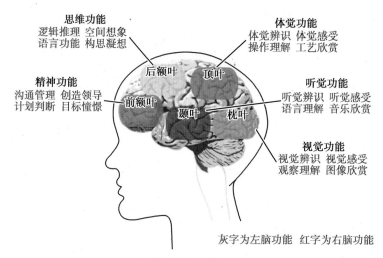

图 9-2-13　大脑两个半球每侧额、顶、枕、颞叶

病，如阿尔茨海默症等。Jennifer Munson 发现与阿尔茨海默症有关联的蛋白质、细胞碎片通过淋巴管排除，所以一旦流出受阻就会加重蛋白质的积聚。在患阿尔茨海默症小鼠模型中也观察到淋巴管堵塞。

□ "两点、八揉、五指梳"具体操作时可从"八揉、五指梳"开始，最后点压百会穴-蕾波健脑穴。小儿头颈部及操持者手部均应保持清洁，要以亲切目光对视、温柔语言交流、轻缓触摸三结合的方式开始，可在小儿舒适的体位（如抱位）进行。点穴及推顺按摩均辅用蕾波啫喱。头颈部点穴按摩后过几小时再清洗，蕾波啫喱中的活血通络精油还可继续透皮进入，相当于外敷中药。对头、面、颈部小肌肉的推顺按摩要从肌肉一侧起止点向另侧起止点推压，尽量向心性推压，并点压肌肉中部。一般每日 2～4 次，每次 15～20 分钟。每项操作重复次数视小儿具体情况而异。

□ 以下 10 项均以上述"两点、八揉、五指梳"为基本方法，根据不同目标另有加项或侧重。

□ 提高智能

八揉中重点点揉额叶对应区。

□ 促进运动

八揉中重点点揉顶叶运动区，偏瘫侧重对侧。

□ 改善情绪、调节睡眠、阻抑自闭倾向、阻抑癫痫

加强点压蕾波健脑穴及促进脑的淋巴回流的推顺按摩。

□ 提高视觉

加点压睛明穴，八揉中重点点揉枕叶视中枢区。配合红光视刺激。皮质盲加瞳孔对光刺激。

睛明穴位于目内眦角稍上方凹陷处（图 9-2-14）。

□ 纠正斜视

内斜加点压太阳穴，配合眼肌操。

太阳穴位于外眼角延长线凹陷处（图 9-2-15）。

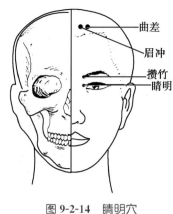

图 9-2-14 晴明穴

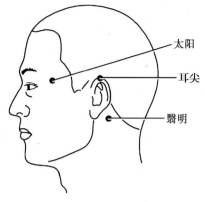

图 9-2-15 太阳穴

□ 纠正听觉障碍

加点压听宫穴,八揉中重点点揉颞叶听中枢区。配合外耳道触觉刺激及声刺激。

听宫穴位于耳屏前凹陷处(图 9-2-16)。

□ 改善咀嚼构音、阻抑流涎

加点压下关穴、颊车穴(图 9-2-17),推压咀嚼相关肌群。

下关穴位于颧骨下缘中央凹陷中,为咬肌起始部。

颊车穴位于下颌角前上方,咀嚼时肌肉隆起的凹陷处,点压可直接刺激咬肌。

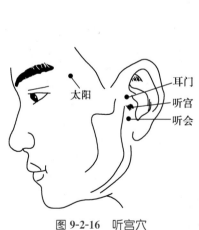

图 9-2-16 听宫穴

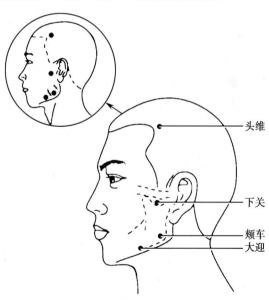

图 9-2-17 下关穴、颊车穴

咀嚼相关肌有咬肌、颞肌、翼内肌和翼外肌。咬肌、颞肌、翼内肌为闭口肌,能上提下颌骨,使上、下颌牙齿互相咬合;翼外肌为张口肌。咬肌起自颧弓,肌束向后下止于下颌角的咬肌粗隆,紧咬牙时,在颧弓下可见;颞肌起自颞窝,肌束呈扇形向下聚集,经颧弓的深面止于下颌骨冠突;翼内肌和翼外肌均位于下颌支的内侧面。

□ 改善吞咽、构音,纠正喉软化

点压廉泉穴、人迎穴(图 9-2-18),推压吞咽、构音、喉相关肌群。

廉泉穴位于颈部喉结上方、舌骨上缘凹陷处,深部为会厌,下方为喉门,有甲状舌骨肌、舌肌。点压可触及舌根。

人迎穴位于前颈部喉结外侧约 3cm 处,胸锁乳突肌的前缘,点压时要朝向喉结方向,不要触碰颈动脉。

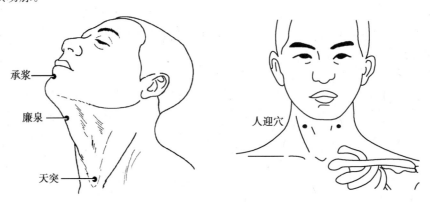

图 9-2-18　廉泉穴、人迎穴

吞咽相关肌肉有舌骨上、下肌群等。舌骨上肌群有 4 块肌(二腹肌:前腹起自下颌骨二腹肌窝,后腹起自乳突,以中间腱系于舌骨;下颌舌骨肌:起自下颌舌骨线,止于舌骨体;茎突舌骨肌:起自茎突,止于舌骨小角;颏舌骨肌:起自颏棘止于舌骨体),作用是拉舌骨向上。舌骨下肌群也有 4 块肌(胸骨舌骨肌:位于颈部正中线两侧;肩胛舌骨肌:在胸骨舌骨肌的外侧,为细长带肌,分为上腹、下腹和中间腱;胸骨甲状肌:在胸骨舌骨肌深面;甲状舌骨肌:在胸骨甲状肌上方,被胸骨舌骨肌遮盖),作用是拉舌骨向下。舌肌也是咀嚼、吞咽、构音的重要肌肉。

针对吞咽相关肌群在前颈部进行推顺按摩时,推压应自下颌骨开始,经舌骨上肌群、舌骨、舌骨下肌群达胸骨柄上窝。颈前部推顺按摩、点穴时,宜在温暖的环境、仰卧颈后垫枕、头后仰充分显露前颈部。

□ 纠正紧张性头偏斜、改善头控

紧张性头偏斜是指婴儿紧张、哭闹时头偏向一侧,放松时头回到正位,触摸胸锁乳突肌等没有包块,可有枕侧偏向侧胸锁乳突肌等张力偏高。有的婴儿紧张时头总偏向同一侧,有的不固定。

紧张性头偏斜是一侧胸锁乳突肌、斜方肌、斜角肌等牵张反射亢进、痉挛或双侧不协调所致。

针对紧张性头偏斜的推顺按摩是辅用蕾波啫哩,着力于肌肉中-下部,从胸锁乳突肌和斜方肌的一侧起止点向另侧起止点不间断地推压,先向心性推压 3 次,以推出陈血、促进淋巴回流、引来新血为主要目的。然后双向推压 3~4 次,主要目的是刺激神经、穴位、经络及牵拉肌纤维。

斜角肌在胸锁乳突肌和斜方肌之间的较深部,只能触到其中部,由上向斜外下揉压。

胸锁乳突肌:两头分别起于胸骨柄和锁骨的胸骨端,合成一个肌腹,斜行向外上方,止于乳突和枕骨上项线的外侧部。一侧收缩时,可使头枕部倾向同侧、面部转向对侧,两侧同时收缩可使头后仰。

斜方肌:起于枕外隆凸、项韧带、第 7 颈椎棘突及全部胸椎棘突,上部纤维止于锁骨外侧端,中部纤维止于肩峰和肩胛冈上缘,下部纤维止于肩胛冈下缘内侧。一侧肌纤维收缩,使头向同侧屈和对侧旋转;两侧收缩,使脊柱伸。

斜角肌:颈每侧 3 块,按位置排列命名为前斜角肌、中斜角肌、后斜角肌,均起自颈椎横突,纤维斜向外下,分别止于第 1、第 2 肋骨。参与颈侧屈、侧旋。

点穴主要点压接近肌肉起止点,肌肉-肌腱移行部的穴位或该部位,因为此处有腱器官,接受点压后可阻抑肌肉痉挛或减弱牵张反射。

对紧张时头总偏向同一侧的患儿,枕部朝向侧的胸锁乳突肌和斜方肌是痉挛肌,对其面部朝向侧的胸锁乳突肌和斜方肌中部的穴位也要点压;该侧肌是拮抗肌,其中部的神经-肌肉接点兴奋可增加肌力,有助于头偏向的纠正。

接近肌肉起止点的主要穴位有风池穴(图 9-2-5)、天柱穴(图 9-2-19)等。

风池穴位于后颈枕骨下发际上,胸锁乳突肌与斜方肌上端之间的凹陷处。

天柱穴位于后头骨正下后发际正中旁开约 2 寸,斜方肌外侧凹处。

改善头部控制能力,双侧肌肉均应中等力度推顺按摩,点压部位是肌肉中部神经-肌肉接点。

□ 治疗先天性斜颈

先天性斜颈一般指先天性肌性斜颈,表现是新生儿出生后即发现颈部向一侧倾斜,触摸颈部在胸锁乳突肌等处可及包块,包块可在生后即存在,也可在生后 2～3 周才明显出现,不及时干预包块可致胸锁乳突肌挛缩。出现包块的原因除产伤或子宫内位置不良引起局部缺血外,我们分析还有可能与脑瘫时紧张性头偏斜类似,是宫内脑损伤致一侧胸锁乳突肌痉挛-微循环瘀滞、出血造成。早期应用蕾波推顺按摩、点穴,效果亦较好。

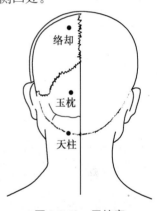

图 9-2-19　天柱穴

操作要点:辅用蕾波啫喱,自有包块侧乳突,着力到肌层、沿胸锁乳突肌不间断地推至锁骨起止点,反复数次,同时对肿块加拨法。为加强淋巴回流、带走血管外的液体及非组织有形成分,还可增加沿颈部淋巴回流路径自上向下推压。同法推压健侧胸锁乳突肌,增强其对抗患侧、维持颈正中平衡力量,点压该肌中部。自后颈上部,沿斜方肌走向在后背两侧推压,协助颈部控制。

(任旭飞　任世光)

第十章

石膏固定与支具的应用技术

第一节 石膏固定技术及注意事项

一、应 用 原 则

■ 石膏固定技术在小儿脑瘫针刀微创治疗中的应用,要充分考虑儿童的生理特性,即儿童期生长发育迅速,骨骼生长较快,故在给小儿脑瘫患者做石膏固定时,要预留一定的活动空间。

■ 儿童脑瘫应用石膏固定是为了进一步维持针刀微创手术后畸形关节的力平衡,以改善外形和恢复关节功能。

■ 应用石膏固定要始终贯彻"祛邪不伤正"的治疗理念。既要抑制肌痉挛所产生的异常牵拉力量,又要便于拮抗肌群的舒缩锻炼,防止肌萎缩,同时还不能损伤神经、血管,把握好制动和保持肌力间的辩证关系。

■ 把握好因人、因时、因地(部位)的"三因论治"观。

□ 要根据患儿的年龄、痉挛或挛缩的肌肉、关节畸形和手术方法等情况确定制动的方法和时间。

□ 把握季节、温度、湿度对石膏和针口的影响。

□ 要根据手术部位和关节功能确定石膏固定的具体方法。

■ 在关节的形态改善与功能恢复发生矛盾时,以追求关节的功能恢复为主。

■ 肢体畸形发生的早期(出生后 12 个月以前),畸形不明显者可不做针刀微创手术,采取手法复位矫型、石膏固定将肢体控制在功能位可避免畸形的发生。

■ 石膏固定要在无痛、无肿胀、肌肉完全松弛的状态下进行。

二、应 用 要 求

■ 要具备丰富的实践经验、认真细致的责任心,才能保证术后肢体的良好制动效果,减少因制动而继发的骨质疏松、关节僵直、软组织受压等并发症。

■ 要娴熟地应用好各种石膏固定技术是针刀矫形手术获得良好效果的基本保证,更是针刀微创手术医师技术水平的重要标志。

三、石膏固定前准备

■ 心理准备:脑瘫患儿的肢体畸形经针刀微创治疗后采取石膏固定,需要一段时间并保持一定体位,而有些体位并非功能位,这往往会引起患者的某些不适,也会给家属的陪护增加一些不便,因此石膏固定前要做好患者和家人的沟通工作,使他们从思想上有充分准备,以及认识石膏固定的必要性,有效地配合治疗和护理。

■ 适应性准备:对于需卧床的患者,事先训练患者适应床上进食及大小便,以便较好地在床上生活。

■ 物品准备

□ 准备碘伏、无菌棉球、医用创可贴、脱脂棉、胶片卷筒、棉袜等。

□ 准备所用的石膏绷带(牙轮速干型石膏绷带 3 吋或 6 吋)。

□ 准备剪刀、石膏刀、水盆、暖水瓶、红蓝色铅笔等。

■ 局部准备

□ 对固定部位的皮肤及针刀孔处进行清洁处理。

四、操 作 步 骤

■ 体位

制动关节一般放在功能位,用软尺测量固定部位的肢体长度和选择所需石膏绷带的型号。

■ 皮肤处理

固定区域的皮肤不必剃毛涂油,伤口做一般敷盖即可,避免环绕包扎或粘贴橡皮膏。

■ 局部加垫

在骨骼隆突处放置适量棉花作为衬垫,防止皮肤受压,需要时可用胶布将棉花固定。

■ 包裹棉垫

裁剪出长度、宽度和厚度适宜的脱脂棉,均匀包裹固定部位(如是马蹄内、外翻足可先穿上袜套),棉垫边不可重叠,防止石膏固定时出现皱褶而影响血运形成皮损、压疮等。

■ 浸泡石膏绷带

用水盆盛 25～30℃的温水,水中可加食盐或少许明矾,能加速石膏凝固,一手将石膏绷带浸入水中,浸泡 5～10 秒,至气泡消失后取出,双手适量挤压排除多余水分,接着进行包扎。

■ 包扎石膏绷带

包扎时术者与助手互相配合,一般由肢体的近心端向远心端进行缠绕,在术者以滚动形式进行缠绕时,助手沿石膏绷带重叠面顺方向抹平,使每层石膏紧密贴合,勿留空隙。一般包绕 12~16 层绷带即可,最后将石膏表层打抹光滑。

■ 重要提示

□ 矫正马蹄足的石膏塑形,压力主要在小腿中下段两侧,脚掌两侧。

□ 足趾下垂者,石膏托从后侧放置脚掌部,部位应超过足趾的长度。

□ 足、踝部畸形,针刀微创治疗后石膏固定主要压力分布的部位,其基本点是避开内、外踝,跟骨和踝关节前侧。

□ 固定膝关节的管型石膏塑形时,压力应分布在股骨髁上两侧、股骨远段内侧、大腿中上段外侧、小腿上内侧和中下外侧。这样就达到了良好的固定效果,又可避免髌上囊、髌骨、腓骨头下的压力过大,从而避免或减少膝关节粘连、腓总神经麻痹等并发症。

□ 膝反屈畸形者,如无条件佩戴肢具,用石膏将膝关节固定在轻度屈曲位 3~6 个月,既有利于患肢的站立行走,又能矫正或部分矫正膝反屈畸形。

□ 做足踝石膏固定时,助手在扶足踝背屈至功能位时要注意维持足的中立位,使臀尖-足跟-足、趾或足跟-足、趾-膝盖呈三点在一条线上,将足背屈角度控制在 85°左右,因这个角度根据拆除石膏后观察,足背屈、跖屈活动角度范围增大,可以为足的滚动做好铺垫。

■ 石膏固定完毕后,在石膏表面用蜡笔或带色铅笔标明石膏固定和拆除石膏的日期,并向患者和家人交代注意事项。

■ 注意事项

□ 注意不能像缠绕纱布绷带那样一面缠绕一面拉紧,以免石膏干固后石膏管型过紧,影响血液循环。

□ 缠绕过程中,助手用手掌平托石膏,但不能用手指捏或握,以免指压使未硬化石膏造成局限性凹陷而造成固定部位的肌肤受压。

□ 要暴露指端或趾端,以便检查石膏固定后肢端的血运和感觉等。

第二节　石膏固定期与拆除石膏后的处理

一、固定期间的处理

■ 石膏定形与加速干燥

石膏固定后需要 20~30 分钟才能硬固定形,根据不同的厚度,一般需 3~5 日才完全自然干燥。因此,在石膏未干前搬运患者时,注意勿使石膏折断或变形,须用手掌托住石膏,切忌手指抓捏或压迫骨突部位,以免压陷石膏导致压疮或神经血管受压,然后将患者轻放于床上,固定部位下垫松软厚垫,勿盖厚被子或将其他重物压在石膏型上,以防石膏变形。为使石膏加速干燥,可用烤灯或电吹风吹干。

■ 石膏形态的保护

保持石膏型清洁,勿受潮、碰撞及折断。会阴部石膏勿被大小便污染;足踝部石膏固定期间进行康复训练时要注意保护石膏的完整性,禁忌站立负重、磕碰等。

■ 石膏绷带开窗

由于体位的转换,皮肤与石膏内壁摩擦会产生皮损或疼痛,对疼痛明显者要进行石膏开窗,即先在石膏上画好标志及范围,再用石膏刀划开石膏层直到衬垫位置,用石膏剪刀将衬垫及棉袜剪开,查看疼痛或不适部位肤色、血运情况。处理完毕后,用棉垫盖好石膏窗口,在石膏窗口的外面用绷带稍加压包扎,以免由于该处压力降低致使软组织膨出而在石膏窗口缘造成压迫性溃疡。

■ 高固定肢体

高垫患肢使之高于心脏水平,以利于静脉和淋巴回流,减轻肢体远端肿胀。轻度肿胀属正常现象,可做肌肉收缩,指、趾活动即可减轻;肿胀严重者,应及时寻找原因,及时处理。

■ 肢端观察

严密观察肢端血运及末梢神经情况,尤其是石膏固定后1～2日。重点检查肢端外露部分的颜色、温度、感觉和运动,如有指、趾不能自主运动,皮肤知觉减退或消失,但血运尚好,表明神经受压,应立即在受压部位开窗减压,或更换石膏;如肢端有发绀、苍白、发凉或疼痛等,示石膏固定过紧,应立即将石膏做纵行全部或部分剖开,以解除压迫,然后用普通绷带固定;如骨突处有疼痛疑为压迫所致时,须做局部开窗检查,再向石膏窗内填充棉花,用普通绷带固定,以免该部位组织向外膨出。

■ 对有创口的患者,如发现石膏被血或脓液浸透,提示创口有出血或已感染,应及时处理,并防止交叉感染。

■ 每日用温水或乙醇溶液按摩骨突出部位,并用手指蘸乙醇溶液伸入石膏边缘按摩皮肤。

■ 冬季应对肢体远端外露部位(指、趾等)用棉花包扎保温,但切忌直接烘烤,尤其在血液不佳情况下。

■ 固定期间的功能锻炼

□ 做等长肌肉收缩运动　即肢体在不动的情况下进行肌肉收缩,以促进局部血液循环,改变局部组织的营养状况,防止肌肉萎缩。

□ 做未固定关节的屈伸活动　有利于促进肢体的血液循环,防止肌肉萎缩及关节僵硬。

□ 足踝石膏固定者　以助动或主动形式做髋腰部训练和双下肢交替屈髋屈膝运动,以改善下肢血液循环,防止肌肉萎缩。

□ 长腿石膏固定者　鼓励患者做上肢活动和下肢肌肉的舒缩活动,以增强肢体的活动能力。

二、拆除石膏后的处理

■ 拆除石膏的方法

拆除石膏固定时,可用温水浸泡石膏20～30分钟,使石膏绷带变软,再找其头拆除,这样可避免石膏刀伤及皮肤。

■ 拆除足踝石膏后,7～10天内不能站立负重,在此期间着重练习足踝背屈、跖屈运动,以增加小腿前后肌的肌肉力量和内外踝韧带的稳定性,改善足踝的灵活性、稳定性及肌肉的协调性,为足的滚动步态做准备。如需协助患者做足背屈及跖屈运动,则禁止做强力牵拉动作,避免损伤跟腱。此后视患儿情况适度站立,并在穿着支具的前提下进行站立行走相关训练,以免发生损伤、摔伤、挤压伤。支具的穿着时间为3～6个月。

■ 拆除石膏后必须进行中药浸泡所固定的关节,以改善血液循环,促进关节的灵活度,减少疼痛,时间 7～14 天。

■ 足踝部石膏拆除后,如站立、行走出现足部疼痛,是由于石膏固定后着力点的改变,正常步态的形成需经一段时间的康复后才能建立,属正常现象。

■ 为减轻或避免患儿足踝部疼痛,足踝部石膏拆除后的站立训练应逐渐延长时间及加大训练强度。

■ 拆除石膏后的功能锻炼为 3～6 个月,以保证整体治疗效果。

■ 术后配合石膏固定,保持关节功能位。

■ 佩戴支具有助于纠正动态畸形。支具一般在没有固定畸形的患者或手术矫形完成拆除石膏以后使用。

■ 术后必须按时间、要求拆除石膏或支具,否则影响手术效果。

■ 出院的患者应强调按时返院拆除石膏。家长的配合才能达到预期效果。

■ 佩戴支具或石膏固定期间,要加强肌肉静力练习,肌肉收缩时长度不变,在维持一定的姿势上用力,静止用力 6～10 秒,肌肉长度不变但张力发生变化,防止肌肉萎缩。

第三节　支具的应用及注意事项

一、配用支具的目的

■ 防止或减轻畸形的发生、发展,巩固手术效果。
■ 代偿瘫痪的肌力,控制关节运动,改善患肢功能。

二、配用支具的作用

■ 稳定关节的异常活动。
■ 控制肌痉挛,抑制异常运动的模式。
■ 均衡下肢长短,减轻跛行,有替代石膏制动的作用。

三、下肢常用支具

■ 支具鞋

通过足托、足垫和垫高鞋底的某一部分的方法,达到调整分配足底力量的目的,以进一步纠正或维持针刀微创手术后足部的形态。

■ 支具着力的部位,衬垫要加厚。
■ 尖足畸形矫正后穿平底支具鞋,内翻穿外偏高支具鞋,外翻穿内偏高支具鞋。
■ 肢体短缩,加高患侧鞋底。
■ 膝踝足支具

□ 不仅可以限制踝关节跖屈,还可以使膝关节保持在 5°～10°屈曲位的非完全伸展状态,维持膝关节的自由屈曲活动。

□ 膝踝足支具可使患儿膝关节出现固定状态,故不能在练习行走时使用。

■ 髋关节支具

□ 主要用于髋内收畸形,做内收肌针刀切割松解和闭孔神经触激术后的髋关节矫正。

　　□ 通过支具的支撑作用使髋关节外展,髋内收肌群受到被动牵拉,抵抗因内收肌群痉挛所产生的内收力量,达到调整髋内收肌群和外展肌群的力量和稳定髋关节的目的。

　　□ 髋内收肌群的针刀切割、松解术后,内收肌群在髋外展位置上可保持一定的牵张力量,使被切割的肌纤维断端分离,以达到延长内收肌群的目的。

　　□ 髋内收肌群在针刀切割、松解术后即可使用内收肌支具。

　　□ 支具的外展角度以患者不出现疼痛为原则,使用期间要配合患者的主动外展训练,以加强髋外展肌群和臀部肌肉的力量,拮抗髋内收肌群痉挛的力量。

四、上肢常用支具

■ 手矫形支具

主要用于脑瘫患儿的手指屈曲和拇指内收畸形做针刀微创治疗后矫正,以促进手功能的发挥。

■ 腕手矫形支具

主要用于脑瘫患儿前臂旋前和腕屈曲针刀微创治疗后的矫正。

五、注意事项

■ 上肢支具重量要轻,以塑料支具为好;下肢支具要简便易修,以金属作支架为好。

■ 支具的选用必须量体裁衣,因人而异。

■ 支具佩戴时间过长会影响患儿代偿功能的发挥;过短不能充分发挥支具的作用,一般佩戴 3～6 个月。

■ 注意松紧程度,以防止皮肤损坏。

（任旭飞　任月林）

第十一章

脑瘫围针刀微创手术护理

第一节 概　　论

一、护理内容

■ 脑瘫围针刀微创手术护理是围绕针刀微创手术前后所做的护理工作,包含一般护理和专业康复护理两大内容。

■ 脑瘫针刀微创手术与脑瘫围针刀微创手术护理的关系

□ 脑瘫围针刀微创手术护理是脑瘫针刀微创手术工作的延续。

□ 脑瘫围针刀微创手术护理是脑瘫针刀微创手术开展的前提和保障。

□ 脑瘫围针刀微创手术护理与脑瘫针刀微创手术是医护合作的具体表现。

二、护理特点

■ 根据脑瘫针刀微创治疗做好手术前的准备工作。

■ 根据脑瘫针刀微创治疗性质开展术后相应的术后护理。

三、护理模式

■ 以功能为中心,遵全面护理、整体护理的原则,根据患者的病情,制订相应的康复护理计划,并尽早开始康复护理措施。

■ 在患者病情允许的情况下,引导、鼓励和帮助患者从生活自理开始,引导患者"自我照顾",脱离依赖,发挥残余功能,激发潜能。

■ 重视家属的健康教育。

■ 重视心理护理和患者的整体康复。

■ 重视护理人员与康复治疗的其他成员合作。

第二节　脑瘫围针刀微创手术的一般护理

一、术前护理

■ 生命体征的检测

测量患者的体温、呼吸、脉搏等情况，并根据医嘱检测血常规及出凝血时间；感冒、发热等异常患者应及时上报给手术医生。

■ 手术前 1 天备皮，并嘱患者沐浴，做好术前心理护理，消除患者术前紧张情绪，保持患者心情愉悦。

二、术中护理

■ 准备手术用品

检查无菌包并按无菌技术打开无菌包，准备无菌碘伏棉球。并备好各种急救药品和用品，做好对意外情况及并发症处理的准备。

■ 根据手术部位，给患者调整合适体位。消毒手术部位，以术点为中心向周围消毒，消毒范围直径约 10～15cm。

■ 术中密切配合手术医生进行各种操作，观察患者的一般情况（如呼吸、心率）及面色变化，如有异常及时通知医生。

■ 术中给患儿讲故事、放音乐，分散患儿的注意力，让患儿在笑声中结束手术，面带笑容离开手术室。

■ 手术完毕协助医生包扎，送患儿到病房。

三、术后护理

■ 观察患者生命体征有无异常，如有异常及时通知医生。

■ 观察针孔敷料有无脱落、渗血、污染，如有上述情况及时更换敷料。

■ 协助患者调整术后要求的体位，告知患者一般注意事项。

■ 术后必要时输液。

■ 术后第 2 天观察针孔，如针孔愈合去除敷料，针孔未愈合更换敷料待愈合后去除敷料。3 天内勿洗澡以防针孔感染，且要观察针孔有无渗血或皮下血肿。

■ 手术部位有瘀血、肿胀，用云南白药气雾剂每天 2 次喷在瘀血、肿胀处，并与生土豆切薄片敷瘀血、肿胀处交替使用。

■ 术后需佩戴支具者，应注意支具不要绑得过紧，以免影响术肢的血液循环。

■ 做好患者的心理护理，对患者疑虑及时解答，无法解答的问题请教医生协助解答，消除患者术后紧张情绪。

第三节　脑瘫围针刀微创手术专业护理

一、跟腱延长术后护理

■ 术后需抬高患肢,禁止患肢负重。减少患肢活动预防针孔渗血。第 3 天督促患者进行围手术康复训练。

■ 术后第 2 天需进行石膏固定,固定时间约 6～7 周。石膏固定期间注意观察患者是否有疼痛、其他不适,足趾的皮温、肤色是否正常,如有异常及时通知医生协助处理。石膏固定期间嘱患者禁止站立负重、爬,用力碰撞石膏,保持石膏的干燥完整性。

■ 患者石膏固定拆除后,观察足部皮温、肤色是否正常,有无皮损、压疮,根据情况给予处理。石膏拆除后为防止踝关节扭伤,嘱患者禁止站立、行走。一般根据患者情况 7～10 天试探站立。站立行走量根据患者情况逐渐增加。

■ 嘱其按时中药泡脚,时间一般为 10 天左右,可酌情延长泡脚时间。注意中药泡脚的方法及温度。煎药的方法:中药用凉水浸泡约 40 分钟,用武火(即强火)煮沸后再改用文火(即弱火),保持在微沸状态约 30 分钟,水量以煎完后没过踝关节以上约 10～15cm 为准。

■ 药水的温度

□ 温水泡脚,水温≤30℃(以手背感到热为准)。

□ 热水泡脚,温度≤46℃(以手心感到热为准)。

二、股内收肌松解延长术后护理

■ 术后在针孔处采用盐袋(盐较一般物品体积小,重量重,温度低,取材方便)加压止血 2 小时,防止出现针孔渗血、皮下瘀血现象。

■ 术后第 2 日督促患者进行围手术康复训练,并佩戴支具,每天保持髋外展位固定 6 小时以上。

三、膝屈曲术后特殊护理

■ 术后患肢用沙袋直腿压平或佩戴支具固定,观察膝屈曲的角度及患肢皮温、肤色是否正常,如有异常及时给予松绑处理。

■ 术后第 2 日督促患者进行围手术康复训练。

■ 佩戴支具每天必须 6 小时以上。

四、前臂旋前及腕屈曲术后护理

■ 术后术口处用盐袋加压止血,旋后位固定,佩戴支具。

■ 术后第 2 日督促患者进行围手术康复训练。

五、腰脊神经触激术后特殊护理

■ 术后平卧 4～6 小时,防止脑脊液外漏。

■ 第 3 日督促患者进行围手术康复训练。

第四节　常见病症的护理

一、癫痫的护理

■ 癫痫是脑瘫患者的常见并发症。对伴有癫痫的患者,要密切监督其继续进行抗癫痫治疗,不能中断或减量,在围手术治疗期间预防其癫痫的发作。

癫痫的药物治疗及护理按医嘱不间断服药到口。

□ 脑瘫患儿不伴有癫痫占少数。具有发作反复性、短暂性,由于异常放电神经元的位置不同,放电和扩散的范围不等,发作可表现为感觉、运动、意识、精神、行为、自主神经功能障碍,或兼而有之。

□ 丙戊酸,又名二丙基乙酸、丙戊酸钠、德巴金。可增加脑和脑脊液中的 GABA 水平,从而加强血液中抑制性神经递质的作用。丙戊酸或其缓释制剂德巴金,可控制癫痫发作。一般剂量为每日 20～30mg/kg。

□ 卡马西平,可抗惊厥、抗癫痫、抗神经性疼痛、抗狂躁-抑郁症、改善某些精神疾病的症状、抗中枢性尿崩症。小儿常用量:抗惊厥,6 岁以前开始每日按体重 5mg/kg,每 5～7 天增加 1 次用量,达每日 10mg/kg,必要时增至 20mg/kg,维持量调整到维持血药浓度 8～12μg/kg,一般为按体重 10～20mg/kg,0.25～0.3g,不超过 0.4g;6～12 岁儿童第 1 日 0.05～0.1g,服 2 次,隔周增加 0.1g 至出现疗效;维持量调整到最小有效量,一般为每日 0.4～0.8g,不超过 1g,分 3～4 次服用。成人常用量:抗惊厥,开始一次 0.1g,一日 2～3 次;第 2 日后每日增加 0.1g,直到出现疗效为止;维持量根据调整至最低有效量,分次服用,注意个体化,最高量每日不超过 1.2g。

□ 停止药物治疗的原则　不能突然停药,应在发作完全控制,脑电图无癫痫波,3～4 年后,方可考虑逐渐停药。有资料表明,减药速度慢,复发率低。减药时间超过半年,复发率明显降低。

□ 必须更换药物时,原有药物也要在 1～2 周内逐步停下来。新药物要从小剂量开始,在 1～2 周内逐渐加上去,宜逐步替换。

□ 更换药物可根据药物的半衰期及达到稳定状态血药浓度所需的时间而定。达到稳定状态血药浓度的时间一般为 5～7 倍于药物的半衰期,所以半衰期愈长,则血药浓度达到稳定状态所需的时间也俞长,反之亦然。至少有 3～7 日作为过渡时间,即递减旧药及递增新药。

□ 注意劳逸结合,保证睡眠。儿童 1 天的睡眠时间要达到 10～16 小时,成人要达到 7～9 小时。要让患者保持良好情绪,防止情绪的波动。

□ 饮食上要以清淡、富含维生素食物为主,多吃新鲜水果、蛋、奶类、粗粮等富含维生素 D 和钙的食物。

□ 患者的生活起居尽量有人陪同,不要到危险地带,比如海边、高层建筑等地方。

□ 严密观察患者癫痫发作前的证候,早期、积极进行干预,且癫痫发作时要配合医生进行抢救工作,准备好解痉镇静类药物(如安定、鲁米那等),备好氧气袋。

二、高热的护理

■ 脑瘫患儿进行围手术康复训练时体力消耗很大,高热时新陈代谢增快,消耗多,进食少,体质虚弱,因此应尽量减少患儿活动,停止训练,多卧床休息。在高热的护理中,必须提供高能量、高蛋白半流质饮食。

■ 配合医生查明原因,对症对因治疗的同时进行物理降温,如用30%～40%乙醇溶液在手心、足心、腋窝、腹股沟及四肢等处擦浴,冰枕或凉毛巾放在头部,以降低颅内温度,保护脑组织,同时穿尽量少的衣物,以达到充分散热的功能。

■ 督促患者多饮一些淡盐水,注意保护口腔卫生,常漱口,防止高热时发生口腔溃疡等情况发生。此外,还应吃一些富含维生素的水果。

■ 每4小时观察1次生命体征,对于高热持续不退的患者防止高热惊厥的发生,必要时给予阿苯片口服。

■ 小儿出现高热惊厥时要及时保持呼吸道通畅,头斜向一侧,对于牙关紧闭者要保护舌头,给予安定类镇静药物静脉推注(具体用法按每千克体重0.1～0.3mg计算),20分钟可重复给1次,并给予积极的物理及药物降温。

三、便秘的护理

■ 脑瘫的患儿因运动发育迟缓,胃肠蠕动缓慢,多伴有大便干燥。患儿2～3天大便1次,出现大便干燥、大便时费力疼痛等情况时,致使患儿解大便时产生恐惧,从而又影响了食欲,造成恶性循环,对于患儿的身体功能恢复存在隐性危害,故必须在临床中采取措施治疗。

■ 首先要养成良好的定时排便习惯,多吃一些粗纤维、润肠的蔬菜、水果,多喝一些蜂蜜水。

■ 每天按揉腹部,按顺时针进行按揉,促进胃肠蠕动。

■ 消除恐惧感,指导患儿用简便的通便药物协助排便,如开塞露等。

四、注射肉毒素不应由护士执行

■ 肉毒杆菌毒素是一种生长在缺氧环境下的细菌,在罐头食品及密封腌渍食物中具有极强的生存能力,是目前毒性最强的毒素之一。

■ 肉毒杆菌毒素能使肌肉暂时麻痹。医学界治疗面部痉挛,即用肉毒杆菌毒素来麻痹肌肉神经,以达停止肌肉痉挛和消除皱纹达到除皱效果。意大利研究人员通过动物实验发现,肉毒杆菌分泌的A型毒素,也就是美容除皱注射剂Botox的主要成分,被注射入皮肤后可能还会进入中枢神经系统,甚至抵达脑干。这一发现使肉毒杆菌毒素除皱的安全性问题再次引发社会争议。

■ 临床注射肉毒杆菌毒素不应由护士执行。所注射的剂量、部位必须由康复医师或临床医师去完全操作完成。护理可以做准备工作。康复治疗师也不应去执行操作。

■ 徐林教授认为使用肉毒杆菌毒素适合仅2～3块肌肉痉挛为主,关节有动态畸形,没有固定挛缩的患者。剂量过大时会出现肌肉麻痹。由于总剂量有限制,不适合多个部位有畸形的患者。最大剂量12U/kg,或每次不超过400U。体积大的肌肉每次3～6U/kg,体积小的肌肉每次1～2U/kg。单个部位一次注射不要超过50U。3个月以后可以考虑再次注射。

(周学龙　韩慧贤)

第十二章

脑瘫针刀微创治疗各类别畸形病例

第一节 外科手术后残留症状再治疗

SPR 手术主要针对痉挛的治疗,预防与矫正动力性畸形。针刀神经触激术、肌肉刺激术、切割纠畸术矫形已成为 SPR 术后的必要补充。

■ 病例一

□ 就诊时症见　双足尖足伴有外翻、剪刀步畸形(图 12-1-1)。

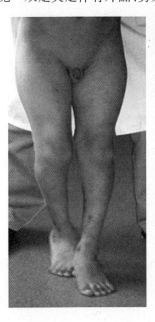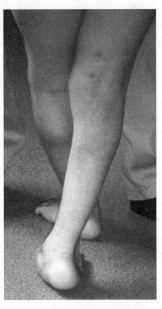

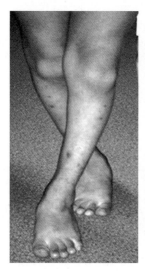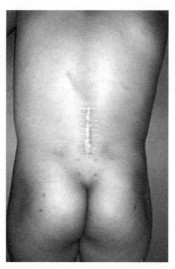

图 12-1-1

□ 针刀微创治疗后   左侧尖足、内收畸形得以矫正(图 12-1-2)。

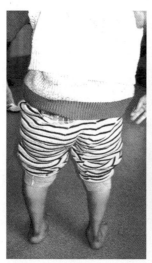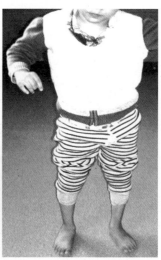

图 12-1-2

■ 病例二

□ 就诊时症见   膝屈曲位僵直,主动伸展 35°,被动伸展 15°(图 12-1-3～图 12-1-6)。

□ 针刀微创治疗后   膝关节测量:主动伸展 15°,被动伸展 5°(图 12-1-7,图 12-1-8)。

■ 病例三

□ 就诊时症见   外科手术后,不能独站、蹲起,双足尖足畸形,双下肢交叉呈"剪刀样"(图 12-1-9～图 12-1-13)。

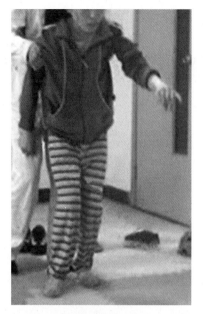

图 12-1-3

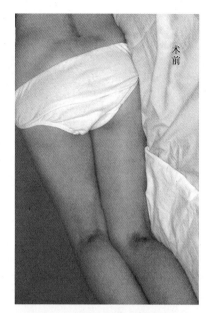

图 12-1-4

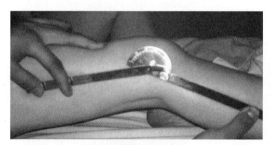

图 12-1-5

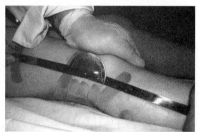

图 12-1-6

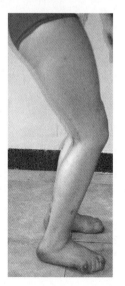

图 12-1-7

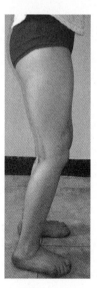

图 12-1-8

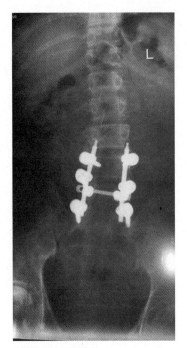

图 12-1-9

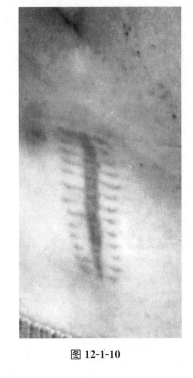

图 12-1-10

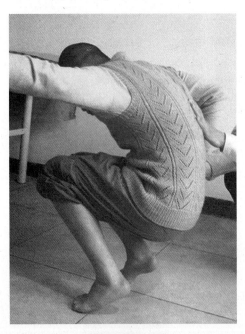

图 12-1-11

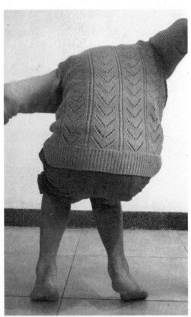

图 12-1-12

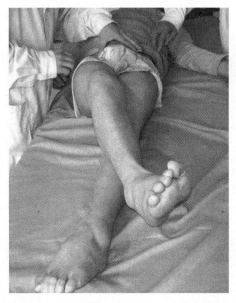

图 12-1-13

□ 针刀微创治疗后　髋外展功能改善，双足尖足畸形矫正，可独自站立（图 12-1-14～图 12-1-17）。

■ 病例四

□ 就诊时症见　西医术后，髋屈曲，膝伸直，尖足、足内翻、内旋畸形（图 12-1-18，图 12-1-19）。

□ 双侧跟腱针刀微创手术后双足尖足、足内翻、内旋畸形得以矫正（图 12-1-20）。

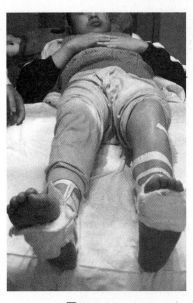

图 12-1-14

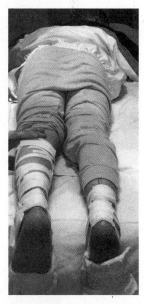

图 12-1-15

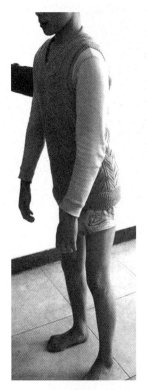
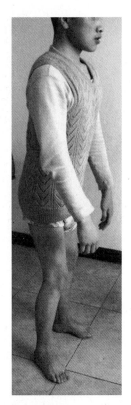

图 12-1-16　　　　　　　　　　　　　　　图 12-1-17

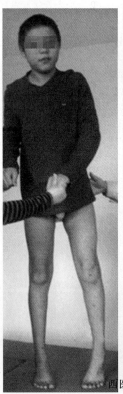
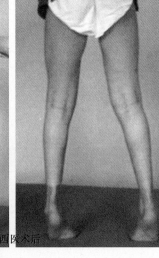

西医术后

图 12-1-18

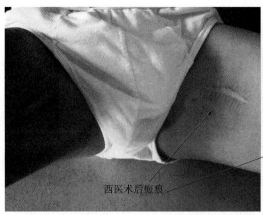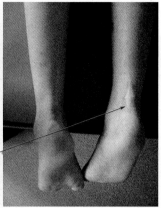

西医术后瘢痕

图 12-1-19

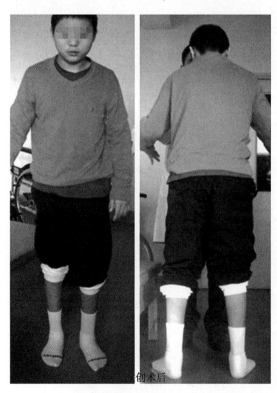

图 12-1-20

视频 10 尖足畸形西医
术后再治疗(向某)

■ 病例五

□ 就诊症见　腰部 SPR 术后,膝屈曲、内收,足、足趾外翻畸形(图 12-1-21,图 12-1-22)。

□ 针刀微创治疗后　膝屈曲、足外翻畸形基本纠正(图 12-1-23)。

■ 病例六

□ 就诊时症见　髋屈曲,双膝屈曲,双侧足、趾外翻畸形(图 12-1-24)。

□ 就诊前曾做过"SPR 术、双侧跟腱延长术、腘绳肌移位术、内收肌肌腱切断术、股二头肌延长术"。

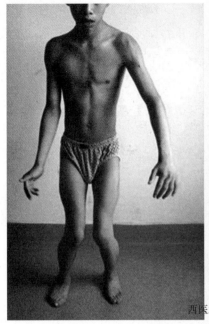
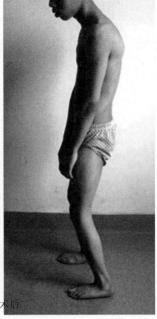
西医术后

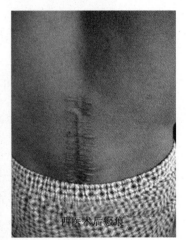
西医术后瘢痕

图 12-1-21

图 12-1-22

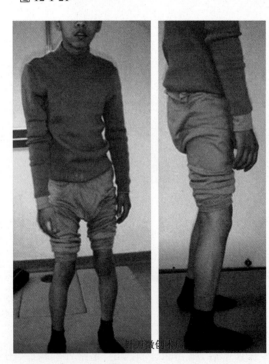
针刀微创术后

图 12-1-23

　　□ 顺胫骨后面向下触摸,同时将足伸屈,即可确定胫距关节囊,将其横行切开,需要时切断后距腓韧带。该患者年龄较大,有跟距关节后关节囊挛缩,可一并横行切开,并将其内、外侧前方的三角韧带后部的胫跟韧带和跟腓韧带的后部切断。强屈踝关节,同时下压跟骨结节使后关节囊充分分开(图 12-1-25)。

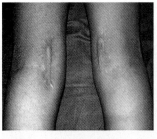
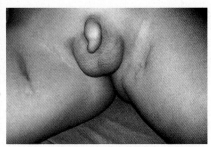
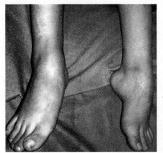
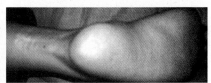

图 12-1-24

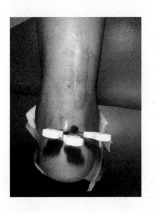
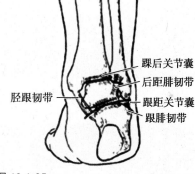

踝后关节囊
后距腓韧带
胫跟韧带
跟距关节囊
跟腓韧带

图 12-1-25

□ 入院后采取分阶段针刀微创治疗。

□ 针刀微创治疗后　尖足畸形矫正(图 12-1-26)。

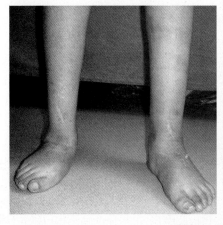
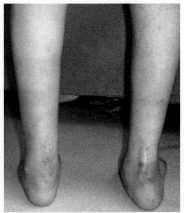

图 12-1-26

第二节　大龄脑瘫

大龄脑瘫的成年症状：

成人脑性瘫痪的慢性疼痛问题被认为是严重的继发问题，但疼痛的程度和部位等不尽相同。以腰部、腿以及髋关节为最常见的疼痛部位，与慢性疼痛相关的抑郁症的发生率也很高。

对于成人脑性瘫痪的继发症状可以采用对症治疗和手术治疗。如可以给予镇痛剂、抗抑郁药物等；对于肢体的畸形等，可以在全面评估后进行手术矫治。

■ 病例一

□ 就诊时症见　右上肢屈肘、垂腕、拇内收、手指屈伸不灵活，前臂旋前畸形、尺偏，右足尖足，下蹲时右足跟不能着地（图 12-2-1，图 12-2-2）。

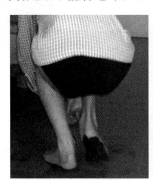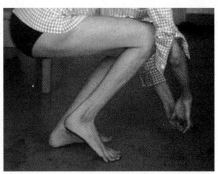

图 12-2-1

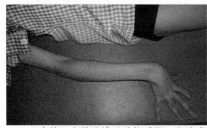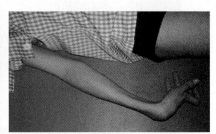

术前：右前臂旋后功能受限，右腕掌屈、尺偏畸形，食指屈曲不能主动伸展

图 12-2-2

□ 入院后采取分阶段针刀微创治疗。

□ 针刀微创治疗后　右肘屈伸功能改善，腕掌屈、尺偏症状缓解，拇指内收畸形矫正，前臂旋后基本达功能位，尖足畸形得以矫正（图 12-2-3，图 12-2-4）。

■ 病例二

□ 就诊时症见　左肩关节内旋，前臂旋前，腕关节屈曲僵硬，手指屈曲，伸展困难；口角向左下歪斜，左侧眼裂较右侧小（图 12-2-5）。

□ 入院后采取分阶段针刀微创治疗。

□ 针刀微创治疗后　左腕关节可伸展，拇指内收畸形、手指屈曲畸形得以矫正（图 12-2-6）。

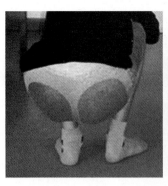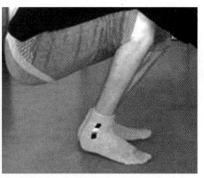

图 12-2-3

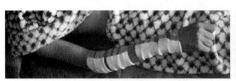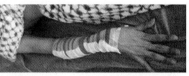

术后：右前臂旋后功能改善，右腕掌屈、尺偏畸形得以矫正；食指可以主动伸展

图 12-2-4

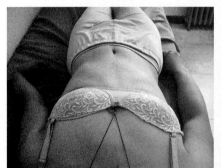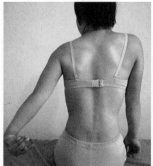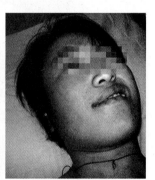

图 12-2-5

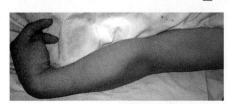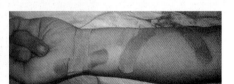

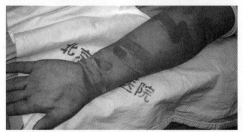

图 12-2-6

■ 病例三

□ 就诊时症见   下蹲受限，双足跟不能着地（图12-2-7）。

□ 入院后采取分阶段针刀微创治疗。

□ 针刀微创治疗后   蹲位相足跟着地（图12-2-8）。

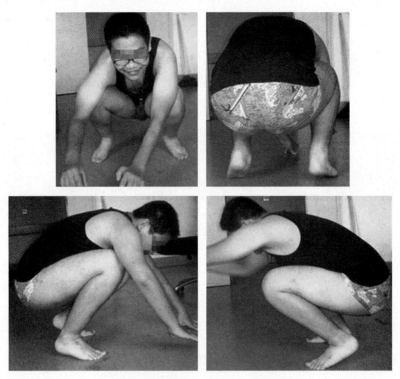

图 12-2-7

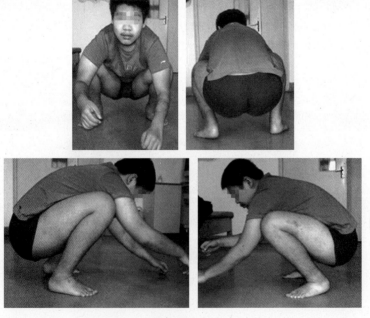

图 12-2-8

■ 病例四

□ 就诊时症见　站立相重心不稳，双膝屈曲，右足尖足、内旋、内翻畸形；蹲位相双足足跟不能着地（图 12-2-9，图 12-2-10）。

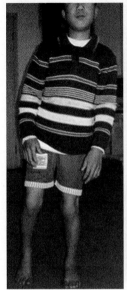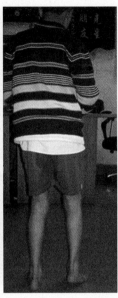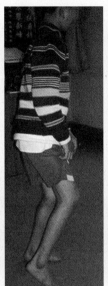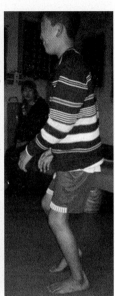

图 12-2-9

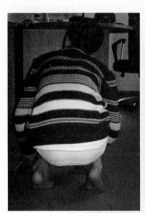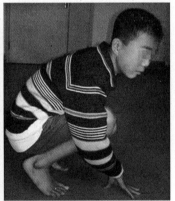

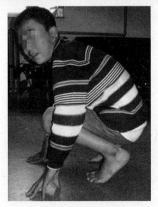

图 12-2-10

□ 入院后采取分阶段针刀微创治疗。

□ 针刀微创治疗后 双膝屈曲症状改善，尖足、内旋、内翻畸形得以矫正（图 12-2-11，图 12-2-12）。

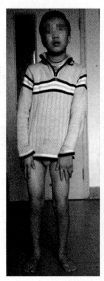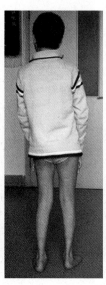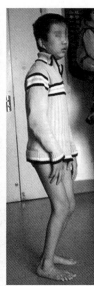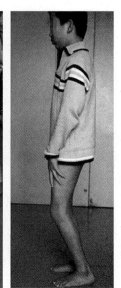

图 12-2-11

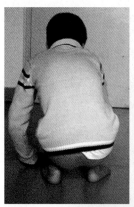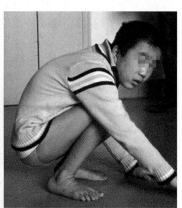

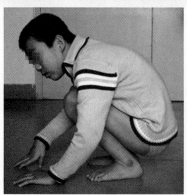

图 12-2-12

■ 病例五

□ 就诊时症见　蹲位双足足跟不能着地(图 12-2-13)。

□ 入院后采取分阶段针刀微创治疗。

□ 针刀微创治疗后　蹲位相双足足跟着地(图 12-2-14)。

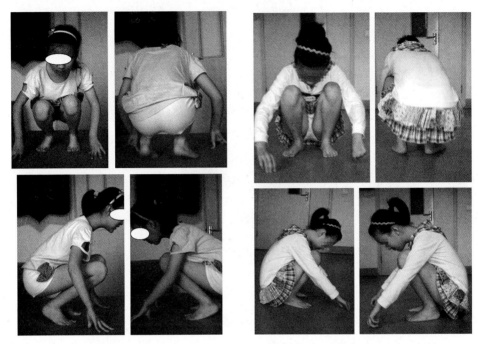

图 12-2-13　　　　　　　　　　　　图 12-2-14

■ 病例六

□ 就诊时症见　髋屈曲,膝屈曲、内收,右足尖足;蹲位右侧足外旋、外翻,重心偏于右足,双足足跟不能着地(图 12-2-15,图 12-2-16)。

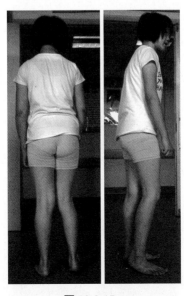

图 12-2-15

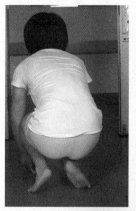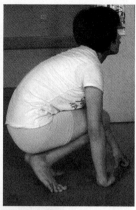

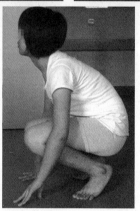

图 12-2-16

□ 入院后采取分阶段针刀微创治疗。

□ 针刀微创治疗后　髋屈曲，膝屈曲、内收症状明显改善，双足足跟着地（图 12-2-17，图 12-2-18）。

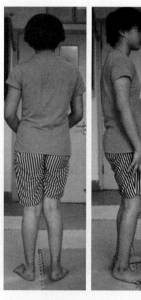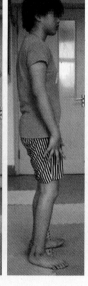

图 12-2-17

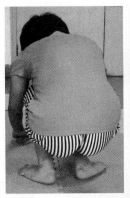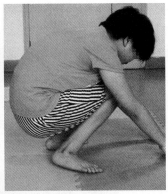

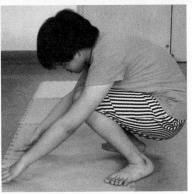

图 12-2-18

■ 病例七

□ 就诊时症见　站立相-右肩内旋,右肘屈曲,右前臂旋前,腕掌屈,躯干向左回旋;右膝屈曲,右足内翻、内旋畸形,左足外翻畸形;蹲位相双足足跟不能着地(图 12-2-19,图 12-2-20)。

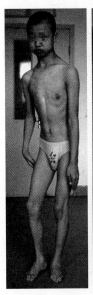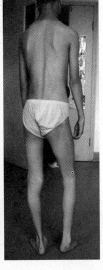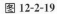

图 12-2-19

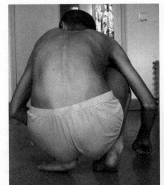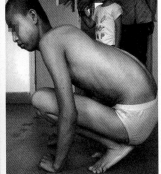

图 12-2-20

□ 入院后采取分阶段针刀微创治疗。

□ 针刀微创治疗后　右肩内旋、右肘屈曲、右前臂旋前、腕掌屈、躯干向左回旋症状明显改善；右足内翻、内旋畸形，左足外翻畸形得以矫正；蹲位相双足足跟着地（图 12-2-21，图12-2-22）。

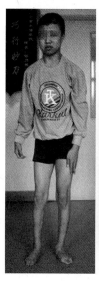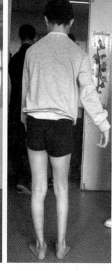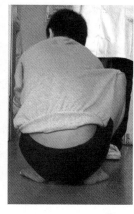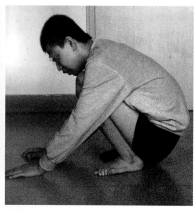

图 12-2-21　　　　　　　　　　　　　　　　图 12-2-22

第三节　混合型脑瘫

■ 单纯手足徐动型脑瘫没有固定畸形，进行肌肉刺激或切割纠畸术，特别是外科肌腱转移术都要非常谨慎。采取颈动脉鞘交感神经触激术疗效明显。

■ 病例一

□ 就诊时症见　头部随意运动，不能自控；左腕关节僵硬背伸畸形；胆小，常有恐惧和不安定感，对外界环境、声音和精神感受很敏感，并引起反应，加重痉挛；面目表情异常，头颈左斜，右肘屈曲，手指紧握（图 12-3-1）。

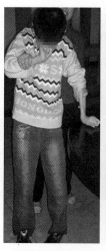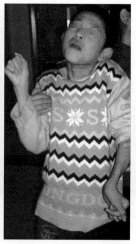

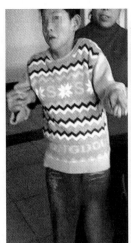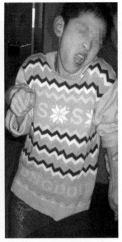

图 12-3-1

□　入院后采取分阶段针刀微创治疗。

□　针刀微创治疗后　全身痉挛症状得以缓解，头部控制能力较术前有明显好转；面部异常表情消失（图 12-3-2）。

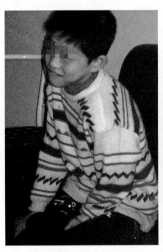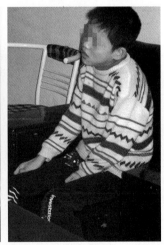

图 12-3-2

第四节　痉挛型脑瘫

■ 病例一

□　就诊时症见　右膝屈曲，左膝过伸；双足尖足畸形（图 12-4-1）。

□　入院后采取分阶段针刀微创治疗。

□　针刀微创治疗后　右膝屈曲、左膝过伸症状明显改善，尖足畸形矫正（图 12-4-2）。

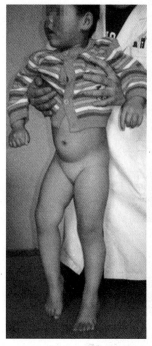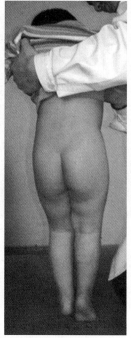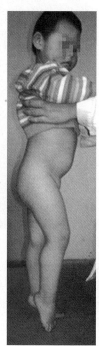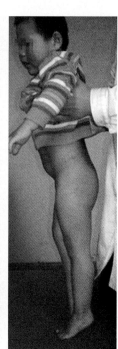

图 12-4-1

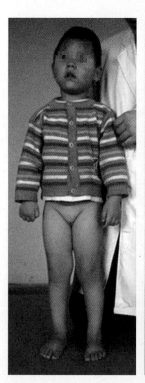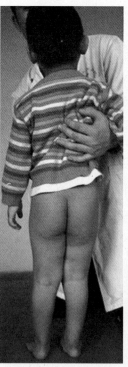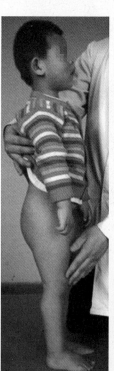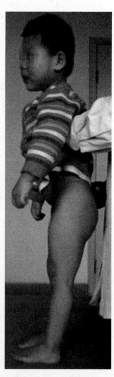

图 12-4-2

■ 病例二

☐ 就诊时症见　双膝屈曲；尖足畸形（图 12-4-3）。

☐ 入院后采取分阶段针刀微创治疗。

☐ 针刀微创治疗后　双足尖足畸形得以矫正（图 12-4-4）。

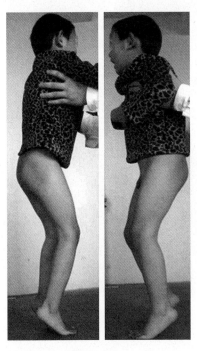
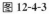

图 12-4-3

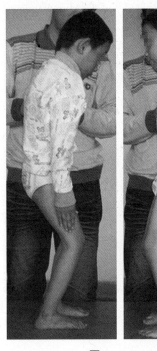

图 12-4-4

■ 病例三

☐ 就诊时症见　双髋屈曲、内旋、内收畸形；双膝屈曲畸形；双足尖足、足内翻畸形（图 12-4-5）。

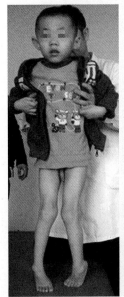
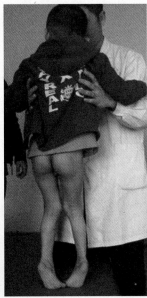
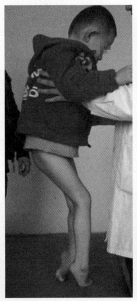
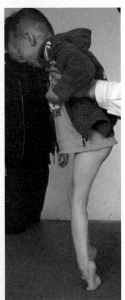

图 12-4-5

□ 入院后采取分阶段针刀微创治疗。

□ 针刀微创治疗后　尖足畸形矫正；膝屈曲无力症状，需康复提高肌力方可改善(图12-4-6)。

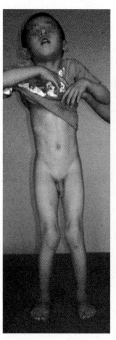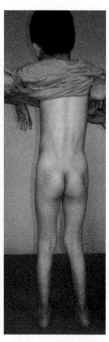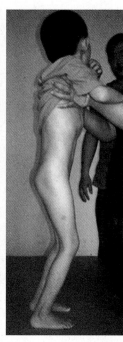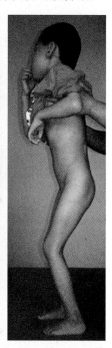

图 12-4-6

■ 病例四

□ 就诊时症见　左下肢内旋，双膝过伸表现；左足尖足、外翻畸形(图12-4-7)。

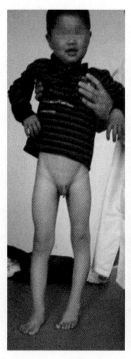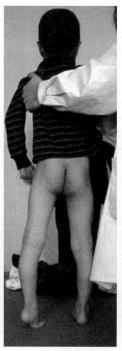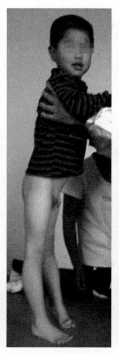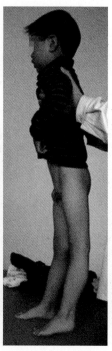

图 12-4-7

　　□ 入院后采取分阶段针刀微创治疗。

　　□ 针刀微创治疗后　左下肢内旋、双膝过伸症状明显改善；左足尖足、外翻畸形得以矫正（图 12-4-8）。

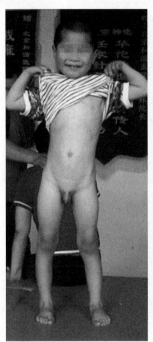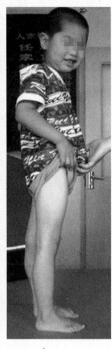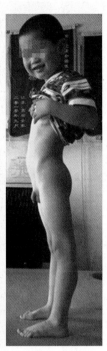

图 12-4-8

■ 病例五

　　□ 就诊时症见　髋屈曲、内旋；左足内翻畸形（图 12-4-9）。

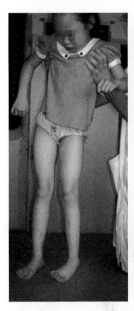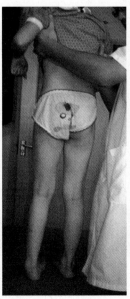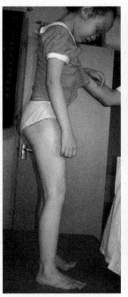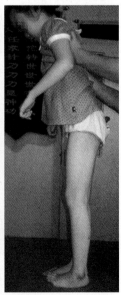

图 12-4-9

☐ 入院后采取分阶段针刀微创治疗。

☐ 针刀微创治疗后 髋屈曲、内旋症状改善，左足内翻畸形矫正（图 12-4-10）。

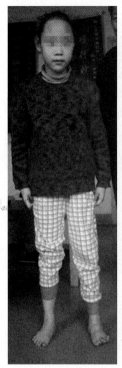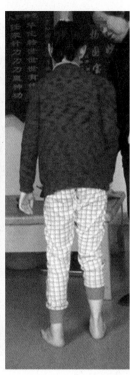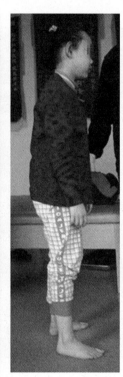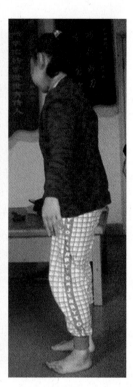

图 12-4-10

■ 病例六

☐ 就诊时症见 双足尖足、剪刀步畸形（图 12-4-11）。

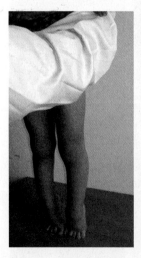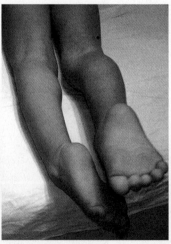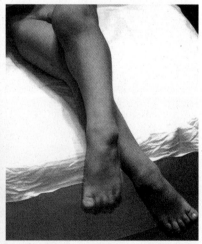

图 12-4-11

□ 入院后采取分阶段针刀微创治疗。

□ 针刀微创治疗后　尖足、剪刀步畸形得以矫正（图12-4-12）。

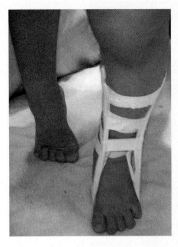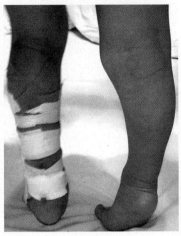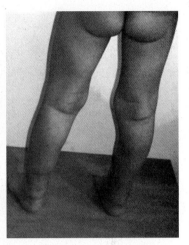

图 12-4-12

■ 病例七

□ 就诊时症见　扶站左膝屈曲、右膝过伸，双足尖足，右足内旋、内翻畸形（图12-4-13）。

视频 11　尖足治疗
前后及 10 年后随访

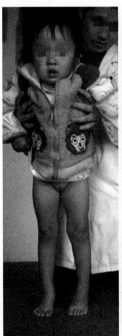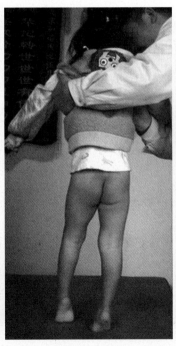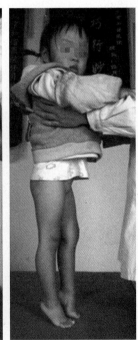

图 12-4-13

□ 入院后采取分阶段针刀微创治疗。

□ 针刀微创治疗后   可独立站立，左膝屈曲、右膝过伸症状明显改善，双足尖足、右足内旋内翻畸形得以矫正（图 12-4-14）。

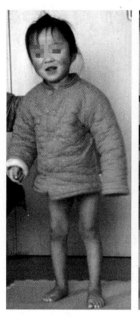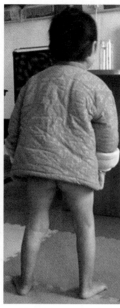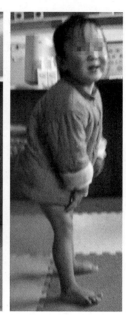

图 12-4-14

■ 病例八

□ 就诊时症见   肘屈曲、前壁旋前、腕掌屈尺偏、拇内收畸形（图 12-4-15）。

□ 入院后采取分阶段针刀微创治疗。

□ 针刀微创治疗后   肘屈曲、前臂旋前、腕掌屈尺偏、拇内收畸形得以矫正（图 12-4-16）。

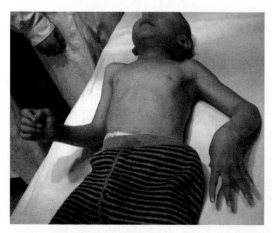

图 12-4-15

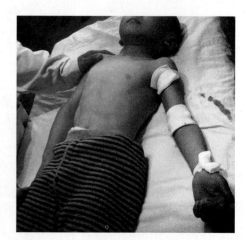

图 12-4-16

■ 病例九

□ 就诊时症见   髋内旋，膝屈曲，双侧尖足，足外翻畸形（图 12-4-17）。

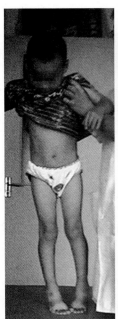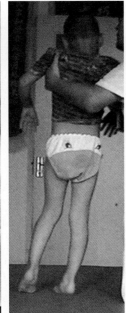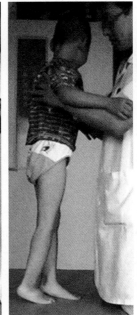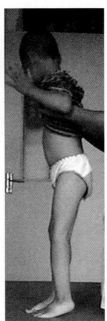

图 12-4-17

□ 入院后采取分阶段针刀微创治疗。

□ 针刀微创治疗后 髋内旋、膝屈曲症状明显改善,尖足、足外翻畸形得以矫正(图 12-4-18)。

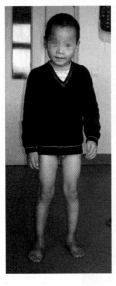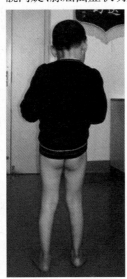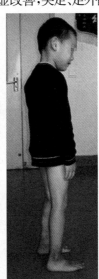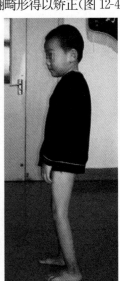

图 12-4-18

■ 病例十

□ 就诊时症见 双足尖足畸形(图 12-4-19)。

□ 入院后采取分阶段针刀微创治疗。

□ 针刀微创治疗后 双足尖足畸形得以矫正(图 12-4-20)。

■ 病例十一

□ 就诊时症见 蹲位相双足跟翘起,不能着地(图 12-4-21)。

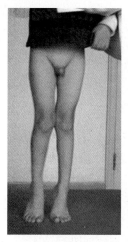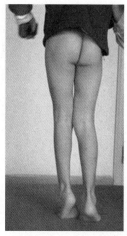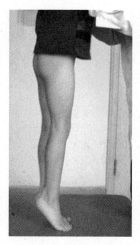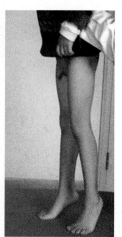

图 12-4-19

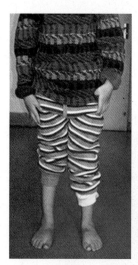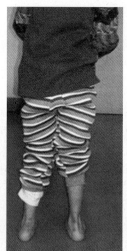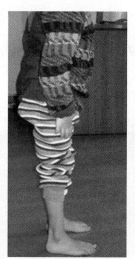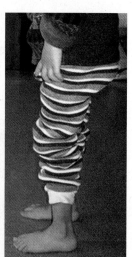

图 12-4-20

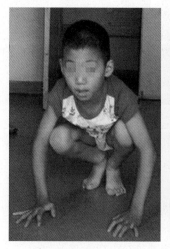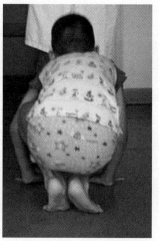

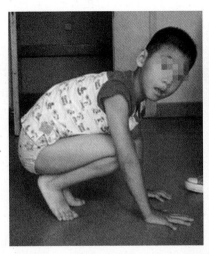
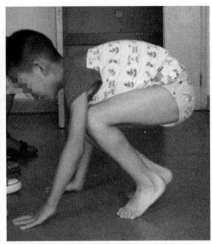

图 12-4-21

□ 入院后采取分阶段针刀微创治疗。

□ 针刀微创治疗后　蹲位相双足跟均能着地（图 12-4-22）。

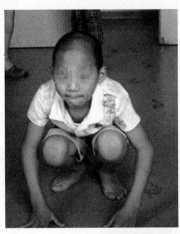
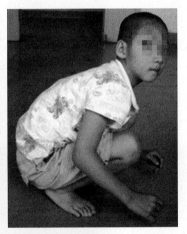

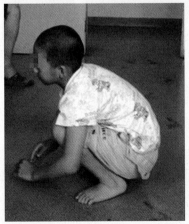

图 12-4-22

■ 病例十二

□ 就诊时症见　双膝屈曲无力，双尖足畸形（图 12-4-23）。

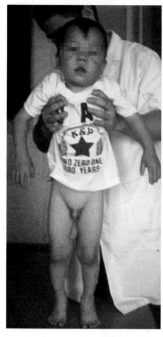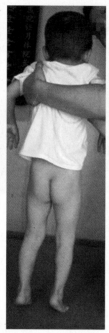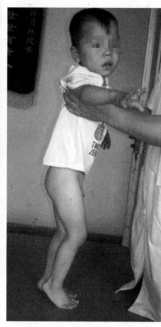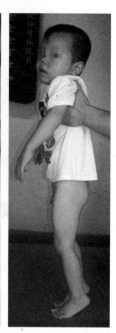

图 12-4-23

□ 入院后采取分阶段针刀微创治疗。

□ 针刀微创治疗后　双膝屈曲症状改善，尖足畸形矫正（图 12-4-24）。

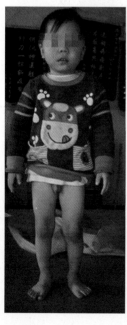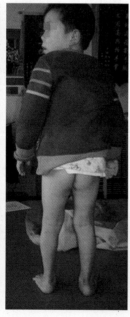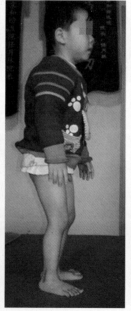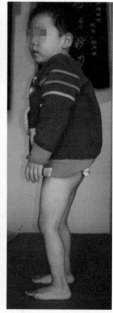

图 12-4-24

■ 病例十三

□ 就诊时症见　不能独站、行走，扶站双足尖足、足内翻，以右侧为著（图12-4-25）。

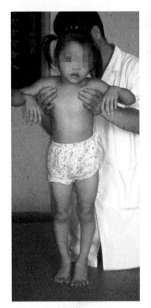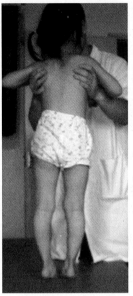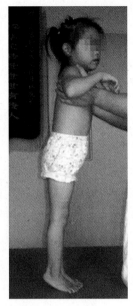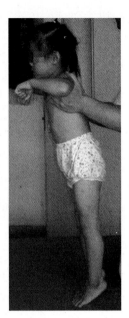

图 12-4-25

□ 入院后采取分阶段针刀微创治疗。

□ 针刀微创治疗后　已可独行站立，尖足、内翻畸形得以矫正（图12-4-26）。

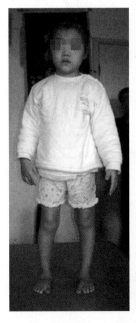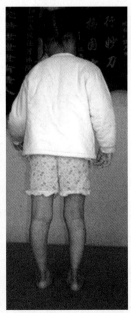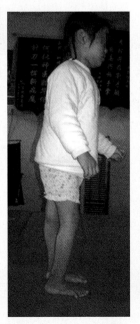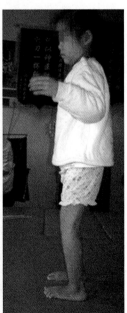

图 12-4-26

■ 病例十四

□ 就诊时症见　尖足外翻、无力，不能独站行走，蹲位相双足足跟不能着地（图 12-4-27）。

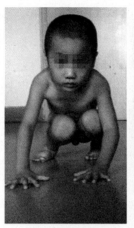 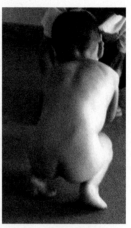

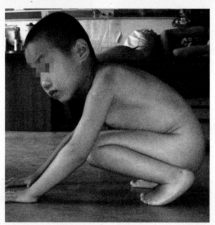

图 12-4-27

□ 入院后采取分阶段针刀微创治疗。

□ 针刀微创治疗后　可独行站立；蹲位相双足足跟着地（图 12-4-28）。

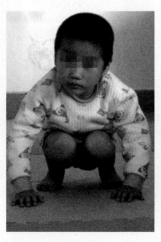 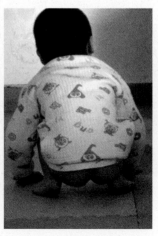

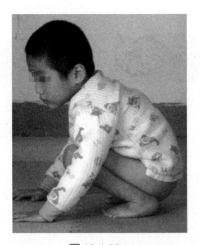

图 12-4-28

■ 病例十五

□ 就诊时症见　独站、行走不稳；扶站或行走髋屈曲，膝过伸，尖足畸形；蹲位相双足足跟不能着地（图 12-4-29，图 12-4-30）。

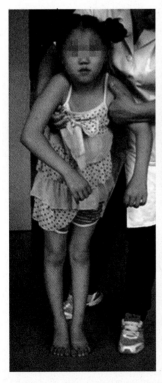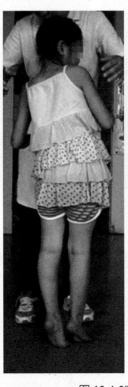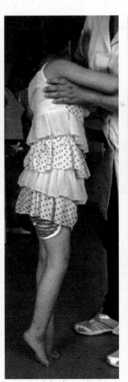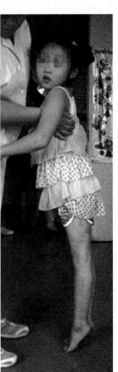

图 12-4-29

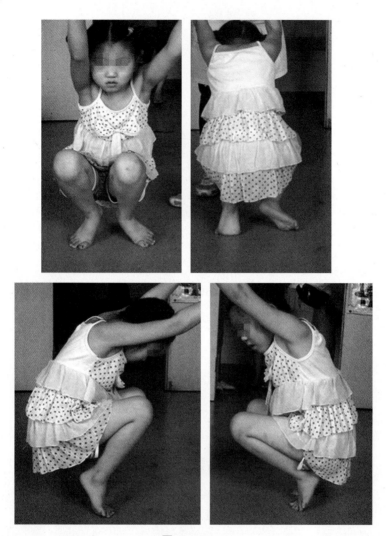

图 12-4-30

□ 入院后采取分阶段针刀微创治疗。

□ 针刀微创治疗后　髋屈曲、膝过伸症状好转,尖足畸形得以矫正,蹲位相双足足跟着地(图 12-4-31,图 12-4-32)。

■ 病例十六

□ 就诊时症见　可独站、行走;站立或行走右膝屈曲,右足尖足伴内翻畸形;蹲位相右足足跟不能着地(图 12-4-33,图 12-4-34)。

□ 入院后采取分阶段针刀微创治疗。

□ 针刀微创治疗后　右足尖足、内翻畸形得以矫正;蹲位相右足足跟着地(图 12-4-35,图 12-4-36)。

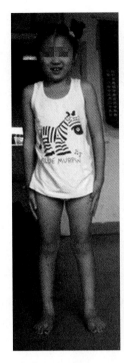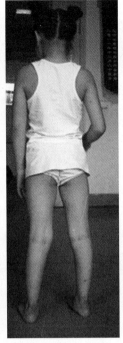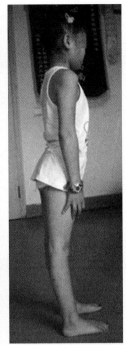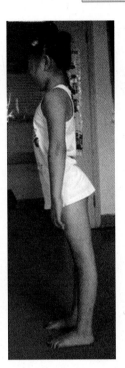

图 12-4-31

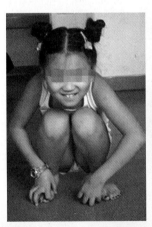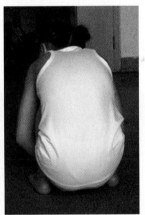

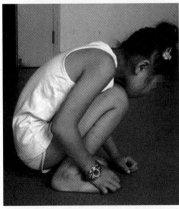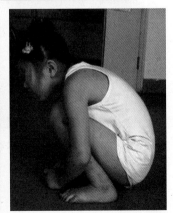

图 12-4-32

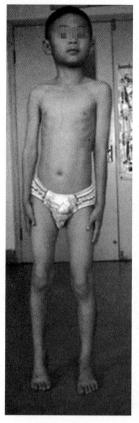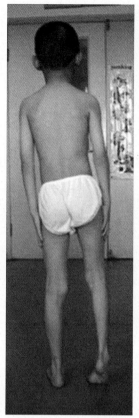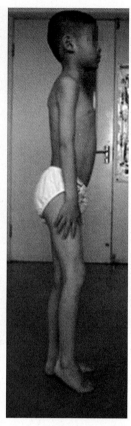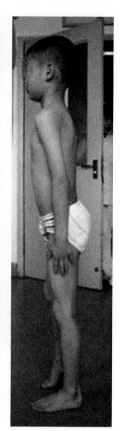

图 12-4-33

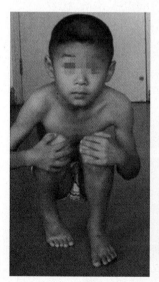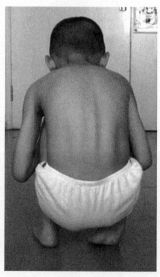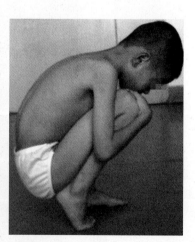

图 12-4-34

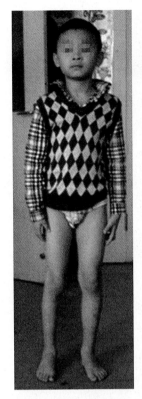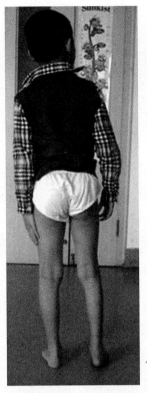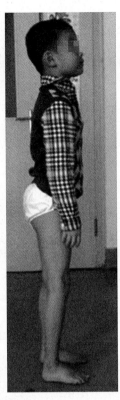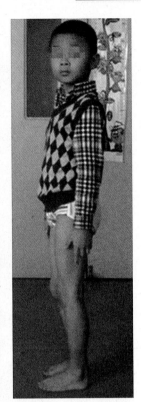

图 12-4-35

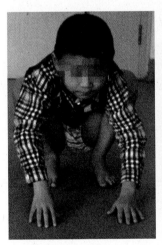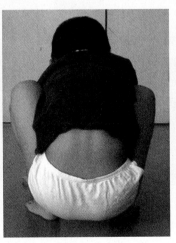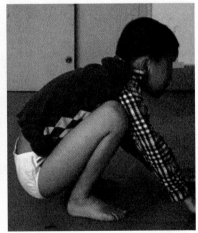

图 12-4-36

■ 病例十七

□ 就诊时症见　可独站、行走，右足足跟不能着地；蹲位相右足足跟不能着地（图 12-4-37）。

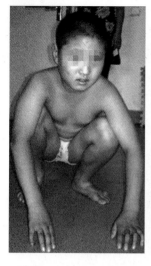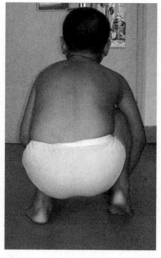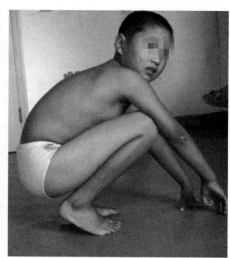

图 12-4-37

　　□ 入院后采取分阶段针刀微创治疗。

　　□ 针刀微创治疗后　蹲位相右足足跟着地（图 12-4-38）。

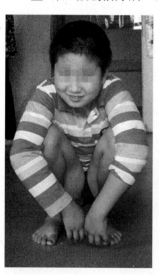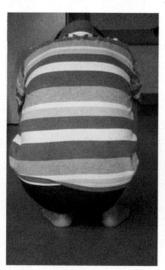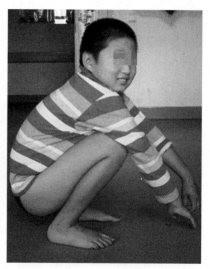

图 12-4-38

■ 病例十八

　　□ 针刀微创治疗前　蹲位相双足足跟不能着地（图 12-4-39）。

　　□ 入院后采取分阶段针刀微创治疗。

　　□ 针刀微创治疗后　蹲位相双足足跟着地（图 12-4-40）。

■ 病例十九

　　□ 针刀微创治疗前　蹲位相左足足跟不能着地（图 12-4-41）。

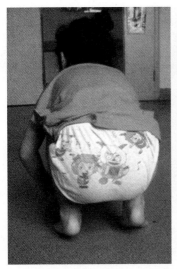
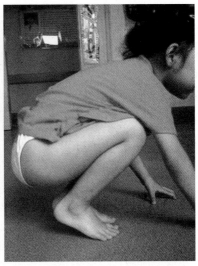

图 12-4-39

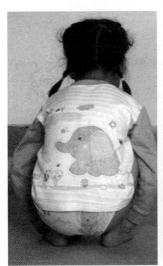
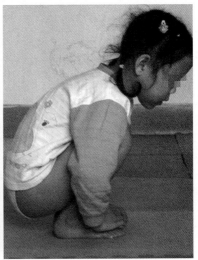

图 12-4-40

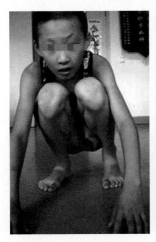
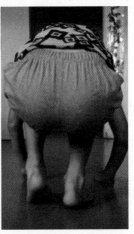

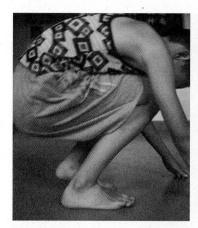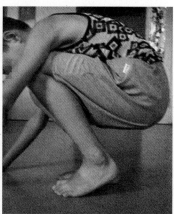

图 12-4-41

□ 入院后采取分阶段针刀微创治疗。

□ 针刀微创治疗后 蹲位相左足足跟着地(图 12-4-42)。

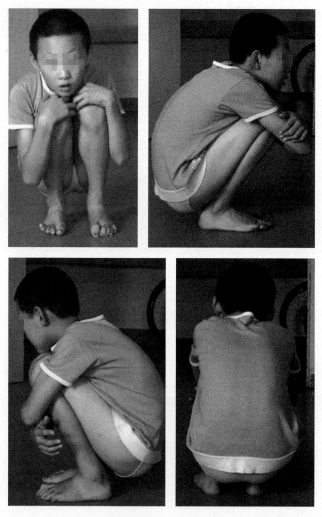

图 12-4-42

■ 病例二十

□ 针刀微创治疗前　站立相双足尖足畸形；蹲位相双足足跟不能着地(图 12-4-43,图 12-4-44)。

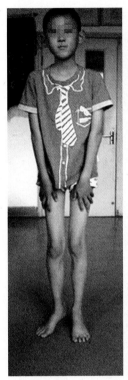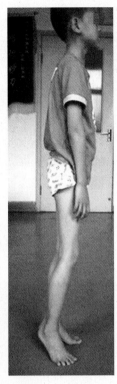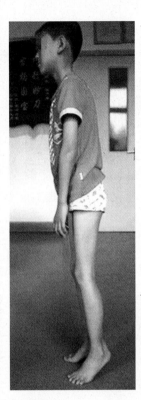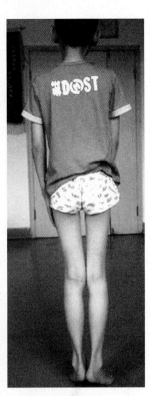

图 12-4-43

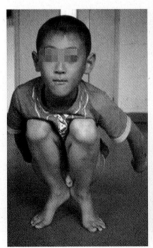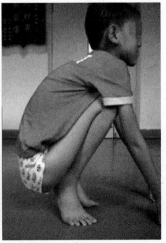

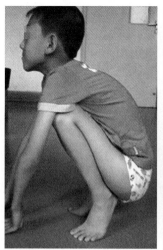
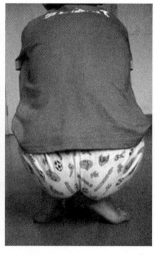

图 12-4-44

□ 入院后采取分阶段针刀微创治疗。

□ 针刀微创治疗后 尖足畸形得以矫正,蹲位相双足足跟着地(图 12-4-45,图 12-4-46)。

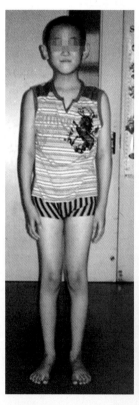
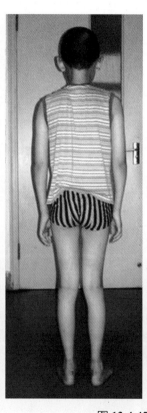
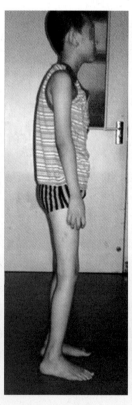
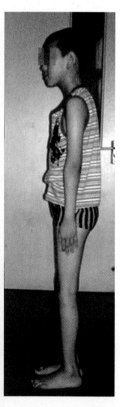

图 12-4-45

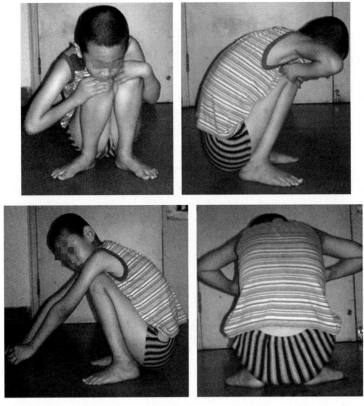

图 12-4-46

（任旭飞　任月林）

附篇

脑性瘫痪中医针刀微创诊疗技术

第一节 脑性瘫痪中医针刀微创诊断的技术建立与规范

一、范　围

■ 提出脑性瘫痪针刀微创诊断的技术建立与规范。

■ 适用于脑性瘫痪中医针刀微创诊断。

二、定　义

■ 脑性瘫痪（cerebral palsy，CP），简称脑瘫，是出生前到出生后 1 个月由各种原因引起的非进行性脑损伤，表现为中枢性运动功能障碍及姿势异常，多伴有不同程度的智力低下、癫痫、心理行为异常、言语障碍、吞咽困难、视力障碍、听力障碍和感觉障碍及学习困难等。

■ 脑瘫的病因是锥体系病变继发骨骼肌痉挛，肌肉持续、疲劳的痉挛性收缩引起骨骼肌纤维代谢负担加重，久之形成挛缩。由于骨骼肌的失控，肌张力增强、腱反射亢进、运动系统"力平衡失调"，导致运动障碍和姿势异常。

■ 本病归属于中医学"五迟""五硬""五软"等范畴。临床以立迟、行迟、语迟、发迟、齿迟，手硬、足硬、肌肉硬、头颈硬、关节硬或项软、手软、脚软、口软、肌肉软为主要特征。

三、诊　断

■ 临床表现

□ 运动发育落后　抬头、翻身、抓物、坐、爬、立、行等动作发育迟于同龄正常小儿。常有体格发育迟缓、发迟、齿迟、语言落后、智力落后、听力及视力异常、癫痫发作等。

□ 肌张力异常　肢体紧张或肌肉萎软，可见手硬、足硬、肌肉硬、头颈硬、关节硬或项软、手软、脚软、口软、肌肉软或肢体不对称、头颈躯干扭转,或表现为软弱无力的姿势。

□ 姿势异常　可见头颈后仰,甚至角弓反张、上肢硬直、前臂旋前、手紧握拳、下肢硬直交叉、尖足畸形等。

■ 诊断条件

□ 出生前到出生后1个月由各种原因引起的非进行性脑损伤,运动发育落后、智力障碍、癫痫、交流障碍及其他异常,继发骨骼肌痉挛;关节挛缩,肌张力增强,腱反射亢进,神经反射检查异常,进行性运动系统"力平衡失调",运动障碍和姿势异常。

□ 需要除外进行性疾病所致的中枢性运动障碍及正常小儿暂时性运动发育迟缓。

■ 实验室及特殊检查

□ 头颅CT/MRI　能帮助了解是否有脑损伤或脑结构异常,对探讨脑瘫的病因及判断预后有帮助。

□ 脑电图　可以了解是否合并癫痫,并可辅助脑瘫的临床诊断及指导治疗。

□ 脑干听觉、视觉诱发电位　了解听力、视力是否有损伤。

□ 病原学检查　了解患儿是否有宫内感染,明确脑瘫病因,以指导治疗。

□ 染色体,血、尿代谢检查　排除一些染色体疾病及遗传代谢性疾病。

□ 甲状腺功能检查　排除甲状腺功能低下引起的运动发育落后。

■ 需要与脑性瘫痪鉴别的病种

□ 甲状腺功能减退症、染色体疾病、遗传代谢性疾病、神经变性病等。

第二节　脑性瘫痪中医针刀微创治疗的技术建立与规范

一、范　　围

■ 提出脑性瘫痪针刀微创治疗的技术建立与规范,将其划分为主要技术和辅助技术两类。

■ 适用于脑性瘫痪中医针刀微创治疗。

二、主要技术(核心技术)

■ 针刀微创治疗脑瘫技术

中医针刀具有"针"和"刀"的双重作用,取其针的作用对神经进行触激,对肌肉进行刺激;取其刀的作用对挛缩致畸的组织进行切割矫正畸形。将两者有机结合形成了针刀微创治疗脑瘫技术。

■ 内容包括

神经触激术、肌肉刺激术、切割纠畸术。(具体内容详见本书第四章)

三、脑瘫针刀微创治疗的主要技术操作方法

详见本书第六章。

第三节　脑性瘫痪中医治疗的技术建立与规范

一、脑瘫中医治疗技术

■ 技术内容

包括中医中药、中成药、中医针刺（体针、头皮针）、中医针触、推拿按摩。

■ 中医中药

□ 先天不足，肝肾亏损表现　头颈萎软，头颅方大，囟门迟闭，目无神采，翻身、坐起、爬行、站立、行走落后于同龄小儿，兼有反应迟钝，肢体僵硬，筋脉拘挛，屈伸不利，筋骨萎弱，夜卧不安，易惊盗汗，舌红苔少，脉细无力，指纹淡红。治宜：补养肝肾，强筋壮骨。方用六味地黄汤加减。头项萎软者，加锁阳、枸杞子、菟丝子、巴戟天；易惊、夜卧不安者，加丹参、远志；头颅方大、筋骨萎软者，加珍珠母、龙骨；翻身迟、立迟、行迟者，加牛膝、杜仲、桑寄生；肢体拘挛难伸者，加伸筋草、木瓜、鸡血藤。

□ 后天失调，心脾两虚表现　咀嚼无力，语言迟滞，智力低下，发稀萎黄，四肢萎软，肌肉松弛，吐舌流涎，神疲体倦，面色不华，食少纳差，大便秘结，舌淡少苔，脉缓细弱，指纹淡红。治宜：健脾养心，补益气血，益智开窍。方用归脾汤加减。吐舌流涎，加益智仁；气虚阳衰者，加肉桂、附子；脉弱无力者，加五味子、麦冬；语迟，听力障碍者，加菖蒲、郁金。

□ 先天不足、后天失调致肾脾两虚表现　肢体萎软，肌肉松弛，头项低垂，头颅方大，鸡胸凸背，肋骨串珠，多卧少动，言语低微，神疲倦怠，面色不华，纳呆食少，发育迟缓，运动落后，舌淡苔白，脉沉无力。治宜：健脾益气，补肾填精。方用补天大造丸加减。肢体萎软者，加杜仲、牛膝、桑寄生；便溏者，加肉豆蔻、补骨脂。

□ 血瘀痰阻，脑窍闭塞（难产、外伤、窒息、感染等因素致痰瘀阻滞）表现　言语不利，肢体不遂，筋脉拘挛，屈伸不利，吞咽困难，痰鸣流涎，舌胖苔腻，指纹黯滞。治宜：化痰开窍，化瘀通络。方用二陈汤合通窍活血汤加减。药用半夏、陈皮、茯苓、远志、菖蒲、川芎、桃仁、红花、赤芍、郁金、丹参、麝香（冲服）。痰火内扰，四肢抽搐，加黄连、龙胆草、羚羊角粉；大便干结，肢体拘挛难伸，加伸筋草、木瓜、鸡血藤。

□ 虚实夹杂，脾虚肝亢表现　手足震颤，肢体扭转，表情怪异，四肢抽动，时作时止，吞咽困难，言语不利，口角流涎，面色萎黄，大便稀溏，舌淡苔白，脉沉弦细，指纹淡红。治宜：健脾益气，柔肝息风。方用异功散加减。药用人参、白术、茯苓、甘草、陈皮、白芍、钩藤、天麻、鸡血藤。手足震颤、四肢抽动者，加全蝎、地龙、僵蚕；肢体扭转者，加伸筋草、木瓜、当归；面色不华，纳呆食少者，加焦神曲、焦山楂、砂仁；言语不清者，加菖蒲、远志。

■ 中成药

□ 肝肾亏损证　适宜：六味地黄丸。浓缩丸，1 岁以下每服 3 丸，1～3 岁每服 4 丸，4～7 岁每服 6 丸，7 岁以上每服 8 丸，1 日 3 次。

□ 脾肾虚弱证　适宜：稚儿灵颗粒。每袋 9g，1 岁以下每服 3g，1～3 岁每服 6g，4～7 岁每服 9g，8～12 岁每服 15g，1 日 2 次，开水冲服。

□ 心脾两虚证　适宜：归脾丸。浓缩丸，1 岁以下每服 3～4 丸，1～3 岁每服 4～5 丸，4～7 岁每服 6～7 丸，7 岁以上每服 8～10 丸，1 日 3 次。

□ 脾肾亏损、心脾两虚证　适宜：参苓白术散。每袋 9g,1 岁以下每服 2～3g,1～3 岁每服 3～4.5g,4～7 岁每服 4～6g,7 岁以上每服 6～9g,1 日 2～3 次,开水冲服。

□ 心脾两虚证或脾肾虚弱证　适宜：龙牡壮骨颗粒。每袋 3g,2 岁以下每服 3g,2～7 岁每服 4.5g,7 岁以上每服 6g,1 日 3 次,开水冲服。

■ 中医针刺

□ 中医针刺治病,在春秋战国时期的《黄帝内经》中已有较完整的理论体系。经脉系统是人体最重要的系统。它能决死生、处百病、调虚实,不可不通;内属于腑脏,外络于肢节,会于髓(脊骨空里髓),通向脑,是布满全身的巨大网络性系统。

□ 督脉和脑属经脉的中枢部分。内属于腑脏,外络于肢节,布满全身的经脉之交会即是周围部分。脑和脊骨空里髓相连的躯肢部分,布满全身,支配躯肢的经脉。

□ 经气运行。《灵枢·卫气》："请言气街,胸气有街,腹气有街,头气有街,胫气有街。故气在头者,止之于脑。气在胸者,止之膺与背腧。气在腹者,止之背腧与冲脉于脐左右之动脉者。气在胫者,止之于气街与承山、踝以上下。"

□《灵枢·动输》："四街者,气之径路也。"古人已发现头、胸、腹、胫的经气分别有其运行的径路。

□ "气在头者,止之于脑。"古人早已通过解剖生理和针刺头部等临床实践阐明头和脑(共为中枢)之间同中有异。

□ 头部有经气运行的径路,因此针刺头部对脑(髓)部病症就应该有确切的疗效。这是针刺头部治疗脑部病症的理论依据。

□ 针刺头部治疗脑病的经验。《灵枢·海论》："脑为髓之海,其输上在于其盖,下在风府。"脑为发令之官,髓为传令之使,督脉通贯脑髓,连输五脏,协调于五脏六腑,统辖于四肢百骸。头盖部的穴位与脑的关系,揭示了通过针刺治疗脑病的理论支撑。

□ 徐林教授通过检索中国知网、万方数据库、FMJS 等国内外数据库,在严格质量评价基础上,最终纳入 8 篇文献,分析结果显示:针灸治疗加基础康复治疗组明显优于单纯基础康复治疗组,针灸治疗脑瘫有一定的疗效。

□ 用毫针刺激躯干以及四肢的穴位,通过针感的传导以达到疏通经络、运行气血、改善肢体功能的目的。

□ 针刺方法与疗程　选用 0.35mm×25mm 毫针,快速进针,留针 30～60 分钟,15～20 分钟行针 1 次,每日 1 次,30 次为 1 个疗程。

□ 辨证取穴

◇ 肝肾亏损证　肝俞、肾俞、足三里、三阴交、悬钟。上肢瘫,加曲池、手三里、外关、合谷、后溪;下肢瘫,加环跳、阳陵泉、委中、太冲。平补平泻法。

◇ 心脾两虚证　心俞、脾俞、神门、血海、通里、梁丘。四肢无力,加曲池、足三里;咀嚼无力、口角流涎,加颊车、地仓;食欲不振,加中脘、足三里;语言迟滞,加哑门、廉泉。以补法为主。

◇ 痰瘀阻滞证　膈俞、脾俞、血海、丰隆、足三里。口角流涎,加地仓、颊车;吞咽困难,加廉泉、天突;言语不利,加劳宫、通里、廉泉。补泻兼施。

◇ 脾虚肝亢证　足三里、脾俞、胃俞、肝俞、太冲。握拳不展,腕指屈曲,加阳谷、阳溪、阳池、八邪;尖足者,加解溪、申脉、照海;关节僵硬拘急,加尺泽、委中。补泻兼施。

◇ 脾肾虚弱证　足三里、三阴交、脾俞、肾俞、气海。腰软无力，加腰部夹脊穴；肢体萎软、肌肉松弛，加曲池、外关、合谷、伏兔、足三里；纳呆食少、腹胀便溏，加中脘、天枢；囟门迟闭，加肾俞、悬钟。用补法。

□ 头皮针　可增加脑部的血流量，改善脑部的血液循环，促进脑细胞的代谢，提高脑瘫患儿的智力，促进患儿语言、听力发育。同时具有疏通经络，运行气血，调节阴阳，改善肢体肌力和关节功能的作用。

◇ 采用焦氏头皮针、靳氏头皮针及国际标准化方案分区定位及治疗方法。运动区、感觉区、双侧足运感区、运动前区、附加运动区。智力低下者加智三针、四神针；语言障碍加语言Ⅰ、Ⅱ、Ⅲ区、颞前线；听力障碍者加晕听区、耳前三穴、颞后线；视觉障碍者加视区，眼周穴位；精神行为障碍者加情感控制区；平衡协调功能差者加平衡区或脑三针；精细动作差者加手指加强区；伴癫痫者加额中线、制癫区；肌张力不全、舞蹈样动作、震颤明显者加舞蹈震颤控制区；表情淡漠、注意力不集中者加额五针、定神针。

◇ 头皮针针刺方法与疗程：选用 0.35mm×25mm 毫针，针体与头皮成 15°～30°角快速进针，刺入帽状腱膜下，快速捻转 3～5 次，留针 30～60 分钟，15～20 分钟行针 1 次，每日 1 次，30 次为 1 个疗程。

■ 中医针触

□ 神经触激术定义：凡是以神经触激术的学术理念、学术理论、学术思想、操作方法，经皮刺入体内的治疗器具，对神经鞘膜及血管壁外膜进行触激而不是刺激的治疗方法，包括带尖的、带刃的、带水的、带气的、带电的、或刀针、针刀，或者其他名称类的治疗器具，或者徒手推压达到触激神经之作用或目的，称为神经触激术。

□ 神经触激学说的核心思想：精神支配神经，神经主宰躯体。

□ "纲举目张"，神经统帅一切，包括骨骼肌、平滑肌、心肌；精神可支配神经，"拿起纲，目才能张"，人的思维活动，可影响精神，精神活动可影响神经，导致骨骼肌、平滑肌、心肌的痉挛，紊乱、失调。

□ 神经触激术的核心技术：神经触激术、肌肉刺激术、切割纠畸术。

□ 针刀神经触激所治病种牵涉临床各科，对系统检查必须养成一种习惯，掌握和善于利用各种物理检查方法，防止遗漏资料信息造成漏诊、误诊。

□ 神经触激术治疗脑瘫靠整体观、科学的力学观、平衡观，用"科学+艺术"的技术，使人体形态改变服从功能需要，健全功能，体现功能人体美的特质；同时把症状消失、功能恢复作为临床治愈的主要标准，更有临床实际意义。

■ 推拿按摩

□ 可疏通全身的经络，加速全身的血液循环，从而改善皮肤、肌肉的营养，防止肌肉萎缩，并能强筋壮骨，缓解肌肉痉挛，促进肢体活动。

□ 推拿按摩的基本原则

◇ 以柔克刚：对于肢体僵硬、痉挛严重的部位，推拿按摩手法宜柔缓。

◇ 以刚制柔：对于张力低下、柔弱无力的部位，推拿按摩手法宜重着。

◇ 抑强扶弱：对于张力高的肌群采用柔缓手法缓解痉挛的同时，在其拮抗肌群运用重着手法以提高肌力。

□ 手法要求　持久、有力、柔和、均匀、深透、平稳。

□ 推拿按摩的时间、疗程　手法治疗每日 1～2 次，每次 15～45 分钟。时间长短根据年龄、体质情况而定。每周治疗 6 天，3 个月为 1 个疗程。

□ 肝肾亏损证　点按肝俞、肾俞、阳陵泉、悬钟、太溪、太冲。下肢运动障碍加环跳、委中、承山；上肢运动障碍加曲池、手三里、外关、合谷、后溪；膝关节伸展无力加内外膝眼、阴市、梁丘；足内翻者加昆仑、丘墟；足外翻者加三阴交、商丘；尖足加足三里、解溪；智力落后者加百会、四神聪；斜视者加睛明、四白、鱼腰。循经推按足太阳膀胱经（承扶至昆仑）、足少阳胆经（环跳至悬钟）。

□ 心脾两虚证　点按心俞、脾俞、神门、三阴交、足三里、百会、四神聪。语言落后者加哑门、通里、廉泉；流涎者加地仓、颊车。循经推按督脉（大椎至长强）、足阳明胃经（髀关至解溪）。

□ 痰瘀阻滞证　点按足三里、阴陵泉、丰隆、血海、膈俞、肺俞。听力障碍加听宫、听会；口角流涎加地仓、颊车；关节僵硬加委中、尺泽；智力落后者加百会、四神聪。循经推按足阳明胃经（髀关至解溪）、手太阴肺经（云门至鱼际）。

□ 脾虚肝亢证　点按脾俞、肝俞、足三里、曲池、太冲。项软加大椎、风池；腰软者加华佗夹脊穴；膝关节伸展无力加内外膝眼、血海、梁丘。循经推按足阳明胃经（髀关至解溪）、足厥阴肝经。

□ 脾肾虚弱证　点按华佗夹脊穴、肾俞、关元、气海、足三里、曲池。腰肌无力加腰阳关；智力落后加百会、四神聪。循经推按足阳明胃经（髀关至解溪）、手阳明大肠经。

二、脑瘫中医针刀微创治疗康复技术

■ 脑瘫针刀微创手术后引导式康复锻炼指导原则，充分体现中医整体观念，以人为本，充分发挥患者积极主动性，从对抗医学前进上升为生态医学。针刀微创术具有矫正肢体畸形、平衡肌肉的力量，促进力的平衡协调作用。针刀微创术后肢体畸形虽得以矫正，但持续多年固定的运动模式不会马上改变，术前错误的运动模式须通过引导式康复锻炼指导，诱发正确的功能重组和运动模式的恢复。

■ 脑瘫针刀微创手术为运动功能的恢复奠定了基础，而术后引导式功能训练指导、良好的支具固定是手术效果得到最有效发挥的保证。术后进行早期正确有效的指导训练尤为重要。术后引导式康复锻炼指导必须遵循患者年龄、不同手术类型，按既定的要求、方法、时间、强度、程序进行。

三、脑瘫中医针刀微创治疗支具的应用技术

■ 跟腱延长术后支具固定期间要求
□ 术后第 2 天石膏支具固定，一般时间 4 周。
□ 石膏支具干燥后，患者可在治疗师指导下自主运动，不要强行被动活动。
□ 可被动活动髋、膝的关节和肌肉，带动小腿三头肌、胫骨前肌、腓骨长短肌运动。
□ 拮抗肌的主动运动训练及抗阻训练，目的是增强下肢肌肉的力量，增强关节活动范围及协调运动。
■ 拆除石膏支具后要求
□ 中药　泡脚 1 周，1 周内禁止站立负重，进行叩击足跟脱敏疗法康复致完全脱敏。在

治疗师指导下做踝关节的主动/被动(辅助)背屈、跖屈活动,禁止足背屈牵拉。

□ 1周后佩戴踝足支具可站立负重,可在治疗师指导下进行。两腿分开,髋、膝关节伸展,双髋等高,两臂自然垂于躯干两侧,头居中,重心落在两足中间。建立正常的持重力线。

□ 蹲起　站立→躯干前倾(重心前移)→双髋膝关节屈曲→双手按在双膝盖上(预防膝屈曲内收)→双髋膝屈曲→踝背屈→双手按在双膝盖上→踝背屈、小腿与大腿相触、大腿与腹部相触→停留片刻→双手按在双膝盖上→躯干前倾(躯干逐渐伸直)→双髋膝由屈曲逐渐伸展→躯干伸直→髋膝伸直→站立。

□ 半蹲位(呈马步状)　适合配合的患儿,两足同肩宽,膝关节屈曲90°～130°,髋屈曲,躯干伸直,双手前伸呈水平状与肩宽。

□ 步态训练　15天后在治疗师指导下进行,一侧下肢足跟先着地(髋膝屈曲、踝背屈)→足掌放平(髋膝屈曲、踝跖屈→背屈)→足跟离地(髋膝屈曲、踝背屈)→足趾离地(髋关节伸展→中立位、膝屈曲、踝关节背屈→跖屈),同时对侧上肢协调摆动;另一侧下肢足跟离地(髋伸展、膝屈曲、踝背屈→跖屈)→足趾着地(髋伸展、膝屈曲、踝跖屈)→足趾离地(髋屈曲、膝屈曲、踝背屈),同时对侧上肢协调摆动。

□ 目的

◇ 增加竖脊肌、臀大肌、股四头肌、小腿三头肌的力量。

◇ 加强关节的活动度及协调。

◇ 建立正常的运动模式。

■ 内收肌术后要求

□ 术后即行髋外展支具,固定于直腿外展位,一般时间4周。

□ 术后第2天即可做髋外展主动训练,白天在治疗师指导下去掉支具,患者自主外展训练,双下肢应保持良好体位,即进行主动/被动(辅助)运动,使髋关节屈曲→外展外旋→伸展→踝关节背屈(主动);然后髋屈曲→内收内旋→伸展→踝关节背屈(主动)。

□ 禁止被动牵拉外展髋关节。

□ 目的

◇ 抑制内收肌的痉挛,解除或缓解内收肌的挛缩。

◇ 恢复髋关节自主外展与内收功能。

■ 腘绳肌术后要求

□ 术后保持膝关节伸展位,踝关节功能位,即刻佩戴膝关节矫形支具,运动时可去掉支具。

□ 禁止强力牵拉膝关节伸展位。

□ 在治疗师指导下,保持踝关节背屈位,做膝关节、髋关节屈伸运动。

□ 目的　延长改善挛缩的腘绳肌,改善膝关节屈伸功能。

■ 前臂旋前术后要求

□ 术后即行肘关节伸展、前臂旋后、拇指外展位,肘腕手矫形支具固定。

□ 术后第2天主动前臂旋后、旋前训练,运动时可去掉支具。

□ 禁止蛮力牵拉做前臂旋后旋前运动。

□ 治疗师一手与患儿"虎口"相交叉,余四指握住患儿腕关节,呈"扳手"状;另一手握住肘尖处,做患儿肘关节伸展→前臂旋后→拇指外展位运动,然后肘关节屈曲→前臂旋后→

拇指外展位运动,反复对抗运动。在治疗师指导下完成四点支撑、前臂旋前训练。

　　□ 目的　解除或缓解旋前圆肌挛缩,改善前臂旋后旋前运动,增强肘关节-前臂-腕-指的协调运动,促进精细动作完成。

(任月林　任旭飞)

参 考 文 献

1. 任月林,任旭飞.实用针刀医学治疗学[M].北京:人民卫生出版社,2005.

2. 朱兵.针灸的科学基础[M].青岛:青岛出版社,1998.

3. 高维滨.神经病针灸新疗法[M].北京:人民卫生出版社,2000.

4. 韩济生.神经科学原理[M].北京:北京医科大学出版社,1999.

5. 赵军,张通,张妍,等.强制性运动疗法对脑损伤后上肢灵活性和日常生活能力的影响[J].中国康复理论与实践,2006,12(11):947-949.

6. Liepert J, Miltner WH, Bauder H, et al. Motor cortex plasticity during constraint-induced movement therapy in stroke patients [J].Neurosci Lett,1998,250(1):5-8.

7. 尹岭,金香兰,石现,等.针刺足三里穴 PET 和 fMRI 脑功能成像的初步探讨[J].中国康复理论与实践,2002,8(9):523-524.

8. 宋鲁平,徐建民,张通.失语症的功能磁共振研究进展[J].中国康复理论与实践,2006,12(11):926-928.

9. 任世光.强化训练是小儿脑性瘫痪康复的重要原则[J].中国康复理论与实践,2005,11(9):778.

10. 任月林,任旭飞.针刀椎管内触激松解治疗腰椎间盘突出症研究[J].中医药学刊,2002,7(7):152.

11. 任旭飞.针刀微创治疗脑瘫肢体畸形的技术建立及临床应用[J].世界中西医结合杂志,2012,7(8):696-699.

12. 任旭飞.脊神经触激术治疗痉挛型脑瘫[J].中国临床医生,2006,34(10):49-50.

13. 任旭飞.针刀为主治疗 II 型糖尿病简析[J].中医药学刊,2003,11(11):1948.

14. 宋一同.软组织损伤临床研究[J].北京:北京科学技术出版社,2006.

15. 任旭飞.针刀神经触激术的临床应用[C]//中华中医药学会.2011 国际针刀医学学术交流暨针刀医学创立 35 周年纪念大会论文集.北京:中华中医药学会,2011.

16. 秦泗河.小儿矫形外科[M].北京:北京大学医学出版社,2007.

17. 任月林.中国小针刀疗法释义[M].中华中医药学会针刀分会,1993.

18. 任月林.中国中西医结合实用风湿病学[M].北京:中医古籍出版社,1997.

19. 任月林.针刀医学[M].北京:中国中医药出版社,2004.

20. 任月林.针刀治疗学[M].北京:中国中医药出版社,2007.

21. 任旭飞.针刀刀法手法学[M].北京:中国中医药出版社,2012.

22. 任月林.小针刀治疗腰椎间盘突出症[J].中国骨伤,1991,4(6):37.

23. 任月林.应用针刀疗法矫正 126 例强直性脊柱炎驼背临床观察[J].中国中西医结合风湿病杂志,1997(4):239.

24. 任月林.针刀疗法治疗腰椎间盘突出症术后复发 120 例疗效分析[J].中国中西医结合风湿病杂志,1998,7(2):107.

25. 任月林.针刀疗法治疗颈型颈椎病机制[J].山西医药,1998,27(3):268.

26. 任月林.针刀松解治疗腰椎管狭窄症 160 例分析[J].山东医药,1999,39(16):32.

27. 任月林.针刀刺激松解治疗根性腰椎间盘突出症临床研究[J].中医药学刊,2002,20(7):152.

28. 任月林.三位一体治疗Ⅱ型糖尿病临床研究[J].中国中西医结合杂志,2001,7(7):32-33.

29. 任月林.针刀治疗 208 例颈椎病[J].中国中西医结合风湿病杂志,1988,7(1):47-48.

30. 任月林.小针刀疗法临床应用体会[C]//小针刀疗法论文集.北京:中国小针刀疗法研究会,1989:30.

31. 任月林.针刀调整电生理线路临床研究报告[J].世界科学技术,2006,8(4):107.

32. 任月林.针刀医学与软组织损伤疼痛[J].中国中西医结合风湿病杂志,1998,7(3):17.

33. 任月林.针刀医学研究发展方向浅识[J].中医药学刊,2003,21(5):816-817.

34. 任月林.腰椎间盘突出症诊断与治疗新进展[C]//中华医学优秀学术成果论文集,1997:83.

35. 任月林.腰椎骨赘研讨[C]//全国小针刀疗法及中西医结合治疗软组织疼痛学术会议论文集,1991:40.

36. 于炎冰.脑性瘫痪的外科治疗进展[J].中国临床康复,2005,9(11):176-177.

37. S.TERRY CANALE.坎贝尔骨科手术学[M].9 版.卢世壁,主译.济南:山东科学技术出版社,2001.

38. 徐林.脑性瘫痪——现代外科治疗与康复[M].北京:人民卫生出版社,2018.

39. 任世光,张志明,张军,等.小儿脑瘫蕾波康复法[M].北京:中国科学技术出版社,2017.